腹膜透析診療指針

監修 岡田 一義

編・著 岡田 一義，橋本 寛文，水口 潤

東京医学社

著者一覧 (50音順)

浅井　昭雅　ASAI Akimasa
愛知医科大学腎臓・リウマチ膠原病内科

阿部　雅紀　ABE Masanori
日本大学医学部内科学系腎臓高血圧内分泌内科学分野

有薗　健二　ARIZONO Kenji
熊本中央病院腎臓科

井尾　浩章　IO Hiroaki
順天堂大学医学部附属練馬病院腎・高血圧内科

石井　由佳　ISHII Yuka
東京女子医科大学血液浄化療法科

石川　英二　ISHIKAWA Eiji
済生会松阪総合病院腎臓センター

伊東　稔　ITO Minoru
矢吹病院腎臓内科

伊藤　恭彦　ITO Yasuhiko
愛知医科大学腎臓・リウマチ膠原病内科

井上　朋子　INOUE Tomoko
川島病院

植木　嘉衛　UEKI Kazue
三思会東邦病院

植田　敦志　UEDA Atsushi
筑波大学附属病院日立社会連携教育研究センター／
(株)日立製作所日立総合病院腎臓内科

内山　清貴　UCHIYAMA Kiyotaka
慶應義塾大学医学部腎臓内分泌代謝内科

岡田　一義　OKADA Kazuyoshi
川島病院

岡戸　丈和　OKADO Tomokazu
東京医科歯科大学医学部附属病院血液浄化療法部

金澤　良枝　KANAZAWA Yoshie
東京家政学院大学人間栄養学部人間栄養学科／
腎臓・代謝病治療機構

川西　秀樹　KAWANISHI Hideki
土谷総合病院

菅野　義彦　KANNO Yoshihiko
東京医科大学腎臓内科学分野

窪田　実　KUBOTA Minoru
白報会王子病院

熊谷　裕生　KUMAGAI Hiroo
防衛医科大学校腎臓内分泌内科

小松　康宏　KOMATSU Yasuhiro
群馬大学大学院医学系研究科医療の質・安全学

酒井　謙　SAKAI Ken
東邦大学医療センター大森病院腎センター

櫻田　勉　SAKURADA Tsutomu
聖マリアンナ医科大学腎臓・高血圧内科

常喜　信彦　JOKI Nobuhiko
東邦大学医療センター大橋病院腎臓内科

城田　直子　SHIROTA Naoko
東京家政学院大学人間栄養学部人間栄養学科

鈴木　洋通　SUZUKI Hiromichi
武蔵野徳洲会病院

副島　一晃　SOEJIMA Kazuaki
済生会熊本病院

田井　怜敏　TAI Reibin
東邦大学医療センター大森病院腎センター

武本　佳昭　TAKEMOTO Yoshiaki
大阪市立大学医学部附属病院泌尿器科

田中　友里　TANAKA Yuri
東邦大学医療センター大橋病院腎臓内科

田村　雅仁　TAMURA Masahito
田村内科クリニック

丹野　有道　TANNO Yudo
東京慈恵会医科大学葛飾医療センター腎臓・高血圧内科

知名　理絵子　CHINA Rieko
東京医科大学腎臓内科学分野

塚田　三佐緒　TSUKADA Misao
東京女子医科大学血液浄化療法科

月田　真祐子　TSUKIDA Mayuko
公立藤岡総合病院

土谷　健　TSUCHIYA Ken
東京女子医科大学血液浄化療法科

寺脇　博之　TERAWAKI Hiroyuki
帝京大学ちば総合医療センター第三内科（腎臓内科）

友　雅司　TOMO Tadashi
大分大学医学部附属臨床医工学センター

長井　幸二郎　NAGAI Kojiro
徳島大学腎臓内科

長沼　俊秀　NAGANUMA Toshihide
大阪市立大学医学部附属病院泌尿器科

中尾　俊之　NAKAO Toshiyuki
腎臓・代謝病治療機構

中元　秀友　NAKAMOTO Hidetomo
埼玉医科大学総合診療内科

中山　昌明　NAKAYAMA Masaaki
聖路加国際病院腎センター・腎臓内科／
東北大学病院慢性腎臓病透析治療共同研究部門

新田　孝作　NITTA Kosaku
東京女子医科大学腎臓内科

橋本　寛文　HASHIMOTO Hirofumi
吉野川医療センター

服部　元史　HATTORI Motoshi
東京女子医科大学腎臓小児科

花房　規男　HANAFUSA Norio
東京女子医科大学血液浄化療法科

濱田　千江子　HAMADA Chieko
順天堂大学健康総合科学先端医療研究機構

樋口　千恵子　HIGUCHI Chieko
東京女子医科大学東医療センター内科

平松　信　HIRAMATSU Makoto
岡山済生会外来センター病院腎臓病・糖尿病総合医療センター

深澤　瑞也　FUKASAWA Mizuya
山梨大学医学部付属病院血液浄化療法部／泌尿器科

本田　一穂　HONDA Kazuho
昭和大学医学部解剖学講座顕微解剖学部門

丸山　之雄　MARUYAMA Yukio
東京慈恵会医科大学腎臓・高血圧内科

三浦　健一郎　MIURA Kenichiro
東京女子医科大学腎臓小児科

水口　潤　MINAKUCHI Jun
川島病院

宮本　哲　MIYAMOTO Tetsu
産業医科大学病院腎センター・腎臓内科

森　建文　MORI Takefumi
東北医科薬科大学腎臓内分泌内科

森石　みさき　MORIISHI Misaki
中島土谷クリニック

山下　明泰　YAMASHITA Akihiro C.
法政大学生命科学部環境応用化学科

横山　啓太郎　YOKOYAMA Keitaro
東京慈恵会医科大学腎臓・高血圧内科

吉田　一成　YOSHIDA Kazunari
北里大学医学部新世紀医療開発センター移植医療学

吉田　克法　YOSHIDA Katsunori
済生会中和病院腎透析センター

竜崎　崇和　RYUZAKI Munekazu
東京都済生会中央病院腎臓内科

鷲田　直輝　WASHIDA Naoki
国際医療福祉大学医学部腎臓内科

序

　1923年にGanterが世界ではじめて生理食塩液を腹腔内に注入して透析液の代わりに使用し，1940年代にAbbottらによって間欠的な注入法，ブドウ糖を用いた浸透圧による除水の有効性が示されました。1950年代にMaxwellが腹膜透析（PD）の基本組成を示し，それ以降臨床応用が広まり，1964年Tenckhoffにより家庭で行えるPDが発展しました。

　MoncriefとPopovichは，1976年に2,000 mLのPDを1日5回交換することで尿素などの除去が十分可能であることを報告し，1977年にNolphがMoncriefらとともにCAPDの臨床応用を行い，1978年Oreopoulosがプラスチックバッグを用いた連続携行式腹膜透析（CAPD）を実施し，CAPDは欧米を中心に普及しました。

　日本では，1966年に慢性透析を目的に間欠的腹膜透析（IPD）が開始され，1980年にCAPDが導入されました。PDが日本に導入され約40年が経過し，生体適合性に優れたPDデバイス・液・関連機器の開発などにより患者数が増加した当時（2009年）は9,856人となりましたが，その後，PD患者の適切な管理により被嚢性腹膜硬化症はほとんど発症しなくなり，透析患者の高齢化問題はあるもののアシストPDで対応できているにも関わらず，PD患者数は減少しています。

　PDは，血液透析（HD）より拘束される時間と通院回数が少ないという長所があります。腎代替療法の選択は，患者の自己決定が基本ですが，諸外国と比較しても低いPD選択率は，すべての施設の医療チームが自由度の高いPDの情報を正しく提供していないことが原因の一つと思われます。

　長期延命が可能となった透析療法の目標は，患者のQOLの維持・向上にあります。PDは残存腎機能の長期間維持が可能であり，残存腎機能が維持されている間はHDより生命予後が良好です。PD処方の多様性などについての情報提供も必要です。近年増加している併用療法は，それぞれの長所を合わせた治療であり，PD液のブドウ糖濃度を長期間低く設定でき，PD休息日もあり，腹膜機能を長期間温存できます。導入時より併用療法を行うことについての情報提供も必要です。

　PDはHDと比較しても光り輝く部分が多く，患者のQOLを向上できることを広く知っていただきたく，PDの診療指針となるtextbookを作成しました。このtextbookにより，PDが普及することを期待しております。

2019年5月
岡田 一義，橋本 寛文，水口　潤

腹膜透析診療指針　目次

著者一覧　　　ii
序　　v
主要用語一覧　　viii

総論　001

腹膜の解剖と生理　　　　　　　　　　　　　　　　　　　　　　　　　　　　　　　　本田 一穂　002
Anatomy and Physiology of the Peritoneum

腹膜透析の原理　　　　　　　　　　　　　　　　　　　　　　　　　　　　　　　　　中元 秀友　006
Mechanism of Peritoneal Dialysis

腹膜透析のメリット・デメリット　　　　　　　　　　　　　　　　　　　　　　　　　新田 孝作　009
Advantage and Disadvantage of Peritoneal Dialysis

腹膜透析カテーテル　　　　　　　　　　　　　　　　　　　　　　　　　　　　　　　深澤 瑞也　012
Peritoneal Dialysis Catheter

腹膜透析液　　　　　　　　　　　　　　　　　　　　　　　　　　　　　　　　　　　樋口 千恵子　014
Peritoneal Dialysis Fluid

腹膜透析接続手技　　　　　　　　　　　　　　　　　　　　　　　　　　　　　　　　橋本 寛文　018
Peritoneal Dialysis Connecting Method

腹膜透析接続装置　　　　　　　　　　　　　　　　　　　　　　　　　　　　　　　　長井 幸二郎　020
Peritoneal Dialysis Catheter Connection Devices

自動腹膜灌流装置　　　　　　　　　　　　　　　　　　　　　　　　　　　　　　　　森石 みさき　022
Automated Peritoneal Dialysis Machine

腹膜透析処方　　　　　　　　　　　　　　　　　　　　　　　　　　　　宮本 哲，田村 雅仁　025
Peritoneal Dialysis Prescription

腹膜透析導入基準—適応病態と禁忌　　　　　　　　　　　　　　　　　　　　　　　　石川 英二　029
Optimal Time of Dialysis Initiation, Indication and Contraindication for Peritoneal Dialysis

腹膜透析早期離脱の予防対策　　　　　　　　　　　　　　　　　　　　　　　　　　　森 建文　032
Prevention of Early Withdrawal of Peritoneal Dialysis

腹膜透析と適正透析　　　　　　　　　　　　　　　　　　　　　　　　　　　　　　　山下 明泰　036
Peritoneal Dialysis and Its Optimization

腹膜透析と適正体重　　　　　　　　　　　　　　　　　　　　　　　　　　　　　　　井尾 浩章　039
Hydration Status in Peritoneal Dialysis Patients

腹膜機能検査　　　　　　　　　　　　　　　　　　　　　　　　　　　　田井 怜敏，酒井 謙　043
Peritoneal Function Test

腹膜劣化の評価　　　　　　　　　　　　　　　　　　　　　　　　　　　　　　　　　濱田 千江子　046
Evaluations of Peritoneal Injury in Peritoneal Dialysis Patients

腹膜透析と食事療法　　　　　　　　　　　　　　　　　　　　金澤 良枝，城田 直子，中尾 俊之　049
Diet Therapy for Peritoneal Dialysis Patients

腹膜透析と運動療法　　　　　　　　　　　　　　　　　　　　　　　　　　　　　　　植田 敦志　052
Exercise Therapy for Peritoneal Dialysis Patients

腹膜透析と薬物療法　　　　　　　　　　　　　　　　　　　　　　　　　　　　　　　丸山 之雄　055
Drug Therapy for Peritoneal Dialysis Patients

腹膜透析と災害対策　　　　　　　　　　　　　　　　　　　　　　　　　　　　　　　有薗 健二　057
Peritoneal Dialysis and Disaster Countermeasure

腹膜透析患者診療指針　061

糖尿病診療指針　　　　　　　　　　　　　　　　　　　　　　　　　　　　　　　　　阿部 雅紀　062
Clinical Practice for Diabetes in Peritoneal Dialysis Patients

高血圧診療指針　　　　　　　　　　　　　　　　　　　　　　　　　　　　　　　　　竜崎 崇和　066
Clinical Practice for Blood Pressure Control in Peritoneal Dialysis Patients

腎性貧血診療指針　　　　　　　　　　　　　　　　　　　　　　　　　　　　　　　　花房 規男　069
Clinical Practice for Anemia Management in Peritoneal Dialysis Patients

心血管病診療指針　　　　　　　　　　　　　　　　　　　　　　　　　　常喜 信彦，田中 友里　074
Clinical Practice for Cardiac Disease in Peritoneal Dialysis Patients

骨・ミネラル代謝異常診療指針　　　　　　　　　　　　　　　　　　　　　　　　　　横山 啓太郎　077
Clinical Practice for Mineral Bone Disorder in Peritoneal Dialysis Patients

栄養障害診療指針 Clinical Practice for Malnutrition in Peritoneal Dialysis Patients	知名 理絵子, 菅野 義彦	079
出口部診療指針 Clinical Practice for Exit-Site Care in Peritoneal Dialysis Patients	岡戸 丈和	084
腹膜炎診療指針 Clinical Practice for Peritonitis in Peritoneal Dialysis Patients	寺脇 博之	088
被嚢性腹膜硬化症診療指針 Clinical Practice for Encapsulating Peritoneal Sclerosis in Peritoneal Dialysis Patients	川西 秀樹	092
かゆみ診療指針 Clinical Practice for Itch in Peritoneal Dialysis Patients	熊谷 裕生, 中元 秀友, 鈴木 洋通	095
横隔膜交通症診療指針 Clinical Practice for Pleuroperitoneal Communication in Peritoneal Dialysis Patients	月田 真祐子, 植木 嘉衛	099
カテーテルトラブル診療指針 Clinical Practice for Catheter Trouble in Peritoneal Dialysis Patients	内山 清貴, 鷲田 直輝	101
併用療法診療指針 Clinical Practice for Combination Therapy（Peritoneal Dialysis and Hemodialysis）	浅井 昭雅, 伊藤 恭彦	105
離脱診療指針 Clinical Practice for Peritoneal Dialysis Withdrawal	伊東 稔	108
腹腔鏡診療指針 Clinical Practice for Laparoscopic Approach in Peritoneal Dialysis Patients	丹野 有道	111
高齢者診療指針 Clinical Practice for Peritoneal Dialysis in the Elderly	平松 信	115
小児診療指針 Clinical Practice for Peritoneal Dialysis in Children	三浦 健一郎, 服部 元史	118
腹膜透析関連手術指針 Clinical Practice for Peritoneal Dialysis-Related Surgery	窪田 実	122
腎移植術指針 Clinical Practice for Renal Transplantation in Peritoneal Dialysis Patients	吉田 一成	125
周術期管理指針 Clinical Practice for Perioperative Management in Peritoneal Dialysis Patients	吉田 克法	128
腹膜透析の開始と継続に関する意思決定プロセス指針 Clinical Practice for Shared Decision-Making Process Regarding Initiation and Continuation of Peritoneal Dialysis	岡田 一義	131

腹膜透析研究成果　　135

| 基礎研究—Narrative Review
Narrative Review for Basic Research of Peritoneal Dialysis | 中山 昌明 | 136 |
| 臨床研究—Evidence-based Medicine
Evidence-based Medicine for Clinical Research of Peritoneal Dialysis | 友 雅司 | 141 |

腹膜透析普及対策　　143

スタッフ育成 Staff Training of Peritoneal Dialysis	塚田 三佐緒, 石井 由佳, 土谷 健	144
チーム医療 Team Care for Peritoneal Dialysis Patients	副島 一晃	147
療法説明と Shared Decision Making Shared Decision Making for End Stage Kidney Disease Patients	小松 康宏	149
アシスト腹膜透析 Assisted Peritoneal Dialysis	櫻田 勉	151
腹膜透析と診療報酬 Medical Reimbursement Fee for Peritoneal Dialysis Therapy	武本 佳昭, 長沼 俊秀	153
シンプル腹膜透析 Simplification of Peritoneal Dialysis	井上 朋子, 水口 潤	156

| 索　引 | | 158 |

主要用語一覧

略語	英文	日本語
AC	arm circumference	上腕周囲長
ABI	ankle brachial index	足関節上腕血圧比
ACE(I)	angiotensin converting enzyme (inhibitor)	アンジオテンシン変換酵素(阻害薬)
ADL	activities of daily living	日常生活動作
AGEs	advanced glycation end products	終末糖化産物
AHRQ	Agency for healthcare Research and Quality	米国医療研究品質局
AMA	arm muscle area	上腕筋面積
AMC	arm muscle circumference	上腕筋囲長
APD	automated peritoneal dialysis	自動腹膜透析
aPD	assisted peritoneal dialysis	アシスト腹膜透析
ARB	angiotensin II receptor blocker	アンジオテンシンII受容体拮抗薬
AVF	arteriovenous fistula	自己血管使用皮下動静脈瘻
bFGF	basic fibroblast growth factor	塩基性線維芽細胞増殖因子
BIA	bioelectrical impedance analysis	生体(バイオ)インピーダンス法
BNP	brain natriuretic peptide	脳性ナトリウム利尿ペプチド
CAPD	continuous ambulatory peritoneal dialysis	連続携行式腹膜透析
CAVI	cardio ankle vascular index	心臓足首血管指数
CCPD	continuous cycling peritoneal dialysis	連続周期的腹膜透析
Ccr	creatinine clearance	クレアチニンクリアランス
CGA	comprehensive geriatric assessment	高齢者総合的機能評価
CGM	continuous glucose monitoring	持続血糖モニタリング
CHD	in-center hemodialysis	施設血液透析
CKD	chronic kidney disease	慢性腎臓病
CKD-MBD	chronic kidney disease-mineral and bone disorder	慢性腎臓病に伴う骨・ミネラル代謝異常
CRF	catheter repair by a forefinger	示指挿入矯正法
CS	clear space	クリアスペース
CTGF	connective tissue growth factor	結合組織成長因子
D/P Cr	creatinine concentration rate in dialysate anaplasma	腹膜クレアチニン透過率
DEXA	dual-energy X ray absorptiometry	二重エネルギーX線吸収法
ECF	extracellular fluid	細胞外液
ECW	extracellular water	細胞外水分量
ef	the total effluent	全流出物
eGFR	estimate glomerular filtration rate	推定糸球体濾過量
EKR	equivalent renal clearance	腎相当クリアランス
EMT	epithelial-mesenchymal transition	上皮間葉細胞転換
EPO	erythropoietin	エリスロポエチン
EPS	encapsulating peritoneal sclerosis	被囊性腹膜硬化症
ERA-EDTA	European Renal Association-European Dialysis and Transplant Association	欧州腎臓学会・欧州透析移植学会
ESA	erythropoiesis stimulating agent	赤血球造血刺激因子製剤
ESH	European Society of Hypertension	欧州高血圧学会
ESI	exit-site infection	出口部感染
ESRD	end-stage renal disease	末期腎臓病
FDP	fibrin degradation product	フィブリン分解産物
GA	glycated albumin	グリコアルブミン
GDP	glucose degradation product	ブドウ糖分解産物
GFR	glomerular filtration rate	糸球体濾過量
hANP	human atrial natriuretic peptide	ヒト心房性ナトリウム利尿ペプチド
HD	hemodialysis	血液透析
HDF	hemodiafiltration	血液透析濾過
HF	heart failure	心不全
HGF	hepatocyte growth factor	肝細胞増殖因子
HHD	home hemodialysis	在宅血液透析
HR	hazard ratio	ハザード比
IADL	instrumental activities of daily living	手段的日常生活動作
IFTA	interstitial fibrosis and tubular atrophy	慢性移植腎障害
IL(s)	interleukin(s)	インターロイキン
IPD	intermittent peritoneal dialysis	間欠的腹膜灌流
IQR	interquartile range	四分位範囲
ISPD	International Society for Peritoneal Dialysis	国際腹膜透析学会

略語	英文	日本語
IVCe	inferior vena cava exhalation	安静呼気時最大径
IVCi	inferior vena cava inhalation	安静吸気時最小径
JSDT	Japanese Society for Dialysis Therapy	日本透析医学会
JSPD	Japanese Society for Peritoneal Dialysis	日本腹膜透析医学会
KDIGO	Kidney Disease Improving Global Outcomes	国際腎臓病予後改善機構
Kt/V urea	clearance of urea multiplied by dialysis duration for urea distribution volume	尿素標準化透析量
MCP-1	monocyte chemoattractant protein-1	単球遊走因子-1
MGO	methylglyoxal	メチルグリオキサール
MIC	minimum inhibitory concentration	最小発育阻止濃度
MRSA	methicillin-resistant *Staphylococcus aureus*	メチシリン耐性黄色ブドウ球菌
MSW	medical social worker	医療ソーシャルワーカー
MTAC	overall mass transfer area coefficient	総括物質移動面積係数
NKF	National Kidney Foundation	米国腎臓財団
NPD	nocturnal peritoneal dialysis	夜間腹膜透析
nPNA	normalized protein equivalent of nitrogen appearance	標準化蛋白窒素出現量
NSAIDs	non-steroidal anti-inflammatory drugs	非ステロイド性抗炎症薬
NTM	non-tuberculous mycobacteria	非結核性抗酸菌
PAI-1	plasminogen activator inhibitor-1	プラスミノーゲンアクチベータ-1
PD	peritoneal dialysis	腹膜透析
PD	pharmacodynamics	薬物動力学
PEKT	pre-emptive kidney transplantation	先行的腎移植
PET	peritoneal equilibration test	腹膜平衡試験
PGA	polyglycolic acid	ポリグリコール酸
PK	pharmacokinetics	薬物動態学
PRE	rating of perceived exertion	自覚的運動強度
PTH	parathyroid hormone	副甲状腺ホルモン
RA	renin-angiotensin	レニン-アンジオテンシン
RAGE	receptor for advanced glycation end product	終末糖化産物受容体
RCT	randomized controlled trial	ランダム化比較対照試験
RRF	residual renal function	残存腎機能
RRT	renal replacement therapy	腎代替療法
SBP	systolic blood pressure	収縮期血圧
SDM	shared decision making	協働意思決定
SLE	systemic lupus erythematosus	全身性エリテマトーデス
SMAP	stepwise initiation of PD using moncrief and popovich technique	段階的腹膜透析導入法
SPD	subcutaneous pathway diversion	カテーテル皮下経路変更術
SR	systematic review	システマティックレビュー
SU	sulfonylurea	スルホニル尿素
TBW	total body water	体内総水分量
TDM	therapeutic drug monitoring	血中濃度モニタリング
TGF-β	transforming growth factor-beta	トランスフォーミング増殖因子β
TI	tunnel infection	トンネル感染
TNF	tumor necrosis factor	腫瘍壊死因子
tPA	tissue plasminogen activator	組織型プラスミノーゲンアクチベータ
TPD	tidal peritoneal dialysis	タイダル腹膜透析
TSAT	transferrin saturation	トランスフェリン飽和度
TSF	triceps skinfolds	上腕三頭筋皮下脂肪厚
UAE	upper abdominal exit site	上腹部出口部
UF	ultrafiltration	限外濾過
VATS	video-assisted thoracoscopic surgery	胸腔鏡下手術
Vd	volume of distribution	分布容積
VEGF	vascular endothelial growth factor	血管内皮増殖因子
1-RM	1 repetition maximum	最大1回反復重量
α-GI	alpha-glucosidase inhibitor	α-グルコシダーゼ阻害薬
β_2MG	β_2-microglobulin	β_2ミクログロブリン

総 論

腹膜の解剖と生理

Anatomy and Physiology of the Peritoneum

本田 一穂

Key words：腹腔，腹膜，中皮細胞，腹膜透過性，血管内皮

はじめに

腹膜は腹腔の内面を被う膜で，中皮と疎性結合組織からなる単純な組織である(図)。この腹膜を透析膜として利用し，カテーテルで体外と交通させた腹腔に水と溶質を排泄させたことが腹膜透析(peritoneal dialysis：PD)の原理である。PDでは腹膜が糸球体を代替し，腹膜毛細血管が糸球体毛細血管，中皮細胞が足細胞，腹腔はBowman嚢からはじまる尿細管・尿路とみなされる。糸球体では，毎分100 mL，1日144 Lの原尿が濾過され，尿細管で99％が再吸収されるが，腹膜にはそのような大量かつ選択的な濾過・再吸収能は備わっていない。

本稿では，PDに関係する腹膜の解剖と生理の基礎を解説し，PDの効率や限界，あるいは合併症である腹膜硬化症や被囊性腹膜硬化症(encapsulating peritoneal sclerosis：EPS)の発症機序の理解に役立てたい[1, 2]。

I 腹腔と腹膜の発生

腹膜(peritoneum)は，ギリシャ語のperi(周囲)＋teinein(広げ被う)を語源とし，"広く伸展すること"が腹膜の本質である。表面が潤滑な腹膜は，腸管の自由な蠕動や伸展を可能にし，栄養摂取という生命に必須の活動を維持している。腹腔の発生は胎生3週の終わりの三層性胚盤の時期にはじまる。中胚葉のもっとも外側にある側板中胚葉に不連続性の空隙が生じ，次第に融合して1つの胚内体腔とよばれる腔を形成する(胎生21日)。胚内体腔の壁は，外胚葉側を裏打ちする壁側層(parietal layer)と内胚葉側を裏打ちする臓側層(visceral layer)に分かれ，壁側層は体壁の内面を裏打ちして壁側腹膜(parietal peritoneum)に，臓側層は腸管を被い臓側腹膜(visceral peritoneum)となる。そして，左右の体壁が正中部で合一すると胚内体腔は閉鎖する(胎生28日)。その後，横隔膜が形成され，胚内体腔は心膜腔，胸腔，腹腔の3つに分かれて腹腔が完成する(胎生2カ月)。

II 腹腔の肉眼解剖と血管・リンパ管系

腹腔は腹壁で囲まれた円筒で，中央の腸管は薄いシート状の膜である背側腸間膜によって後腹壁から吊り下げられている。上部腸管は，腹側腸間膜によって前腹壁にも固定されている。この腹側腸間膜から肝臓や胆道系，膵腹側芽が生じ，背側腸間膜からは脾臓や膵背側芽が発生する。後腹膜には，はじめ大動脈などの血管系と腎臓・

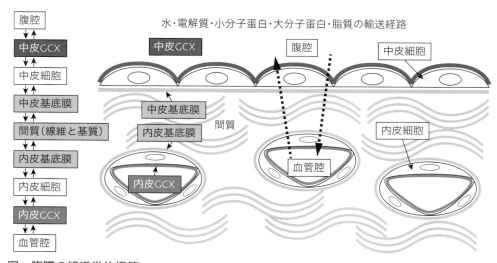

図　腹膜の組織学的構築
GCX：グリコカリックス層

尿管が位置するが，のちに膵臓や上行・下行結腸の一部が後腹膜に組み込まれる。大網は胃の大彎からの背側腸間膜が下方に伸びて，小腸前面をエプロンのように覆っている構造物で，もともとは2葉の腸間膜からなる嚢であるが，のちに癒合して1枚の脂肪や血管に富むシート状組織となる。小網は胃の小彎と肝臓をつなぐ腹側腸間膜である。このように，腹膜は腹腔のすべての臓器の発生に関与し，最終的に腹腔臓器の一部やすべてを被ってその形状や機能を支えている。

1　腹膜の血管系

腹膜の血流は，壁側腹膜と臓側腹膜とではその経路が異なっている。壁側腹膜は体壁の筋肉や皮膚に連続し，その血流は大動脈から通常4対両側性に分枝する腰動脈から供給され，伴行する腰静脈を経て下大静脈に戻る。一方，臓側腹膜の血流は，腹腔臓器を灌流する腹腔動脈，上腸間膜動脈，下腸間膜動脈から供給され，門脈系を経て肝臓を灌流し下大静脈に戻る。その他，横隔膜下面の腹膜は腹部大動脈から分枝する下横隔動脈，骨盤壁の腹膜は外腸骨動脈の枝である下腹壁動脈，骨盤内臓器の臓側腹膜は内腸骨動脈から分枝する子宮動脈や上膀胱動脈から血流が供給され，同名の伴行静脈に還流する。

2　腹膜のリンパ管系

PDでは透析液の吸収経路としての意味をもつ。横隔膜の腹腔面にはリンパ小孔（lymphatic stomata）とよばれるリンパ管の開口部があり，腹水や透析液がリンパ管に流入する主要な経路となっている[3]。横隔膜の腹腔面の面積は大きく，透析液がリンパ小孔を介して体内循環に吸収される量は無視できない。また，大網には大きさ0.5〜数mm大のミルキースポット（milky spot：MS）とよばれるリンパ組織があり[4]，腹腔の免疫現象に役割を果たしている。MSにもリンパ小孔が存在し，マクロファージやリンパ球が腹腔に動員される経路であると同時に，腹水や透析液がリンパ管に吸収される経路となっている。その他，壁側腹膜のリンパ管は，前腹壁の上方では胸骨傍リンパ節に，下方では深鼠径および外腸骨リンパ節を経て総腸骨動脈や腹部大動脈周囲のリンパ節に合流する。側腹壁や後腹壁のリンパ管は大動脈周囲リンパ節に合流し，上行して腹腔リンパ節や下横隔リンパ節を経て胸管に注ぐ。一方，臓側腹膜のリンパ管はそれぞれの腸間膜リンパ節に流入したのち，腹腔リンパ節に集められ，乳び槽から胸管に合流する。

III　腹膜の組織学的構造

腹膜は組織学的に，1層の中皮細胞と中皮層を支持する結合組織よりなる。結合組織には腹膜毛細血管と間質の細胞外基質がある（図）。その他，リンパ管，神経，筋，脂肪組織なども含まれる。

中皮細胞は大きさが20〜100 μm程度の扁平な類円形細胞で，表面には微絨毛が覆っている。中皮細胞間や基底膜との接着は上皮細胞に比べて緩く，基底膜も上皮細胞より薄い。したがって，中皮細胞は剥離しやすい。剥離した中皮は再生するが，再生中皮は立方状の形態をとり，核は肥大し細胞が密在する。中皮細胞の特性と生理機能については後述する。

中皮下間質は疎な結合組織で，細胞外基質はヒアルロン酸，コラーゲン線維，弾性線維などからなる。中皮層直下には薄い弾性線維層があり，腹膜の伸展性を担っている。中皮基底層から腹膜の脂肪組織もしくは筋膜や筋層の最上部までの層は中皮下緻密層（submesothelial compact zone：SMC）とよばれ，PDによる腹膜硬化症では，この部分が線維化により肥厚し，膠原線維の変性がみられる。SMCの線維化は一見，腹膜透過性を低下させるように思われるが，実際の症例ではむしろ，線維化とともに腹膜透過性が亢進することが多い。その理由は，透析液により間質や血管壁の膠原線維が変性（AGE化）したり，血管内皮傷害が腹膜透過性を亢進させるためと考えられている。

腹膜に分布する血管は，筋型動脈である小動脈（small artery）から，2〜3層の平滑筋層をもつ細動脈（arteriole）を経て毛細血管網（capillary network）を形成し，その後，径25〜100 μmの後毛細血管細静脈（post-capillary venule：PCV）を経て，細静脈（venule）から小静脈（small vein）に合流する。PDによる硝子様血管病変が好発する部位はPCVで，透析液が吸収される部位に相当する。

その他，動静脈に伴行してリンパ管が分布しており，血管増生とともにリンパ管増生も腹膜の透過性に影響している。また，腹膜には神経組織も存在し，壁側腹膜は脊髄神経系の，臓側腹膜は内臓の自律神経系の支配を受けている。一方，腸間膜や大網・小網には脂肪が豊富で，脂肪組織は間葉系幹細胞の供給源となり，腹腔における組織傷害の修復に関与している。

IV　腹膜の生理機能と腹膜透析

1　腹膜透過性を規定する生理的因子

成人の腹膜面積はおよそ1.5〜2.0 m^{2}とされ，奇しくも体表面積や糸球体濾過面積に近似している。しかし，すべての腹膜が透析に関与しているわけではなく，実際に透析液に接してPDが行われる腹膜面積は全腹膜の30%程度であり，壁側腹膜が主体と考えられている。臓側腹膜は全腹膜の60〜80%を占めているが，相互に密着しており通常は透析液と接していない[2]。

腹膜透過性には，溶質が血管腔側から腹腔側へと移動

表1 腹膜と糸球体の毛細血管内皮の比較

	腹膜毛細血管	糸球体毛細血管
Aquaporin	＋	−
Small poreサイズ	4.5 nm	3.7 nm
Large poreサイズ(% to small pore)	25 nm(0.01%)	12 nm(0.00003%)
fenestra	−	50 nm(内皮面積の25〜30%)
Charge barrier	weak	moderate to high
Diffusion area/distance	Small area/long distance	Large area/short distance
その他の構造上の特徴	間質の存在	上皮スリット膜や内皮グリコカリックスの存在
透過性/選択性(charge-, size-, shape- and flexibility-selectivity)	低透過性/低選択性	高透過性/高選択性

内皮cleftの構造(long and tortous)のため通過しにくいので差が出にくい。
Rippe B, et al：Permeability of peritoneal and glomerular capillaries：what are the differences according to pore theory? Perit Dial Int 31：249-258, 2011[5]

する方向と腹腔側から血管腔側へ移動する方向の2方向があり，両者の移動のしやすさを腹膜透過性と総称している。腹膜透過性に関与する要素には，毛細血管内皮層，間質，中皮細胞層の3つがあるが(図)，そのなかでも毛細血管内皮層が主要なバリアと想定されている。Rippeらは，血管内皮層の透過性を溶質のサイズに応じて3つの孔で説明した(Three pore model)[5]。もっとも小さい孔はultra-small pore(径：<3Å)で，溶質を通過させず水のみを通過させる。この孔は細胞膜の水チャネルであるアクアポリンである。2つめはsmall pore(径15〜36Å)で，電解質や小分子物質が通過し，内皮の細胞間裂隙(cleft)に相当する。3つめのlarge pore(径250Å)はもっとも大きく，内皮細胞間の大きな細胞間間隙(gap)と考えられており，アルブミンなどの大分子蛋白の通過経路となる。

腹膜毛細血管の透過性の特性は，糸球体毛細血管と比較して考えるとわかりやすい(表1)[5]。糸球体係蹄は，糸球体内皮，基底膜，糸球体上皮(足細胞)の3層よりなり，その厚さは3つ併せても0.5μmに満たない極度に菲薄化した単純な濾過膜である。この糸球体濾過膜は，濾過距離の短さと糸球体内皮細胞の有窓性(径50〜80 nm)により，水と小分子の溶質については極めて高い透過性をもっているが，生体に必要なアルブミンなどの大分子蛋白については，内皮細胞のグリコカリックス層，基底膜の構造と荷電，足細胞スリット膜の存在により，荷電やサイズ選択性が極めて高い効果的な濾過バリア装置となっている。

一方，腹膜には本来，濾過吸収機能はなく，腹膜毛細血管の透過性や選択性に関わる特別な装置をもっているわけではない。腹膜毛細血管の内皮は基本的には連続性(continuous)内皮で，糸球体内皮のような窓(fenestra)をもたないが，水チャネルとしてアクアポリン1が存在し，限外濾過などの水の移動を担っている[5,6]。ちなみに糸球体内皮にはアクアポリンはない。一方，small poreやlarge poreに相当する内皮細胞間の裂隙や間隙は，腹膜のほうが糸球体よりも血管内面積あたりの数が多く，その幅も若干広い。その反面，腹膜の毛細血管内皮の細胞質は糸球体のように菲薄化しておらず，裂隙や間隙の距離は長くかつ蛇行(tortous)しているため，分子は通過しにくい。しかし実際には，アルブミンなどの大分子蛋白は腹膜毛細血管から漏出しやすく，PD患者のアルブミンの腹腔への漏出量は4〜6g/日といわれている。これは，腹膜毛細血管では糸球体係蹄のような豊富な内皮グリコカリックス層や厚い基底膜，スリット膜などの濾過バリア機構がないため，蛋白透過性が高くなると説明されている。さらに，糖尿病や腎不全，透析液による影響で内皮細胞が傷害されると内皮細胞間結合が弱まり，透過性はさらに亢進する。

電解質や尿素・クレアチニンなどの小分子の透過性は，small poreの幅や透過性よりも，その数，すなわち毛細血管面積に依存すると考えられている。腹膜の毛細血管面積は，単位腹膜面積あたりの血管密度や内径に依存する。腹膜組織の病理学的観察から，PDの長期化に伴い腹膜の血管新生が起こり，毛細血管面積は次第に増加すると考えられる。

2 中皮細胞の特性と機能

中皮細胞は中胚葉由来の間葉系細胞が上皮様へ形質転換した細胞で，間葉と上皮の両者の特性を有している(表2)。上皮細胞としての特性は，腹膜組織を腹腔と隔てている物理的な構造で，病原体や異物，薬剤の体内への侵入を防御する第一線のバリアとして機能している。もちろん溶質や溶媒の透過性のバリアとしての機能ももつ。この機能を担う分子は接着帯(adherent junction)，接着斑(desmosome)，基底膜などであり，E-カドヘリン，アクチン，サイトケラチンなどが関係している。一方，中皮層は溶質や溶媒の通過輸送経路であり，表面は微絨

表2　中皮細胞の機能と関連分子

機能		関連分子
1.　上皮細胞としての役割		
体内と腹腔の境界（フロント・ライン）		E-カドヘリン・アクチン（接着帯） サイトケラチン（接着斑・細胞骨格） 基底膜（上皮より薄い）
物質の輸送経路	水や小分子（細胞内輸送）	微絨毛，小胞，カベオラ，エンドサイトーシス，アクアポリン
	高分子蛋白（細胞間輸送）	リンパ間小孔，細胞間間隙（gap），細胞間裂隙（cleft）
細菌感染防御・癒着防止（中皮グリコカリックス）		ヒアルロン酸，グリコサミノグリカン・プロテオグリカン，Perlecan（大分子ヘパラン硫酸）
2.　間葉細胞としての役割		
免疫応答や炎症反応の調節物質の産生		サイトカイン・インターロイキン（IL-1β，IL-6，IL-8，IL-15）・ケモカイン（MCP-1，RANTES）・成長因子（TGF-βなど）・プロスタグランジン・NOなど
抗原提示能		MHC class II分子
細胞外基質との反応		ポドプラニン（血小板のC type lectinと結合），CD44（ヒアルロン酸受容体）
細胞外基質の産生・線維化		ヒアルロン酸，グリコサミノグリカン，プロテオグリカン，コラーゲン
凝固防止・線溶促進		抗凝固因子，線溶活性分子
運動性・遊走性（上皮間葉転換）		ビメンチン，デスミン，α-SMA，Snail

MCP-1：monocyte chemoattractant protein-1，RANTES：regulated on activation, normal T-cell expressed and secreted，MHC：major histcompatibility complex，TGF：transforming growth factor，NO：nitrix oxide，α-SMA：α-smooth muscle actin，Snail：Zinc-finger型転写因子

毛により吸収面積が増大し，細胞内には小胞が発達して物質輸送が盛んである。また，細胞間の裂隙や間隙は蛋白など大分子物質やマクロファージなどの細胞成分の通過経路でもある。中皮表層にも内皮と同様にグリコカリックス層があり，感染防御や癒着防止に役立っている[7]。

中皮細胞の間葉細胞としての特性は，細胞外基質の産生能が高く，運動性を有し分裂増殖が高いなどであり，さらに腹腔内の免疫応答や炎症反応を調節するインターロイキンやサイトカイン，成長因子を産生するなど極めて多彩である[7,8]。この多彩な特性は，環境に応じて自らの表現型を変化させる可塑性の高さを表している（表2）。その他，腸管の蠕動運動を助けるため，潤滑物質としてのヒアルロン酸やグリコサミノグリカンの産生，癒着を防止する抗凝固因子や線溶活性分子を産生している。PDによる中皮細胞の剝離・喪失は，これらの生理作用の欠落を意味し，感染防御能の低下，腹膜の癒着や線維化，その結果として腸管蠕動障害やイレウスなどの病的変化を招く。また中皮のブドウ糖の通過はglucose transporter（GLUT）を経由することが知られており，中皮のGLUT発現の異常によっても透析液のブドウ糖の吸収亢進が生じ，透析液血液間の浸透圧グラディエントの低下が除水不全を引き起こす。中皮細胞の剝離喪失もブドウ糖の吸収亢進による除水不全をもたらす。

おわりに

腹膜透過性はPDの効率を上げるために必要であるが，除水不全やEPSなど合併症の病態に深く関係しており，そのメカニズムを腹膜の解剖組織学，発生学，生理学的な特性，特に毛細血管内皮や中皮のユニークな特性を踏まえて理解することが重要である。本稿がその一助になれば幸いである。

文献

1) 本田一穂：腹膜の構造と病理．外科 77：1097-1105，2015
2) 本田一穂：病理からみたPDの腹膜透過性．日児腎誌 26：20-26，2013
3) Abu-Hijleh MF, et al：The role of the diaphragm in lymphatic absorption from the peritoneal cavity. J Anat 186：453-467，1995
4) Di Paolo N, et al：Omental milky spots and peritoneal dialysis—review and personal experience. Perit Dial Int 25：48-57，2005
5) Rippe B, et al：Permeability of peritoneal and glomerular capillaries：what are the differences according to pore theory? Perit Dial Int 31：249-258，2011
6) Devuyst O, et al：Water transport across the peritoneal membrane. Kidney Int 85：750-758，2014
7) Yung S, et al：Mesothelial cells. Perit Dial Int 27（Suppl 2）：S110-S115，2007
8) Yung S, et al：Peritoneal mesothelial cell culture and biology. Perit Dial Int 26：162-173，2006

腹膜透析の原理

Mechanism of Peritoneal Dialysis

中元 秀友

Key words：腹膜，拡散，限外濾過，リンパ管再吸収

I 腎臓の機能と腎代替療法の基本

透析療法の基本は，透析による腎臓機能の代替を行うことである。腎臓の機能は大きく，①尿毒素物質の除去（クレアチニン，尿素窒素，電解質物質など），②生体の恒常性維持（血圧，体液量，酸塩基平衡など），さらに③ホルモン産生機能（エリスロポエチン，ビタミンDなど），の3つにある。このうち腎代替療法として透析療法が行い得るものは，①尿毒素物質の除去と②生体の恒常性維持であり，これらを血液透析(hemodialysis：HD)では人工膜であるダイアライザを介して，また腹膜透析(peritoneal dialysis：PD)では生体膜である腹膜を介して行う(表)[1]。

HDでは大量の透析液を灌流させることで，大量の尿毒素物質や電解質の除去が可能である。一方PDでは，腹腔という限られた容量の透析液貯留となるため，除去効率は圧倒的にHDに劣る。除水(限外濾過)についても，人工的に濾過圧を調節できるHDに対して，PDは浸透圧による限られた水分除去量となり，効率的には圧倒的にHDのほうが有効である。そのため，PDは原則24時間を基本とした持続療法で行う。一方，透析効率が緩徐なため，高齢者や心機能の低下した患者ではPDのほうが向いている場合も多い[1]。

表 血液透析(HD)と腹膜透析(PD)の比較

	血液透析	腹膜透析
透析方法 透析膜	ダイアライザ	腹膜
除水の機序	浸透圧による	濾過圧による
溶質除去	拡散(強力)	拡散(緩除)
透析時間	3〜5時間/週3回	24時間連続的
透析効率	良好	不良
除水効率	良好	不良
残存腎機能維持	不良	良好
QOL維持	不良	良好
患者満足度	不良	良好
継続可能年数	10〜30年	5〜10年

Canziani ME, et al：Hemodialysis versus continuous ambulatory peritoneal dialysis：effect on the heart. Artif Organs 19：241-244, 1995 [1]

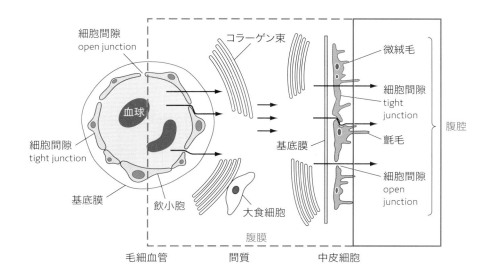

図1 腹膜の構造と腹膜を介した物質移動
腹膜透析の基本は，腹膜を介した毛細血管と腹腔との間の物質移動である。この物質移動によって溶質の移動と限外濾過(除水)が行われる。
中川成之輔：腹膜灌流とCAPDの原理．太田和夫，他(編)，CAPDの臨床，改訂第2版，南山堂，6，1994[2)]

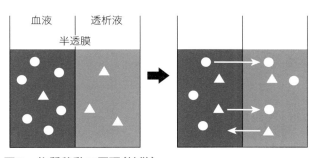

図2 物質移動の原理(拡散)
物質移動の原理は濃度勾配に基づく拡散によって行われる。濃度の高い溶質は半透膜を介して濃度の低いほうに移動する。一定時間ののちに濃度的な平衡状態となる。毛細血管腔のほうが濃度が高いクレアチニン，尿素窒素などの尿毒素物質は，毛細血管腔から腹腔内に移動して生体内から除去される。一方，腹腔内のほうが濃度の高いブドウ糖は毛細血管腔に移動する。その結果，浸透圧勾配は少なくなり，除水能は低下する。
峰島三千男，他：臨床工学技士指定講習会テキスト．厚生省健康政策局医事課医療機器センター(監)，金原出版，222-244，1988[4)]より引用，一部改変

Ⅱ 腹膜の構造と物質の移動

1 腹膜の構造

腹膜は腹腔表面を被っている漿膜の一般名である。腹膜の総面積は体表面積とほぼ等しく，成人で1.5〜2.0 m^{2}の範囲である。
腹膜の種類は以下の2つの部分に分けられる。
①臓側腹膜：腸管とその他の内臓を被っている部分。
②壁側腹膜：腹腔を被っている部分。
臓側腹膜は総腹膜面積の60〜80%を占めている。総腹膜血流量はおおよそ50〜100 mL/minとされている。

2 腹膜を介した物質の移動(図1)[2)]

腹膜における物質輸送には6つの抵抗部位の存在があると考えられている。それらは，①腹膜毛細血管内皮の表面を被う皮膜，②毛細血管内皮そのもの，③内皮基底膜，④間質，⑤中皮細胞，⑥腹膜中皮表面を被う滞留皮膜，であり，これらの6つの抵抗部位を介して溶質ならびに水分の移動が行われる。

3 腹膜透析(PD)の原理(拡散，限外濾過)

表に，HDとPDの基本的な違いを示す。本項では，PDの溶質除去と限外濾過(除水)の原理を説明する。PDは透析液を腹腔内に注液することで，腹膜を通じて血管，特に腹膜内の毛細血管と腹腔内の透析液の間で溶質と水分の交換を行う。腹膜は半透膜であり，低分子物質を選択的に通過させる。そのため，濃度勾配によって腹腔内の透析液と毛細血管内に浸透圧較差が生じる。このように腹膜を通じて透析を行うのであるが，その時には，①拡散，②限外濾過，さらに③吸収(再吸収)，の3つの過程が同時に行われている[3)]。

1)拡散

拡散は透析における尿毒素物質除去の基本である。半透膜を介した濃度勾配に基づく物質の移動である。この過程は，PDにおける尿毒素物質の除去にもっとも重要である。典型的な拡散は，腹膜の毛細血管と腹腔内の透析液の濃度勾配に従って生じる(図2)[4)]。低分子量物質，たとえば尿素(分子量60)は分子量のより大きい物質，たとえばクレアチニン(分子量113)やアルブミン(分子量66,000)などと比較して，より容易に腹膜を通過する[3)]。

2)限外濾過(除水)

PDでの限外濾過は，主に透析液に添加されている浸透圧物質(ブドウ糖あるいはイコデキストリン)の濃度勾配で生じる浸透圧較差に伴う水移動による。したがって，

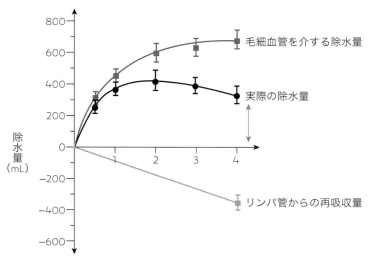

図3 腹膜透析（PD）における除水の機序
PDの実際の除水量は毛細血管腔からの除水量からリンパ管吸収を引いたものとなる。毛細血管腔からの除水量は徐々に低下するが，リンパ管吸収は常に一定である。そのため実際の除水量は時間とともに低下する。
Nolph KD, et al：The role of lymphatics in the kinetics of net ultrafiltration during peritoneal dialysis. In：G La Graca, et al(eds), Peritoneal Dialysis, Wichtig Editore, 19-22, 1988[5]

浸透圧較差の大きいPD液貯留直後がもっとも強く生じており，時間とともに限外濾過によりブドウ糖濃度は希釈されて濃度が低下し，さらにブドウ糖そのものが拡散により透析液から血液中に移動することで低下する。実際のPDによる除水量はこの腹膜の毛細血管内からの限外濾過量から，後述するリンパ管再吸収量を引いたものとなる（図3）[5]。ブドウ糖の血管内への移動に伴い浸透圧の低下が生じ，限外濾過量は減少する。しかしながら，リンパ管再吸収量は一定であるため，実際の除水量は時間とともに減少する（図3）[5]。

3）リンパ管再吸収

溶質ならびに水の再吸収は，リンパ管を通じて比較的一定の量で行われる。したがって，この吸収は溶質および水の除去に対して反対に影響する。吸収の大部分は腹壁からの吸収であり，最終的にはリンパ管と毛細血管に流れ込んでいく。典型的な腹腔からのリンパ管再吸収量は1.0～2.0 mL/minである[6]。

おわりに

PDの基本と，その原理を概説した。PDは腹膜を介した溶質の移動と限外濾過が基本である。そのため，腹膜の劣化は透析効率を低下させ，透析の継続が困難となる。

文献

1) Canziani ME, et al：Hemodialysis versus continuous ambulatory peritoneal dialysis：effect on the heart. Artif Organs19：241-244，1995
2) 中川成之輔：腹膜灌流とCAPDの原理．太田和夫，他（編），CAPDの臨床，改訂第2版，南山堂，6，1994
3) 中元秀友：腹膜透析．透析療法合同専門委員会（企画・編集），血液浄化療法ハンドブック，協同医書出版，171-188，2017
4) 峰島三千男，他：厚生省健康政策局医事課医療機器センター（監），臨床工学技士指定講習会テキスト，金原出版，222-244，1988
5) Nolph KD, et al：The role of lymphatics in the kinetics of net ultrafiltration during peritoneal dialysis. In：G La Graca, et al(eds), Peritoneal Dialysis, Wichtig Editore, 19-22, 1988
6) Mactier RA, et al：Contribution of lymphatic absorption to loss of ultrafiltration and solute clearances in continuous ambulatory peritoneal dialysis. J Clin Invest 80：1311-1316，1987

腹膜透析のメリット・デメリット

Advantage and Disadvantage of Peritoneal Dialysis

新田 孝作

Key words：循環動態，残存腎機能，腹膜機能劣化，社会復帰

はじめに

末期腎不全に対する治療手段として，透析療法と腎臓移植がある。透析療法には，血液透析（hemodialysis：HD）と腹膜透析（peritoneal dialysis：PD）がある。これらのうち，医学的条件だけでなく，ライフスタイルや年齢，性格なども考慮して治療法を選ぶ必要がある。これらの治療法は相反するものではない。最初はPDで導入し，その後はHDに移行したり，その逆もあり得る。また，PDまたはHDへ移行する場合の橋渡しとして，PDとHDの併用療法を選択することも可能である。さらに，どの透析形態からも腎臓移植を行うことができるし，移植後に腎機能が低下した場合，どの透析形態への移行も可能である。

I 腹膜透析のメリット

PDは24時間の緩徐な持続透析療法である。そのため，PD特有の利点がある。PDの利点を，1 身体的，2 社会的，さらに，3 精神的な面から記載する。

1 身体的利点

1）循環動態の安定性

HDと比較して，循環動態を変動させないことで，血圧の急激な低下や冠動脈血流の急激な減少が少ない。またバスキュラーアクセスが不要なため，心臓への負荷も少ない[1]。よって，PDのほうが心血管系合併症の発症が少ないことが報告されており，低血圧や冠動脈疾患などの合併症を有する患者に適している。しかし，体液過剰をきたすリスクもあり，至適体重の設定には注意が必要である。

2）残存腎機能（RRF）の維持

PDの重要な利点として，透析導入後の残存腎機能（residual renal function：RRF）低下がHDと比較して少ないことが報告されている[2]。一方，近年RRFの低下に伴う体液過剰のリスクも指摘されている。RRFの変化に注意しながら，適切な透析処方を行うことが重要である。また，PDによる中分子物質の除去率はそれほど大きくない。むしろ，RRFの維持による残存腎から中分子物質が除去されるといわれている[3]。RRFが維持されている時期は少ない透析量でも良好な状態が保てることから，良好な生活の質（quality of life：QOL）を維持できることが知られている。よって，最初の透析導入はPDで行い（PDファースト），RRFの低下した時期にはPDとHDの併用療法を行い，さらにHDへ移行していく段階的治療法を施行している施設が増加している。

3）B型肝炎やC型肝炎などの合併率が低い
4）貧血の合併が少ない
5）蛋白やカリウムなどの食事制限が軽い
6）バスキュラーアクセスを必要としない
7）透析に伴う抗凝固療法が不要である
8）生体膜を使用するために生体適合性がよい

2 社会的利点

1）在宅透析療法であり，月に1〜2回の通院で済む
2）時間的な束縛が軽く，社会復帰しやすい
3）QOLに及ぼす影響が少ない

3 精神的利点

1）自己管理の意識が高まる
2）高齢者において認知症の進行予防になる

II 腹膜透析のデメリット

PDの欠点としては，長期透析に伴う腹膜機能劣化により，長期間の透析継続が困難なことがある。5〜10年を目安にHDへの移行を考える必要がある。また，無理にPDを継続した場合に，腹膜の癒着に伴う被嚢性腹膜硬化症（encapsulating peritoneal sclerosis：EPS）の合併が知られている[4]。その他にも，以下のような欠点が知られている。

1）小分子物質の除去効率が悪い
2）自己管理に伴う衛生手技が必要である
3）視力低下患者や肢体不自由な患者では実施が困難である
4）腰痛や脊椎障害のある患者では注意が必要である
5）糖質の吸収に伴い血糖の上昇や糖尿病の増悪がみられる

表1 腹膜透析(PD)と血液透析(HD)の比較

	PD	HD
透析膜	腹膜	合成膜
透析時間	24時間連続，交換は4回/day	3〜5時間/day
通院日	1〜2回/m	2〜3回/wk
透析場所	自宅，会社，出張先	病院，透析クリニック，自宅
手術	カテーテル挿入手術	バスキュラーアクセス手術
介助者	不要（高齢者では必要）	必要（病院スタッフ）
小分子除去効率	不良	良好
中・大分子除去効率	不良	良好（透析膜による）
心循環器の影響	少ない	大きい
透析時疼痛	なし	穿刺時疼痛
血糖上昇	あり（イコデキストリンはない）	なし
脂質異常症	あり（イコデキストリンはない）	なし
特有の合併症	腹膜炎，ヘルニア 横隔膜交通症 出口部感染 腹膜機能劣化 被嚢性腹膜硬化症	不均衡症候群 Steal症候群 手根管症候群 バスキュラーアクセス感染
社会復帰	良好	不良
満足度	高い	低い
長期継続	困難（腹膜機能劣化のため）	可能
入浴	制限あり	透析日以外は制限なし
食事制限	軽度	塩分，水分，K制限
残存腎機能維持	良好	不良

6) 低蛋白血症を合併しやすい
7) 脂質異常症の合併が多い
8) 腹膜炎などの腹膜関連合併症がある

III 腹膜透析と血液透析の比較

PDとHDの特徴の比較を表1に示す。根本的な違いは，PDが腹膜という生体膜を利用した持続透析療法であり，在宅透析を目的とした方法であることに対し，HDは人工膜を用いた間欠的な透析方法で，通院加療を必要とする点である。よって，PDはあくまで自己管理が基本となるが，社会復帰しやすく，QOLの改善に優れている。さらに，PDでは循環動態の変動が少なく，腎血流低下をきたしにくく，長期的なRRF維持も可能である。RRFの維持は，PD患者の生命予後や合併症の発症率を規定する因子であり，PD患者におけるRRFの重要性が報告されている[5]。これらの特徴から，末期腎不全患者において，透析導入はまずPDで行い，導入後のRRFをできる限り維持しようとする試みがなされている(PDファースト)。心血管系への負荷が少ないPDは高齢者に適しているという考えから，高齢者の透析導入を積極的にPDで行っている施設もみられる。一方，HDは非常に強力な透析方法であり，尿毒症物質の除去効率に優れており，体液量などの調節もしやすい。しかし，心血管系への影響が大きく，不均衡症候群などの合併症も起こりやすい。

IV 腹膜透析に適する患者・適さない患者

PD療法の特徴を理解すれば，PDに適した患者や適さない患者を選別しやすい。患者自身に自己管理能力があり，腹腔内への透析液貯留ができるのであれば，原則的にPD療法は可能である。積極的な適応としては，「PDファースト」に示されるRRFを有する患者である。また，社会復帰を期待する患者やQOL維持を希望する患者には，積極的にPDを行うべきである(表2)。

一方，PDに適さない患者としては，自己管理が困難な患者である。そのような患者へのPD導入には，家族や介助者の協力が必要になる。しかし，家族や介助者への過度な負担となり，感染症などを合併する頻度も高まる傾向にある。また，腹膜癒着のために腹腔内に十分な容積を確保できない患者では，癒着と透析効率の点から適していない。人工肛門を有する患者では，衛生上の問題から適していない(表3)。

表2 腹膜透析(PD)導入に適した患者

積極的な適応(positive selection)
1)十分な自己管理能力がありPDを希望する患者
2)RRFのある患者(PDファースト)
3)社会復帰を期待する患者
4)高いQOL維持を希望する患者
5)小児
6)自己管理が可能な高齢者
7)腹水貯留可能な患者

消極的な適応(negative selection)
1)良好なバスキュラーアクセスの作製が困難な患者
2)心機能の低下した患者
3)血圧が低くHDが困難な患者
4)HDで十分な透析効率の得られない患者
5)その他の透析困難症

RRF:残存腎機能, HD:血液透析

表3 腹膜透析(PD)導入に適さない患者

導入困難な患者
1)自己管理ができない患者
2)入院適応の患者
3)高度の腹膜癒着を有する患者
4)横隔膜欠損のある患者

導入に注意を要する患者
1)人工肛門の患者
2)腰痛のある患者
3)肺機能障害のある患者
4)体格の大きな男性患者
5)視力障害患者
6)腸管に憩室が多い患者
7)多発性嚢胞腎の患者

おわりに

日本腎臓学会，日本透析医学会，日本移植学会および日本臨床腎移植学会が共同で作成した「腎不全 治療選択とその実際(2017年版)」[6]は，患者に治療選択に関して説明する場合に大変参考になる。また，執筆にあたり，透析療法合同専門委員会 企画・編集の「血液浄化療法ハンドブック2018」[7]を参考にした。

文献

1) Canziani ME, et al：Hemodialysis versus continuous ambulatory peritoneal dialysis：effects on the heart. Artif Organs 19：241-244，1995
2) Lysaght MJ, et al：The influence of dialysis treatment modality on the decline of remaining renal function. ASAIO Trans 37：598-604，1991
3) Stompór T, et al：Dialysis adequacy, residual renal function and serum concentrations of selected low molecular weight proteins in patients undergoing continuous ambulatory peritoneal dialysis. Med Sci Monit 9：CR500-CR504，2003
4) Kawanishi H, et al：Encapsulating peritoneal sclerosis：prevention and treatment. Perit Dial Int 27(Suppl 2)：S289-S292，2007
5) Kuno T, et al：Clinical benefit of preserving residual renal function in patients after initiation of dialysis. Blood Purif 22(Suppl 2)：67-71，2004
6) 日本腎臓学会, 他：腎不全 治療選択とその実際(2017年版)，2017 https://cdn.jsn.or.jp/jsn_new/iryou/kaiin/free/primers/pdf/2017jinfuzen.pdf 2018.12.7アクセス
7) 透析療法合同専門委員会：血液浄化療法ハンドブック2018，共同医書出版社，2018

腹膜透析カテーテル

Peritoneal Dialysis Catheter

深澤 瑞也

Key words：腹膜透析カテーテル，スワンネック型，コイル型

はじめに

　腹膜透析(peritoneal dialysis：PD)を開始するにあたり，まずしなければならないのは，腹腔内にPD用カテーテルを挿入することである。わが国ではこんなに必要なのかと思われるほどの種類が市販されており，各施設の判断で選択することとなる。

　本稿では，基本的なカテーテルの紹介から，改良された各種カテーテルに関しても紹介する。通常，成人に使用する場合は施設内に多くの種類を準備する必要はなく，考えに合ったカテーテルを1種類準備すれば十分であると考える。

　基本構造は，カテーテル本体はシリコン製であり，抜去を防止するためのダクロン繊維製のカフが数個存在する形である。腹膜に縫合するカフが内部カフであり，皮下に固定するための皮下カフが1個ないしは2個存在する。カテーテル本体にはX線不透過ラインが1本入り，これによってカテーテルの位置異常の診断あるいは挿入時の皮下でのねじれなどを確認することができる。

I 基本形状と特徴

1 先端形状での分類－ストレート型／コイル(カール)型

　先端がまっすぐなストレート型(図a～c)と，らせん状に巻かれたコイル型(図d)に分けられる。コイル型は，カテーテル挿入時にDouglas窩に挿入するとはまり込み，移動がしにくくなる特徴を有するとされる。しかし逆に，一度Douglas窩よりなんらかの原因で移動した場合，整復は基本的には困難となる。ストレート型はスタイレットを挿入して行う方法でも，ノンスタイレット法でも挿入は容易である。

2 カフ間形状での分類－ストレート型／スワンネック型

　内部カフと外部カフの間の形状による分類となる。カフ間がストレートなタイプでは自由な出口部設定が可能なこと，トンネル感染症の際に施行する出口部変更術などでは一部を切断しチタニウムエクステンダで接続するなどの用途にも使用できる(図a, b, d)。一方，スワンネックタイプはカフ間があらかじめU字型に彎曲(これが白鳥の首の形状に似ていることから命名)形成されている(図c)。これによって容易に出口部を下向き形状にすることができ，汗や皮脂などが出口部にたまることを防止できるとされている。しかし逆に，形状がある程度固定されることから，出口部や外部カフがベルトラインにかかってしまい炎症を起こすことなども危惧される。わが国で多く使用されていると思われる仙台型カテーテルは，外部カフを彎曲の頂点に配置することでカテーテル牽引などの際にも腹腔内のカテーテル位置に影響を及ぼさない

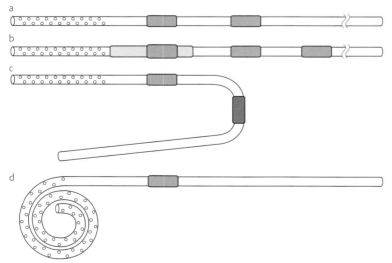

図　さまざまな形状の腹膜透析カテーテル
　a：先端ストレート／ストレート型／2カフ
　b：先端ストレート／ストレート型／3カフ／肉厚補強あり
　c：先端ストレート／スワンネック型／2カフ(仙台型)
　d：先端コイル／ストレート／1カフ

ように工夫されている。

3 長さでの分類ー通常型／ロングタイプ

通常，市販されていたカテーテルは腹腔内155〜175mm，皮下部分を合わせて全長450 mm前後であったが，わが国では独自の進化を遂げ，皮下部分を長くした650〜800 mmの長いカテーテルが市販されている。このカテーテルを使用することにより，さらに出口部設計の自由度が増した。胸部に出口部を作製する方法や上腹部に形成するもの，認知症の患者に対する背部の肩甲骨下出口作製など，今までチタニウムエクステンダを用いて2本のカテーテルを接続しなければならなかった術式を1本で施行することができるようになった。

4 内部カフ部の補強の有無

腹腔内での位置異常を減少させる目的で，内部カフ部にシリコンで補強を行っているカテーテルが市販されている〔たとえば，ハヤシデラの仙台型JB-5に内部補強を付加したJB-5(A)など〕。腹腔内でのカテーテルの移動自由度が少なくなるため位置の変動は減少するものの，挿入術時にカテーテルを腹壁に沿わして挿入せず，腹腔内に立てて挿入した場合には，逆に位置異常を起こしやすくなるため，挿入術にも十分な注意が必要となる。

5 カフ数

カフ数が1〜3個とさまざまなものがある（図）。内部カフはカテーテルに固定されているが，外部カフが固定されておらず脱着式のもの，すべて接着されているものなどがある。カフはカテーテルの腹壁への固定性を高め，トンネル感染時に腹腔側への感染進展を遅くする効果などが報告されている。非固定のカフは感染波及遅延効果は乏しいと考えられるため，使い勝手のよさや汎用性，自分の手技にあった挿入方法などを考え決定する必要がある。

6 その他

大網巻絡の予防を図るために腹腔内のカテーテル部分にスリットを入れたものも市販されているが，効果の検証は明らかではない。

海外では，カテーテル先端にタングステンの重りを装着した自己復帰型カテーテル[1]も使用可能であり，位置異常に対して良好な結果が出ていることが報告されているが，わが国では使用することができない。

おわりに

PDを長く施行するためには，適切なカテーテル管理が必要となるのは言うまでもない。初回挿入時に位置異常を起こし難いカテーテルを使用し，手術時にもそのカテーテルのもつ特性を十分に理解した挿入法を行うことは重要である。各施設で出口部の位置や挿入方法などを加味し，適切なカテーテルを1種類定めて使用することが大事である。

文献

1) Di Paolo N, et al：The self-locating catheter：clinical experience and follow up. Perit Dial Int 24：359-364, 2004

腹膜透析液

Peritoneal Dialysis Fluid

樋口 千恵子

Key words：腹膜透析液，中性透析液，イコデキストリン透析液，臨床効果

はじめに

腹膜透析（peritoneal dialysis：PD）液は腎不全に対し尿毒素除去，酸塩基平衡調整，電解質調整，除水の機能をもち，これらの効果は拡散と浸透圧勾配により行われる。わが国での従来のPD液はグルコース，乳酸およびNa, Ca, Mgなどの電解質を含み，pH 4.0～5.5の酸性透析液とよばれるものが長く使用されてきた。しかし，透析液による腹膜障害，残存腎機能障害のメカニズムが次第に解明され，また新たな浸透圧物質や緩衝剤の改良などが行われ，新しい透析液として中性透析液，イコデキストリン透析液が開発された。これらの透析液が使用され10年以上が経過し，その臨床効果について多くの報告が集積されてきた。臨床においてこれらが有用であるかどうかを確認するためには，システマティックレビュー（systematic review：SR），ランダム化比較対照試験（randomized controlled trial：RCT）や多施設大規模観察研究などによる検証が必要である。

本稿では，この10年のこれらの研究を検索し（表1），その結果についてまとめる。

I 中性透析液

酸性透析液はpHが低く，加熱滅菌中にグルコースの分解産物（glucose degradation product：GDP）が多く産生される。低いpHは中皮細胞の活性を低下させ，GDPは中皮細胞の増殖抑制や形質転換を起こし腹膜線維性肥厚につながるなど，酸性透析液による腹膜障害のメカニズムが明らかになった。このため透析液を2室に分けることにより，中性でGDP含有率が低減された中性透析液が開発され，わが国でも約15年前より使用されるようになった。この中性透析液は酸性透析液に比べ腹膜細胞障害や組織障害が少ないことは，動物や細胞を用いた多くの実験で確認された。臨床効果については長期の多数の報告により明らかにすることができ，ここにきてその検証ができる時期になったといえる。中性透析液と酸性透析液の臨床効果を比較した最近約10年のSR，RCTや多施設大規模観察研究などの報告をまとめる。

腹膜機能（D/P Cr；腹膜クレアチニン透過率）については酸性透析液と差がない，使用4週目では中性透析液のほうが高値だが52週目では差はない，などの報告がある。溶質クリアランスでは両者に差はないとするものが多い。一方，除水量については中性透析液のほうが長く除水量は保たれる，中性透析液のほうが除水量が少ない，両者に差はない，と報告によりばらつきが多い。腹膜障害の指標とされる排液のCA125濃度についても，両者に差はないとするものや，中性透析液のほうが有意に高値であるなど報告によりさまざまである。腹膜組織障害についてのSRやRCTは見つけられなかったが，わが国からの2つの報告では，腹膜肥厚は中性透析液のほうが軽微であるという報告と両者に差はないとする報告に分かれ，腹膜内の血管内腔狭窄に関しては，2つの報告ともに中性透析液のほうが有意に軽微であると結論している。

被囊性腹膜硬化症（encapsulating peritoneal sclerosis：EPS）の発症についてもSRやRCTは見つけられなかったが，わが国からの多施設大規模観察研究（NEXT研究）では，酸性透析液に比べ中性透析液でEPS発症が少なかったと報告されている。しかし透析歴が両グループ間で異なっており，EPS発症率の差の原因が透析液によるものかどうかは結論できない。

酸性透析液中の高いGDPは血中に入り蛋白と結合して終末糖化産物（advanced glycation end product：AGE）を産生するが，これらは残存腎機能にも影響を及ぼして腎機能低下を引き起こし，さらには心血管系疾患の合併や生存率にも影響する可能性が指摘されている。$C_{UN}+Ccr/2$や糸球体濾過量（glomerular filtration rate：GFR）を用いたRCTやメタ解析では，中性透析液のほうが残存腎機能は高いとするものや，両者に差はないとするものなどあり一定しない。尿量でみた残存腎機能でも，中性透析液のほうが高いとするものや両者に差はないとするものがある。心血管系合併についての報告では，血中 soluble ICAM-1（intercellular adhesion molecule-1），soluble VCAM-1（vascular cell adhesion molecule-1），高感度CRPを指標としたRCTでは両者に差はないとしているが，酸性透析液と中性透析液を6カ月ごとに交互に使用したコホート試験では，左室径の肥大，左室駆出率や左室心筋重量係数の低下は中性透析液で有意に改善がみられたと報告されている。生存率についてはいくつかの

表1 主な透析液臨床検討論文

中性透析液臨床検討論文

Author	Journal	Study contents
Y Cho, et al	Kidney Int 2013；84：969-979	D/P Cr，Peritoneal clearance，Survival rate
CC Szeto, et al	Plos One 2015；doi：10.1371/journal.pone.0141425	D/P Cr，Ultrafiltration，Urin volume
J Wang, et al	Nephron 2015；129：155-163	Peritoneal clearance，Residual renal function，Survival rate
K Farhat, et al	Perit Dial Int 2017；37：273-282	Ultrafiltration，CA125
KH Cho, et al	Perit Dial Int 2013；33：382-390	Fluid status，Urin volume
TD de Rios, et al	Perit Dial Int 2016；36：569-572	CA125
K Kawanishi, et al	Perit Dial Int 2013；33：242-251	Peritoneal morphology
C Hamada, et al	J Artif Organs 2015；18：243-250	Peritoneal morphology
M Nakayama, et al	Perit Dial Int 2014；34：766-774	EPS
DW Johnson, et al	J Am Soc Nephrol 2012；23：1097-1107	Residual renal function
SH Park, et al	Nephrol Dial Trasplant 2012；27：1191-1199	Cardio vascular effect
M Theodoridis, et al	Nephrol Dial Transplant 2011；26：4061-4067	Cardio vascular effect
KN Lai, et al	Perit Dial Int 2012；32：280-291	Survival rate

イコデキストリン透析液臨床検討論文

Author	Journal	Study contents
TI Chang, et al	Medicine 2016；95：1-10	Ultrafiltration, Urin volume，Peritoneal clearance, Residual renal function
Y Cho, et al	Nephrol Dial Transplant 2013；28：1899-1907	Ultrafiltration，Peritoneal clearance，Urin volume，Residual renal function，Survival rate
Y Takatori, et al	Clin J Am Soc Nephrol 2011；6：1337-1344	Ultrafiltration
T Hiramatsu, et al	Adv Perit Dial 2013；29：4-8	Urin volume
IK Wang, et al	Int Urol Nephrol 2016；48：1177-1185	Technique failure
SH Han, et al	Nephrol Dial Transplant 2012；27：2044-2050	Technique failure，Cardiac vascular function
Y Takatori, et al	Clin J Am Soc Nephrol 2011；6：1337-1344	Technique failure
IK Wang , et al	Nephrol Dial Transplant 2018；33：670-675	Glucose metabolism
TP de Moraes, et al	Nephrol Dial Transplant 2015；30：1905-1911	Glucose metabolism
YF Huang, et al	Biomed Res Int 2015；doi:org/10.1155/2015/208980	Lipid metabolism
IK Wang, et al	Pharmacoepidermiol Drug Saf 2018；27：447-452	Cardiac vascular function
IK Wang, et al	Euro J Int Medcine doi.org/10.1016/j.ejim 2017.11.017	Survival rate

SRやRCTがあるが，いずれも両者に差はないとしている。

以上のように，酸性透析液と比較した中性透析液の臨床効果は当初の期待ほど明確には現れていない。これにはいくつか原因が考えられる。中性透析液には緩衝剤として乳酸や重曹が使用されているが，これらの報告では緩衝剤による分類はされておらず，すべて中性透析液としてまとめて報告されているものが多い。わが国では数年前より重曹と乳酸が含有された中性透析液が市販されたが，われわれの実験では重曹/乳酸透析液のほうが乳酸透析液に比べ中皮細胞への刺激が少なく，細胞形質転換も軽微に抑えられ，コラーゲンのmRNA発現も低いとの結果(図1)を得ている[1]。また，浸透圧物質であるグルコースは古くから細胞障害性をもつことが知られており，この影響が中性透析液の効果をマスクしてしまっている可能性がある[2]。今後さらに生体適合性のよい透析液の開発をすすめていくためには，緩衝剤や浸透圧物質の問題を解決していく必要がある。

II イコデキストリン透析液

イコデキストリンは分子量13,000〜19,000ダルトンのグルコースポリマーであり，グルコースに比べ腹腔内から血中へ吸収されにくく，腹腔内浸透圧が高い状態が長く保たれるなどさまざまなメリットがあると考えられる。本透析液についても，ここ約10年のグルコース透析液との比較の報告をまとめた。

除水量に関してはグルコース透析液に比べ多い，差がないなどさまざまな報告があるが，比較するグルコース透析液の条件により評価が異なる。たとえば4.25%グルコース透析液との比較のRCTでは差がないと報告されているが，わが国では実際は4.25%グルコース透析液はほとんど使用されていない。実際に用いられている1.5%や2.5%グルコース透析液との比較では，イコデキストリン透析液のほうが除水量は多いとの報告が多い。D/P Crや腹膜クレアチニンクリアランス(Ccr)を用いた腹膜機能は

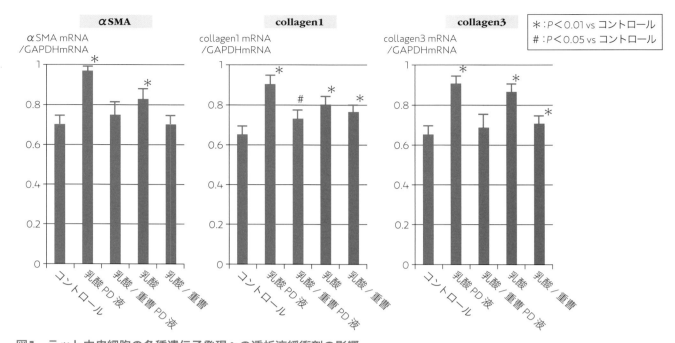

図1 ラット中皮細胞の各種遺伝子発現への透析液緩衝剤の影響
樋口千恵子：重曹透析液と乳酸透析液の中皮細胞へ及ぼす影響ー latent TGFβの影響ー．腎と透析85（別冊　腹膜透析2018）：87-88, 2018[1]

両者に差はないと報告されている。

　残存腎機能の検討では，尿量を指標とした報告はイコデキストリン透析液のほうが保たれるとするものが多いが，差がないとの報告もある。また，GFRやCcrを指標とした残存腎機能の検討では両者に差はないとしているものが多い。Technique failure（PD離脱）については，イコデキストリン透析液のほうがグルコース透析液に比べ少ないとの報告が多い。

　イコデキストリン透析液のメリットとして代謝への影響が少ないことが考えられているが，糖代謝についてはPD導入後の糖尿病の新規発症が少ない，インスリン抵抗性の上昇がグルコース透析液に比べ低く抑えられるなどの報告がある。脂質代謝については，総コレステロールや遊離脂肪酸が有意に低いとの報告がある。

　透析患者の合併症で予後を左右するものに心血管系疾患があげられるが，大規模コホート研究では，慢性心不全の発症や心血管死はグルコース透析液に比べ有意に少ないとの結果が出ている。生存率はイコデキストリン透析液のほうが高いとの報告が多いが，差はないとの報告もある。

　以上のように，イコデキストリン透析液はグルコース透析液に比べ除水量や尿量が多く，このためにPD離脱率も低く抑えられ，さらに糖・脂質代謝によい面があり，心血管系合併症が少なく生存率も高いとの報告が多く，有用な透析液といえる。除水量が多いにも関わらず尿量が保たれる理由としてHiramatsuら[3]は，イコデキスト

リン透析液はグルコース透析液に比べヒト心房性ナトリウム利尿ペプチド（human atrial natriuretic peptide：hANP）値が低く心機能が保たれるために尿量維持につながるとしている。またChangら[4]は，イコデキストリンの代謝物が浸透圧を上昇させ，血管外から内への水の移動により尿量維持につながる可能性を考察している。現在改訂中のわが国のPDガイドラインのなかで，イコデキストリン透析液とグルコース透析液の比較検討のSRが行われており，その結果を待ちたい。

　従来のイコデキストリン透析液は酸性で腹膜生体適合性に問題があることが以前から指摘され，培養中皮細胞の生存率が低い，細胞老化作用が強くこれに関連するP21遺伝子発現作用が強い[5]などの報告がある。わが国では世界に先駆け，2014年に中性のイコデキストリン透析液が市販された。われわれはイコデキストリン透析液の細胞に与える影響を in vitro で検討し，P21 mRNA発現促進作用や細胞周期抑制作用が従来液より中性イコデキストリン透析液のほうが少ないこと（図2）を報告した[6]。今後，中性イコデキストリン透析液の使用により，臨床でさらによりよい効果が出ることを期待したい。

おわりに

　PDは循環動態に影響が少なく，在宅でできる自由度が高く，高いQOL（quality of life）が得られるなどのメリットがあるが，透析液の腹膜への生体適合性の点ではまだ

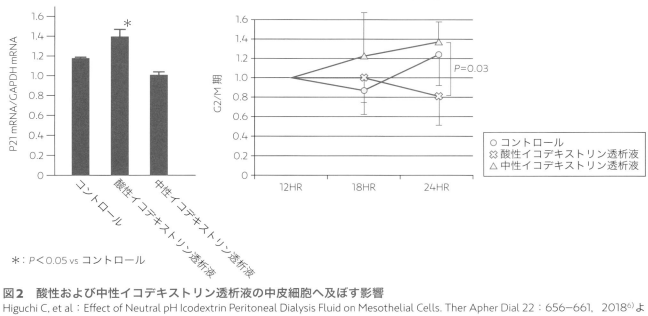

図2 酸性および中性イコデキストリン透析液の中皮細胞へ及ぼす影響
Higuchi C, et al：Effect of Neutral pH Icodextrin Peritoneal Dialysis Fluid on Mesothelial Cells. Ther Apher Dial 22：656-661, 2018[6]より引用，一部改変

表2 わが国市販の透析液の成分

透析液種類	製品名	グルコース濃度(w/v %)	pH	Na⁺(mEq/L)	Ca²⁺(mEq/L)	Mg²⁺(mEq/L)	Cl⁻(mEq/L)	乳酸イオン(mEq/L)	HCO₃⁻(mEq/L)
中性液	ダイアニール-N PD-2	1.36, 2.27	6.5〜7.5	132	3.5	0.5	96	40	0
	ダイアニール-N PD-4	1.36, 2.27	6.5〜7.5	132	2.5	0.5	95	40	0
	ミッドペリック	1.35, 2.5, 4.0	6.3〜7.3	135	4	1.5	105	35	0
	ミッドペリックL	1.35, 2.5, 4.0	6.3〜7.3	135	2.5	0.5	98	40	0
	ペリセートN	1.55, 2.27	6.5〜7.5	132	4	1.0	102	35	0
	ペリセートNL	1.6, 2.23	6.5〜7.5	132	2.3	1.0	98.3	37	0
	ステイセーフバランス1	1.36, 2.27, 3.86	6.8〜7.4	132	2.5	0.5	95	40	0
	ステイセーフバランス2	1.36, 2.27, 3.86	6.8〜7.4	132	3.5	0.5	96	40	0
	レギュニールHca	1.36, 2.27, 3.86	6.8〜7.8	132	3.5	0.5	101	25	10
	レギュニールLca	1.36, 2.27, 3.86	6.8〜7.8	132	2.5	0.5	100	25	10
透析液種類	製品名	イコデキストリン濃度(w/v %)	pH	Na⁺(mEq/L)	Ca²⁺(mEq/L)	Mg²⁺(mEq/L)	Cl⁻(mEq/L)	乳酸イオン(mEq/L)	HCO₃⁻(mEq/L)
イコデキストリン液	エクストラニール	7.5	5.0〜5.7	132	3.5	0.5	96	40	0
	ニコペリック	7.5	6.2〜6.8	132	3.5	0.5	96	40	0

問題点が残っており，長期間にわたり継続することは困難と考えられている．さらに問題点を改善し，よりよい透析液の開発が必要である．

なお，わが国で市販されている透析液について，その成分を表2に示す．

文献

1) 樋口千恵子：重曹透析液と乳酸透析液の中皮細胞へ及ぼす影響― latent TGFβの影響―．腎と透析85（別冊　腹膜透析2018）：87-88, 2018
2) Blake PG：Is the peritoneal dialysis biocompatibility hypothesis dead? Kidney Int 94：246-248, 2018
3) Hiramatsu T, et al：When should icodextrin be started to improve atherosclerosis in peritoneal dialysis patients? Adv Perit Dial 29：4-8, 2013
4) Chang TI, et al：Effect of Icodextrin Solution on the Preservation of Residual Renal Function in Peritoneal Dialysis Patients. Medicine 95：1-10, 2016
5) Büchel J, et al：Interference of peritoneal dialysis fluids with cell cycle mechanisms. Perit Dial Int 35：259-274, 2015
6) Higuchi C, et al：Effect of Neutral pH Icodextrin Peritoneal Dialysis Fluid on Mesothelial Cells. Ther Apher Dial 22：656-661, 2018

腹膜透析接続手技

Peritoneal Dialysis Connecting Method

橋本 寛文

Key words：腹膜透析接続システム，透析液バッグ交換

はじめに

腹膜透析（peritoneal dialysis：PD）を快適に，そして永く続けるために，最大の合併症である腹膜炎をいかに予防するかという点は重要である。そのためには，医療者側は患者の指導教育に特に力を注がなければならない。清潔の意味を理解させたうえでバッグ交換を指導する必要がある。

1）バッグ交換の準備
　①人の出入りのない清潔な部屋を用意し，窓やドアを閉め，エアコンなどの空調を止める。
　②石鹸を用いて十分に手洗いをし，清潔なタオルやペーパータオルでよく拭き，マスクを着用する。
2）バッグ交換

腹膜炎を予防するためにPD接続システムは非常に重要であり，これまで各社ともに数々の開発改良が行われてきた。

本稿では，主要な接続システムについて解説する。

I　腹膜カテーテルと接続チューブとの接続

連続携行式腹膜透析（continuous ambulatory peritoneal dialysis：CAPD）黎明期にはプラスチック製のコネクターが使用されていたが，強度や耐久性に問題があった。たとえば，カテーテルと接続部がはずれて腹膜炎を起こすなど安全面での問題や，さらにはこの部分がつねに灌流液（透析液）に曝されているため耐蝕性にも問題があった。これらの問題点を解決するためにチタニウム製のルアーロックコネクターが開発され，現在ではこのチタニウムアダプターを使用する方法が一般的である。

II　接続チューブと透析液バッグとの接続システム

CAPD施行中はクローズドシステムのため腹腔内が外界に曝されることはないが，バッグ交換時はこのクローズドシステムが一時的に開放することになる（手動式交換）。この際，バッグ交換時の操作ミスによる汚染の機会

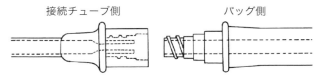

図1　ルアーロック式（バクスター社，日機装社，ジェイ・エム・エス社）

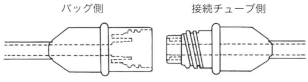

図2　スクリューロック®式（テルモ社）

が生じる。そこで，細菌の侵入を防ぎ，安全にバッグ交換ができるような接続システムを各社ともに開発してきた。接続には手動（マニュアル）式と各種デバイスを用いる方法があるが，患者（介護者）の状態，年齢や理解度に応じた選択をするのがよい。デバイスにはバッテリーが内蔵されているが，災害時などの停電時には不安がある。本項では，手動式，デバイス方式の主なものについて解説する。

1　手動式

1）スパイクシステム（バクスター社）

最初に普及したシステムである。空にしたバッグを携行する時代のもので，接続チューブの先端にあるスパイクを抜き，新しいバッグのスパイク挿入口に差し込む方法で，スパイクの接続部をポビドンヨード液を浸したスポンジで覆い細菌感染を防ぐ工夫をしているが，スパイク穿刺のミスによる感染が問題となり，現在は使用されていない。

2）ルアーロックシステム（バクスター社，日機装社，ジェイ・エム・エス社，図1）

スパイクの代わりにルアーコネクターを使用するもので，ねじ式の接続方法で着脱は容易になった。

3）スクリューロック®システム（テルモ社，図2）

簡単な操作で安全かつ確実にバッグ交換ができること

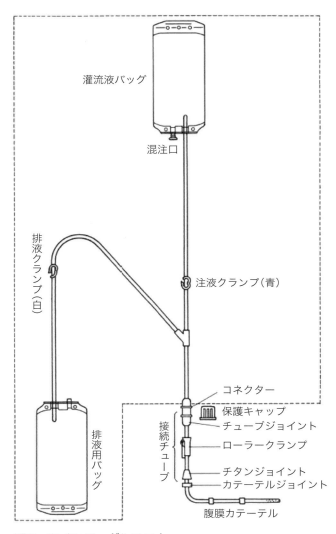

図3 ツインバッグシステム

を目的に開発された。接続チューブ側，バッグ側のコネクターともに外筒と内筒の二重構造からなり，細菌感染には強くなったが，接続部を二重構造としたため接続部が大きくなったのが難点であった。

2)3)の接続コネクターが現在も使用されている。次に登場したのが，空のバッグを携行しないで済むYセットシステムである。

2 Yセットシステム

空のバッグを携行せずに済む方法であり，ディスコネクトシステム，あるいはバッグフリーシステムともよばれる。バッグ交換は，Yセット（排液用バッグが付いたY字型の接続チューブ）の片方を接続後に排液し，この間に新しいバッグとYセットのもう一方を接続する。注液の前に新しい灌流液でチューブ内を洗浄し，その後，注液する。注液終了後，Yセットをはずして腹膜カテーテル側のチューブの先端に保護キャップを被せて操作を終了する。なお，これらの操作は手動による接続である。Yセットシステムの利点としては，普段は身体に短い接続チューブのみを装着することで，空バッグを携帯する煩わしさがなくなったことである。また，灌流液注入前の洗浄操作により細菌の混入を防ぎ[1]，腹膜炎の発症が減少した[2]。さらには注液量の調節が可能となり，体格に応じた注入量を決められ小児にも適用できるなどがある。欠点としては，操作がやや煩雑となり時間を要することがあげられる。現在では，Yセットは排液のみを目的に使用されることが多い。

3 ツインバッグシステム（図3）

Yセットを改良したものであり，現在主流のシステムである。このシステムは従来のYセットと新しい透析液バッグが一体となった形状をしており，接続操作が接続チューブと灌流液付きYセットの1カ所のみであることから，操作が簡便でより安全にバッグ交換を行うことができる。Yセットシステムよりも汚染の機会が減少し，バッグ交換の際は外界と交通のないクローズドシステムとなっている。また，排液バッグに余分な透析液を流すことで貯留液量を任意に設定することもできる。ツインバッグと患者を接続する際には，手動式（マニュアル接続）とデバイスを使用する自動接続のどちらも可能である（各社とも同じ）。

4 デバイスを用いるシステム（自動接続式）

バッグ交換に起因する腹膜炎を予防すること，高齢者や視力障害，手指筋力の低下がある場合でも簡単にバッグ交換ができるようにと開発された。開発初期には故障，経年劣化，旅行などの移動時には装置本体やその付属品（アダプター，バッテリー）を持ち運ぶ必要があるなど問題点もあったが，各社とも徐々に改良を重ね現在に至る。しかし前述したように，これらは電源，バッテリーを使用するため災害時には注意が必要である（バクスター社の「つなぐ」は電池仕様のオプションがある）。デバイスを使用する接続方法については，「腹膜透析接続装置」（p.20）を参照していただきたい。

文献

1) Verger C, et al : In vitro study of CAPD Y-line system. Advances in Continuous Ambulatory Peritoneal Dialysis. Perit Dial Bull : 160–164, 1986
2) Rottembourg J, et al : Prospective randomized study about Y connectors in CAPD patients. Advances in Continuous Ambulatory Peritoneal Dialysis. Perit Dial Bull : 107–113, 1987

腹膜透析接続装置

Peritoneal Dialysis Catheter Connection Devices

長井 幸二郎

Key words：接続装置，無菌接合装置，紫外線照射器

はじめに

腹膜透析（peritoneal dialysis：PD）に関わるおのおのの会社が各社の方針に則り用意した，ユニークな接続装置を紹介する。紹介の順番は解説しやすい順番にさせていただいた。

I テルモ

TSCD® SC-102，愛称「むきんエース」という接合装置をもつ（図1）。操作手順は音声で案内され，操作は簡単である。機械内の1本の溝にキャップを付けたままのPD液のチューブをまず挿し込み，その上に患者側のチューブをおき，蓋をする。機械内のウェハーとよばれる「銅板」が上昇し，加熱によって2本のチューブを溶切断する。片側が180度回転して外気にふれることなく接合部の位置が合わさり，ウェハーは下降，同時に接合部が押し合わされ，接合が完了する。その後，機械の蓋を開け，不要なチューブを引き離し，残ったチューブの患者側の接合部を指で押してチューブを開通させる。接続時の加熱滅菌により，感染の可能性を少なくしている[1]。

II ジェイ・エム・エス

「テデタン」という手動式の接続補助装置をもつ（図2）。接続時はPD液から延びるキャップが付いたままのチューブと，患者側からのやはりキャップが付いたままのチューブを，切り離し時にはキャップと接続したままのチューブを所定の位置にはめ込み，蓋をしてレバーを操作すると，接続もしくは切り離しが可能となっている。装置へのチューブのはめ込みが不十分であったり，蓋がしっかり閉じていなければ，レバーが操作できないようになっている。操作は単純で容易であり，自動腹膜透析（automated peritoneal dialysis：APD）装置への接続，切り離しにも対応している。電源不要で，災害時にも使用可能である。なお，前述の「むきんエース」と同様，「HOTNAVI®」という装置（図3）をもち，やはり加熱されたウェハーを使用して無菌的に接合と切り離しができる。手技に合わせたイラストが表示され，音声で案内さ

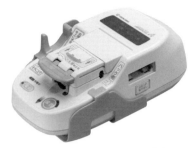

図1　TSCD® SC-102（むきんエース）（テルモ社提供）

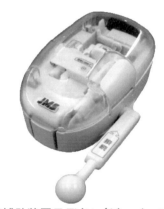

図2　接続補助装置テデタン（ジェイ・エム・エス社提供）

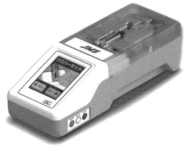

図3　無菌接合装置HOTNAVI®（ジェイ・エム・エス社提供）

れる[2,3]。

III 日機装

いわゆる接続装置はもっていないが，PD液の排液，プ

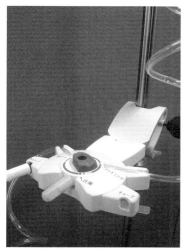

図4 ステイセーフ®ディスクホルダー（日機装社提供）

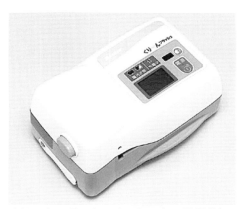

図5 くり〜んフラッシュ（バクスター社提供）

ライミング，注液の過程を，ダイヤルによって切り替えるシステムを採用している。PD液のダイヤル付きチューブをはめ込む器具「ステイセーフ®ディスクホルダー」があり（図4），その器具に患者側のチューブのキャップを最初にはずしたり，PD液排液や注液終了後に新しいキャップにつなぐためのポートが付いている。クランプが少なく，指先の感覚や力が弱い患者でも使いやすいシステムになっている。電力を使用しないため，どこででも，また災害時にも使用可能な器具である[4]。

Ⅳ　バクスター

紫外線によって殺菌消毒する「くり〜んフラッシュ」というシステムを採用している（図5）。PD液から延びるチューブ先端と，患者側からのチューブ先端を所定の位置にはめ込み，保護キャップをはずして蓋をすると，紫外線で殺菌しながら自動的に接続する。切り離す際にも同様に，キャップと接続されたチューブをはめ込み，保護キャップをはずして蓋をすると殺菌しながら切り離す。

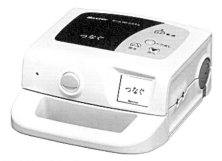

図6 紫外線照射器「つなぐ」（バクスター社提供）

さらに近年，「つなぐ」という新しい紫外線照射器が登場した（図6）。PD液から延びるキャップが付いたままのチューブ先端と，患者側からのキャップが付いたままのチューブ先端を所定の位置にはめ込み蓋をすると，接続部分のキャップを自動的にはずし，紫外線照射をしながら接続することができる。また切り離しの際にも同様に，キャップと接続されたチューブをはめ込み蓋をすると，自動的に切り離すことができる。操作手順は音声で案内され，本体前面の画面には操作手順のイラストが表示される。「くり〜んフラッシュ」に比べ，保護キャップをはずす必要がなく，感染機会が減少した。また紫外線が外に漏れることがなく，消毒時の眩しさもなくなった。さらに，APD時の一時切り離し機能も追加されている[5,6]。

おわりに

各社ともに工夫を凝らしており，どの装置も優劣つけがたい利点をもつ。各患者の特性に適合したシステムの選択が望まれる。

画像は各社から提供いただいた。この場を借りてお礼申し上げます。

文献

1) テルモ：キャプディール TSCD　https://www.terumo.co.jp/medical/equipment/me143.html　2018.11.02 アクセス
2) JMS：ZERO SYSTEM®　http://medical.jms.cc/products/detail.html?m=ProductsDetail&itemid=239&tp=7　2018.11.02 アクセス
3) JMS：HOTNAVI®　http://medical.jms.cc/products/detail.html?m=ProductsDetail&itemid=240&tp=7　2018.11.02 アクセス
4) NIKKISO：アクセサリー（CAPD）　https://webmedical.nikkiso.co.jp/pd/capd_apd/Accessories　2018.11.02 アクセス
5) BAXTER：腹膜透析製品UVフラッシュオートくり〜んフラッシュ　http://www.baxter.co.jp/patient/products/pd/uvauto.html　2018.11.02 アクセス
6) BAXTER：腹膜透析製品つなぐ　http://www.baxter.co.jp/patient/products/pd/tsunagu.html　2018.11.02 アクセス

自動腹膜灌流装置

Automated Peritoneal Dialysis Machine

森石 みさき

Key words：自動腹膜透析（APD），夜間腹膜透析（NPD），連続周期的腹膜透析（CCPD），タイダル腹膜透析（TPD），サイクラー

はじめに

自動腹膜透析（automated peritoneal dialysis：APD）は自動腹膜灌流装置（automated peritoneal dialysis machine；サイクラー）を用いて夜間睡眠中に自動的に透析を行う方法である。APDは連続携行式腹膜透析（continuous ambulatory peritoneal dialysis：CAPD）に比べて昼間の腹膜透析（peritoneal dialysis：PD）液バッグ交換が少なく、透析前の生活を継続できる利点がある。日本のAPDの実施率は40％であるが[1]、アメリカの80％、ヨーロッパの60％に比べると低い。APDはCAPDに先立って開発された透析方法で、1948年にFrankが20Lタンクに透析液を作製して間欠的腹膜灌流（intermittent peritoneal dialysis：IPD）を行ったことにはじまる[2]。1960年代には患者宅で作製した透析液を用いたAPDシステムが考案され、在宅透析が可能となった[3]。1980年代には重力を利用してプラスチック製のバッグに入った透析液の注排液を行っていたが[4]、2000年代に入りポンプを用いた注排液が可能となり、サイクラーはコンパクトな形状となった。現在ではさらに小型化し、透析状態記録、通信システムが搭載された装置も登場した。

APDは患者のquality of life（QOL）向上への貢献度が高く、さらに簡易で安全なサイクラーの開発が求められている。本稿では、現在使用可能なサイクラーの構造、使用法、特徴について述べる。

I サイクラーの構造

サイクラーの主な構成要素は回路カセット、ヒーター、透析液、排液容器である。回路カセットには患者の腹膜カテーテルと透析液を接合する回路とチャンバーが含まれている。操作手順として、実施前にまず注液量、透析液流量、貯留時間、排液時間、交換回数、最終注液透析液、最終注液量などを設定しておく。サイクラーにカセットを装着し、透析液バッグを接続する。透析液を充填しプライミングが完了後、患者の腹膜カテーテルを接続し透析を開始する。透析液は加温板やオンラインで加温される。注排液量はエアポンプや油圧ポンプでチャンバー内に引き込まれた液の圧力から、また除水量は排液量と注液量の差から計算されている。透析の全過程はマイクロコンピュータにより自動制御、監視され、マイクロチップに記憶されている。

II 安全機能

サイクラーにはAPDを安全に行うための機能が組み込まれている。回路の確認・プライミング不良、回路閉塞、注排液不良、エアリーク、液量不足、操作忘れ、停電、液温異常などが感知されるとディスプレイに警報が表示される。各装置のマニュアルに従って患者自身が警報に表示された問題を解決していくが、解決できない場合、各装置のコールセンターに何時でも連絡することができる。

III 自動腹膜透析の利点と問題点

APDの利点は夜間睡眠中に透析を行うことで昼間の活動範囲が拡大し、QOLが向上することにある。仰臥位で透析をするので腹圧が低く、透析液を多く貯留でき、ヘルニアを有する患者に有用である。また、貯留時間が短く限外濾過に優れており、除水量の少ない患者に適している。しかし、睡眠中の回路の捻れからアラームが鳴り透析が中断したり、排泄などの離床時に回路を切断する必要があり、睡眠を妨げる可能性がある。停電時には透析が中断されるので、対応をあらかじめ確認しておく必要がある。PD液の貯留時間が短いために透析不足になりやすく、昼間の透析や血液透析（hemodialysis：HD）の併用も必要なことがある。

IV サイクラーを使った治療様式

サイクラーを使った治療様式を図1に示す。

1 自動腹膜透析（APD）

1）夜間腹膜透析（nocturnal peritoneal dialysis：NPD）

夜間就寝中に3～4回のPD液交換を行い、昼間の透析を行わない方法である（図1a）。透析液貯留時間が短いために限外濾過に優れるが、溶質除去が少なくなる。

2）連続周期的腹膜透析（continuous cycling peritoneal dialysis：CCPD）

夜間就寝中のNPDと昼間に1〜2バッグを貯留する方法である（図1b）。NPDでは除水量や溶質除去が足りないとき，補充するために選択される。

3）NPD後，昼間に1バッグを短時間貯留する方法（図1c）

2 タイダル腹膜透析（tidal peritoneal dialysis：TPD）

夜間就寝中に初回注入量の半量を頻回注排液する方法である（図1d）。腹腔内にはつねに約50％の残液があり，透析液の注排液に関連する透析時間の損失を低減し，透析量を高めることを目的としている。透析液の注液痛には有用だが，透析量の増加効果は不確実で，大量の透析液を必要とする。

V サイクラーの種類と特徴

図2と表に，日本で使用可能なサイクラーとその特徴を示す。全装置でカセット式の回路，透析治療の記憶媒体，自動プライミング機能をもつ。日機装社のスリープセーフ®は透析液のオンライン加熱・自動接続・自動バッグ認識機能をもつが，他の機器より大きい。音声ガイドはない。ジェイ・エム・エス社のPD-MINISOLA®はプリンターを装備し，透析記録を印刷できる。透析液は加温板加熱し，排液容器はバッグを採用している。テルモ社のマイホームぴこ®はオンライン加熱で，オプションと

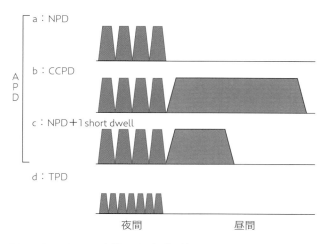

図1 サイクラーを使った腹膜透析スケジュール
a：夜間腹膜透析，b：連続周期的腹膜透析，c：夜間腹膜透析＋1バッグ貯留，d：タイダル腹膜透析

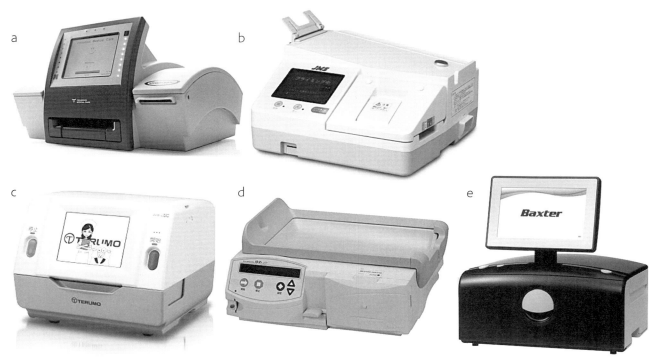

図2 サイクラーの形態
現在，日本で使用可能な5種類のサイクラー。
a：スリープセーフ®（日機装社），b：PD-MINISOLA®（ジェイ・エム・エス社），c：マイホームぴこ®（テルモ社），d：ゆめプラス®（バクスター社），e：かぐや®（バクスター社）

表　サイクラーの特徴

	スリープセーフ®	PD-MINISOLA®	マイホームぴこ®	ゆめプラス®	かぐや®
幅(mm)	450	425	310	495	280
奥行(mm)	400	395	290	399	290
高さ(mm)	280	179	250	178	183
重量(kg)	20	12.7	9	12.3	9
タッチパネル	+	+	+	−	+
自動プライミング	+	+	+	+	+
回路のセット	カセット方式	カセット方式	カセット方式	カセット方式	カセット方式
注・排液方法	油圧力	エアー圧力	エアー圧力	エアー圧力	エアー圧力
透析液加温方式	オンライン	加温板	オンライン	加温板	加温板
液量計量方式	圧力換算方式	圧力換算方式	圧力換算方式	圧力換算方式	圧力換算方式
自動接続	+	−	−	−	+
自動バッグ認識	+	−	−	−	+
データ通信システム	−	−	−	−	+
クランプのない回路	+	+	+	−	+
排液容器	タンク	バッグ	タンク	タンク	タンク
記憶媒体	+	+	+	+	+
プリンター	−	+	オプション	−	−
濃度変更ライン	+	+	+	+	+
音声ガイド	−	+	+	−	+
一時切り離し	+	+	+	−	+
停電待機時間	20分	10分	10分	30分	最大100分の貯留と20分の排液
再開可能時間	20分	40分	30分	120分	電源レベルによる

してプリンターを装備できる。バクスター社のゆめプラス®は透析液の加温板加熱を採用している。音声ガイドはなく，装置の操作パネルに指示が表示される。一時切り離し機能がないので，離床時には透析を終了することになる。バクスター社のかぐや®はもっとも新しい機種で，透析液の自動接続・自動バッグ認識機能をもつ。さらに，データ通信機能をもち，医師による遠隔治療が可能である。現在使用可能な透析液はレギュニール®のみであること，透析液をプライミング後は5時間以内に治療を開始することに注意しておく必要がある。

停電時には各機種とも透析を停止し待機状態になり，停電待機時間内に停電が回復すれば自動再開する。それ以降でも再開可能時間以内に回復すれば再開できるが，回復しなければ透析は終了になる。かぐや®は停電時にも透析は停止せず，最大100分の貯留と20分の排液は可能であり，充電状態に合わせた対応方法が操作パネルに表示される。

おわりに

サイクラーは世界中で多くのPD患者のQOLを支え，PDの普及に貢献している。サイクラーの利便性，安全性を向上させた新しい機器の開発を期待する。

文献

1) 日本透析医学会：わが国の慢性透析療法の現況(2017年12月31日現在), 2019　https://docs.jsdt.or.jp/overview/　2019.01.29アクセス
2) Boen ST, et al：Periodic peritoneal dialysis in the management of chronic uremia. Trans Am Soc Artif Intern Organs 8：256-262, 1962
3) Lasker N, et al：The management of end-stage kidney disease with intermittent peritoneal dialysis. Ann Intern Med 62：1147-1169, 1965
4) Sweeny J, et al：Baxter travenol hemodialysis and peritoneal dialysis devices. World Scientific Publishing, 251-262, 2012

腹膜透析処方

Peritoneal Dialysis Prescription

宮本　哲，田村　雅仁

Key words：残存腎機能，腹膜透過性，体格，溶質除去不足，体液貯留

はじめに

腹膜透析（peritoneal dialysis：PD）の処方には，①治療パターン，②透析液の種類，③貯留時間，④注液量の設定，が含まれる。PDの治療パターンを図1に示す。

大きく分けて，日中2～3回のバッグ交換と夜間貯留を行う連続携行式腹膜透析（continuous ambulatory PD：CAPD）と，夜間に自動腹膜灌流装置を用いてバッグ交換を行う自動腹膜透析（automated PD：APD）に分けられる。APDには，①夜間のみPDを行い日中は貯留しない夜間腹膜透析（nocturnal(nightly) PD：NPD）と，②日中に貯留を追加する連続周期的腹膜透析（continuous cycling PD：CCPD），③透析液の一部を注排液するタイダル腹膜透析（tidal PD：TPD），がある。

PDは血液透析（hemodialysis：HD）のように画一的な人工膜を用いるのではなく，生体膜を用いた透析であるため除去能にはかなりの個人差がある。PDで得られる透析量は患者の残存腎機能，腹膜透過性，体格によって大きく左右される。また同一患者においても，これらの要因は固定しているものではなくPD療法の継続期間，併発疾患などにより変化する。PDで適正な溶質除去，除水量を得るためには，上記の3つの要因（残存腎機能，腹膜透過性，体格）を適切に評価し，患者の生活様式も加味しながら透析処方を選択する。

I　腹膜透析開始時の処方例

はじめて透析液を貯留する際は低濃度のブドウ糖透析液を少量から注液開始し，約2週間かけて目標の透析液量まで徐々に増量する。注液による腹部膨満感の程度，腰痛，臥位での呼吸苦，血糖上昇に注意する。当施設ではPDカテーテル留置とPD導入を同一入院中に行う場合，カテーテル留置後2日間は洗浄のみを行い，その後の2日間で1.5％ブドウ糖透析液1L（ヘパリン混注）を2時間貯留3クール施行，リークなどの問題がなければ同様の透析液で貯留時間を延長し，1日4回交換のCAPDを開始して，数日後に1.5Lまで注液量を増量することが多い。積極的に除水が必要な場合は，この時点で夜間貯留にイコデキストリン透析液を使用することもある。

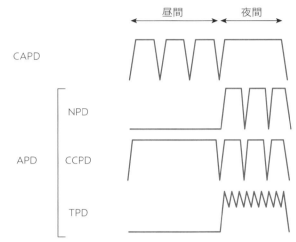

図1　腹膜透析療法の種類
CAPD：連続携行式腹膜透析，APD：自動腹膜透析，NPD：夜間腹膜透析，CCPD：連続周期的腹膜透析，TPD：タイダル腹膜透析

CAPDが問題なく施行できれば，生活様式に配慮して有用と考えられる症例ではAPDを導入する。たとえば，1.5％ブドウ糖透析液1.5L/4回交換のCAPDを行っている患者をAPDに変更する場合，8時間のNPDで1.5％ブドウ糖透析液1.0～1.5Lを3～4回交換とし，必要があれば日中にイコデキストリン透析液の貯留を追加してCCPDとしている。これらの経験的な処方でPDを開始し，蓄液・蓄尿検査，腹膜平衡試験（peritoneal equilibration test：PET）を施行したうえでPD処方を見直す。正確な腹膜機能の評価のために，PETはPDカテーテル挿入術後1カ月以上経過してから行うことが望ましい。

PD処方の目的は，溶質除去不足や体液貯留を認めない状態を維持することである。PDガイドライン[1]では溶質除去の治療目標として，週あたり尿素クリアランス（総$Kt/V\ urea$）を1.7以上に維持することを推奨している。総$Kt/V\ urea$はPDで得られる尿素クリアランス（PD $Kt/V\ urea$）と残存腎機能で得られる尿素クリアランス（腎$Kt/V\ urea$）の和であり，その測定には排液の24時間蓄液・蓄尿，採血が必要で，排液中尿素窒素（UN）濃度（mg/dL），尿中UN濃度（mg/dL），血中UN濃度（mg/dL），排

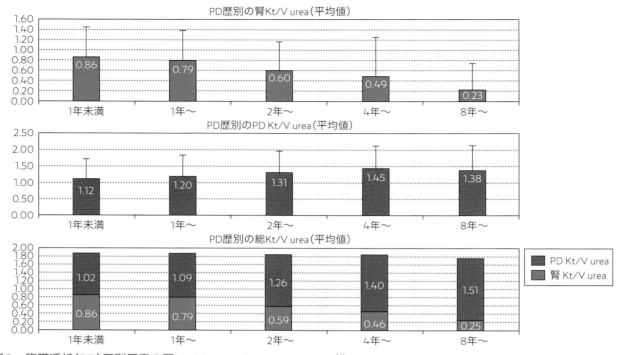

図2 腹膜透析（PD）歴別尿素の腎Kt/V urea, PD Kt/V urea, 総Kt/V urea
日本透析医学会 統計調査委員会：図説わが国の慢性透析療法の現況（2013年12月31日現在）．透析会誌48：1-32, 2015[5]より引用，一部改変

液量（L/day），尿量（L/day），体内水分量（L）（≒体重 kg×0.6，高齢者では≒体重 kg×0.5）から，以下に示す計算式で求める[2]。

PD Kt/V urea（/week）= ×7（days）
腎 Kt/V urea（/week）= ×7（days）
総 Kt/V urea（/week）=
　　PD Kt/V urea（/week）+ 腎 Kt/V urea（/week）

II 残存腎機能に合わせた処方設定

複数の観察研究により，残存腎機能の保持はPD患者の生命予後と関連があることが示されており[3,4]，PDを継続するにあたって残存腎機能のモニタリングは重要である。日本透析医学会の統計調査によると，残存腎の尿素クリアランス（腎Kt/V urea）の平均値はPD歴が1年未満では0.86，PD歴2年で0.60，8年以上では0.23まで低下する（図2）[5]。残存腎機能の低下はPD処方に大きな影響を及ぼす。たとえば，残存腎機能が保たれている腎Kt/V urea 0.9の患者が総Kt/V urea 1.7を維持するためにはPD Kt/V urea は0.8でよいが，腎Kt/V urea が0.1しかない患者ではPD Kt/V urea 1.6以上の溶質除去が求められる。

多くの患者はCAPDで透析液を4時間以上貯留すれば，排液中UN濃度は血中UN濃度に近づく（図3）[6]。このこと

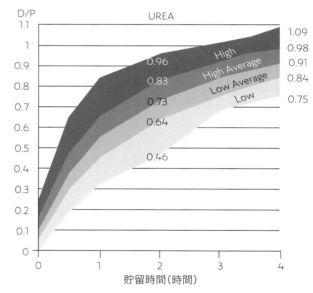

図3 腹膜平衡試験（PET）によるD/P urea
Twardowski ZJ：Influence of different automated peritoneal dialysis schedules on solute and water removal. Nephrol Dial Transplant 13（Suppl 6）：103-111, 1998[6]

から，体液量に大きな変動がなければ前述の式よりPD Kt/V ureaは総排液量に依存するため，残存腎機能低下により溶質除去不足傾向が認められる場合は注液量やバッグ交換回数を増やして総排液量増加を図る。一方，

表 腹膜平衡試験（PET）結果に基づく処方選択の基本方針

腹膜透過性（PETカテゴリー）	処方選択の基本方針
High (H)	短時間貯留（可能なら3時間以下） NPDを積極的に選択 長時間貯留が必要な場合はイコデキストリン透析液を使用
High Average (HA)	ブドウ糖透析液の極端な短時間貯留（2時間未満）や長時間貯留（5時間以上）を避ける APDを行う場合はCCPDを選択 長時間貯留時はイコデキストリン透析液を使用
Low Average (LA)	ブドウ糖透析液の極端な短時間貯留（2時間未満）や長時間貯留（5時間以上）を避ける APDを行う場合はCCPDを選択 長時間貯留時はイコデキストリン透析液を使用 溶質貯留がある場合はHigh dose PD
Low (L)	High dose PD HD併用，またはHDへの移行

High dose PD：1日9L以上の透析液使用によるCAPD，または夜間8L以上，昼間2〜4Lの透析液使用によるCCPD
NPD：夜間腹膜透析，APD：自動腹膜透析，CCPD：連続周期的腹膜透析，CAPD：連続携行式腹膜透析，PD：腹膜透析，HD：血液透析
Van Biesen W, et al：Evaluation of peritoneal membrane characteristics：clinical advice for prescription management by the ERBP working group. Nephrol Dial Transplant 25：2052-2062, 2010[7]より引用，一部改変

APDで夜間の1回貯留時間が2時間以下しかない場合，各患者のPET曲線により異なるが，D/P ureaは4時間貯留時の50〜80％と低下する（図3）[6]。このため，APDで溶質除去不足がある場合にPD Kt/V ureaを増やすためには，CAPDへの変更や日中のバッグ交換追加を検討する。残存腎機能低下により溶質除去不足がある場合，体液貯留も伴うことが多い。その場合は高濃度のブドウ糖透析液やイコデキストリン透析液の使用を検討し，それで除水増加が得られれば総排液量が増えるためPD Kt/V ureaも増加する。これらの処方変更でも治療目標が達成できないときは，HDとの併用やHDへの移行を検討する。

III 腹膜透過性に合わせた処方設定

腹膜透過性はPDによる溶質除去や除水に影響を及ぼすため，PD処方を設定する際にはPETによる定期的な腹膜透過性評価が必要である。PETカテゴリーに基づく処方選択の基本方針を表[7]に示す。

Highは溶質がすばやく透析液側へ移行するため溶質除去の効率はよく，貯留時間が短いNPDが向いている。一方，除水量の確保が困難となるケースが多く，ブドウ糖透析液の短時間貯留のみで適切な除水が得られない場合にはイコデキストリン透析液の長時間貯留も検討する。通常はPETカテゴリーがHigh AverageやLow Averageでも腹膜に炎症が生じると透過性がHighになるため，腹膜炎発症時には透析処方の一時的な変更も検討する。High Averageは溶質除去，除水ともに良好で，CAPD，APDともに適している。残存腎機能にもよるがNPDのみでは透析不足となることがあり，そのような場合はCCPDを検討する。Low AverageもPDに適した透過性であるが，High Averageと比較するとやや溶質の移行は緩徐で，APDを導入するならCCPDのほうがよいかもしれない。High dose PD（1日9L以上のCAPD，または夜間8L以上・昼間2〜4LのCCPD）も検討する。Lowの特徴としては，除水は良好だが溶質の除去効率が悪く，溶質除去は残存腎機能に依存する。このため，残存腎機能の評価が特に重要となる。残存腎機能が低下してくるとHigh dose PDを行うが，PDのみで必要な溶質クリアランスを得ることは困難となるため，HD併用や移行を検討する。

IV 体格に合わせた処方設定

尿素は細胞膜を自由に通過するため，尿素の分布容積は体内水分の分布容積にほぼ一致し，体内水分量に相当する。このため，尿素のクリアランス（Kt）は体内水分量（V）で補正する。つまり，尿素クリアランスを指標とする透析処方では，体内水分量の規定因子である体格の影響を加味する必要がある。たとえば，PD歴2年で腎Kt/V urea 0.6，CAPD（1.5L×4回交換，除水1L），PETカテゴリーHigh Average（D/P urea≒1），体液貯留所見なし，体内水分量は体重×60％とみなせる，という成人患者を想定してPD Kt/V ureaを前述の式から計算してみると，体重50 kgであればPD Kt/V urea 1.63であり，体重75 kgであれば1.09である。体重が50 kgなら処方変更は必要ないが，体重が75 kgの患者では透析不足となるリスクがあるため，注液量増量など処方変更を行い総排液量の増量を図る。

おわりに

適正透析を目指すためには，残存腎機能，腹膜透過性，体格を勘案して，個々の患者に最適な治療パターン，透析液の種類，貯留時間，注液量を設定する。

文献

1) 日本透析医学会：2009年版腹膜透析ガイドライン．透析会誌42：285-315，2009
2) 丸山之雄：PD療法の処方．細谷龍男（監），横山啓太郎，他（編），腹膜透析療法マニュアル，東京医学社，94-107，2011
3) Paniagua R, et al：Effects of increased peritoneal clearances on mortality rates in peritoneal dialysis：ADEMEX, a prospective, randomized, controlled trial. J Am Soc Nephrol 13：1307-1320，2002
4) Bargman JM, et al：Relative contribution of residual renal function and peritoneal clearance to adequacy of dialysis：a reanalysis of the CANUSA study. J Am Soc Nephrol 12：2158-2162，2001
5) 日本透析医学会 統計調査委員会：図説わが国の慢性透析療法の現況（2013年12月31日現在）．透析会誌48：1-32，2015
6) Twardowski ZJ：Influence of different automated peritoneal dialysis schedules on solute and water removal. Nephrol Dial Transplant 13（Suppl 6）：103-111，1998
7) Van Biesen W, et al：Evaluation of peritoneal membrane characteristics：clinical advice for prescription management by the ERBP working group. Nephrol Dial Transplant 25：2052-2062，2010

腹膜透析導入基準―適応病態と禁忌

Optimal Time of Dialysis Initiation, Indication and Contraindication for Peritoneal Dialysis

石川 英二

Key words：腹膜透析導入，腹膜透析適応，腹膜透析禁忌，在宅透析，多職種医療チーム

はじめに

末期腎不全に対する腎代替療法には3本柱として，血液透析(hemodialysis：HD)，腹膜透析(peritoneal dialysis：PD)，そして腎移植がある。わが国における2017年末のPD患者は全透析患者の2.7％であり，海外の先進諸国と比べ著しく少ない。これは，わが国にPD適応病態となる患者が少ないのではなく，PDについて適切な情報提供が行われていないことが大きく影響している[1]。透析導入前の保存期から，腎不全となった際の腎代替療法についての説明だけでなく，患者視点での腎不全となった将来の人生設計についても情報提供しておくことが重要である。

本稿では，PDの適応病態と禁忌について概説する。そのなかでも特に，PDが相対的禁忌と考えられる患者に対してはじめからPDは無理と決めつけるのではなく，在宅透析を希望するすべての患者に対して，PD選択の可能性について一度検討する姿勢が大切であることを強調したい。

I 腎代替療法についての説明

慢性腎臓病(chronic kidney disease：CKD)症例に対し，ステージG4〔推定糸球体濾過量(estimate glomerular filtration rate：eGFR)15～30 mL/min/1.73 m^2〕に至った時点で，腎代替療法(HD，PD，腎移植)について公平な情報提供を行うことは，透析導入の遅延効果や透析開始後の生命予後の改善が期待できる[2]。腎代替療法の開始前に治療選択に関する説明を受けていない患者は，HDとなる可能性が極めて高い。このため，ステージG4の時点で腎代替療法について情報提供することが望ましいが，これまで透析を避けるために保存期CKDとして真剣に養生してきた患者にとって，腎代替療法の説明は受け入れ難い場合もある。一律にステージG4になったら説明を行うのではなく，患者の精神状態や理解度，CKD進行の程度などを担当医が総合的に判断して，適切な時期に説明を行うべきである[2]。

II 腹膜透析導入基準

PDを導入する場合，残存腎機能がある，すなわち尿がたくさん出ているほうが管理は容易であり，PD継続率や生命予後もよい。PDガイドラインによれば，GFR＜15 mL/minでPD導入を考慮する。しかし実際には，無症状の患者が自ら早期にPD治療を希望することはほとんどない。GFR値のみで導入を判断するのではなく，患者自身が納得して透析を受け入れた時点が最善のPD開始のタイミングであろう。なお，GFR＜6 mL/minでは残存腎機能および栄養状態保持の観点からPD導入が推奨される[3]。PDを早期に導入するほうが残存腎機能が保たれ，結果として生命予後が改善すると期待されたが，これまで観察・介入研究ともに早期透析導入による生命予後やquality of life(QOL)改善効果は示されていない。

III 腹膜透析の適応病態

PDは患者の自立性を促す治療で，患者満足度がHDよりも高い。また通院回数が少なく時間の融通が利く，循環動態への影響が少ないこともPDのメリットである。さらにPDの大きな魅力は，在宅でできる透析(家庭透析)という点である。PDのもっともよい適応は，慢性腎不全の病態に対し，在宅透析を希望し，自己管理が可能な患者である。透析導入患者の平均年齢は70歳となり，腎不全医療は高齢者医療といっても過言ではない。今後ますます増加する高齢腎不全患者の対応において，腎代替療法選択は，その実施場所を家庭にするのか，病院施設にするのかという患者視点でも考えるべきあろう。PDは絶対的禁忌となる病態はほとんどないため，在宅透析を希望する患者には，はじめから無理と決めつけるのではなく，PD選択の可能性について一度検討してみることが重要である[4]。

IV 腹膜透析の禁忌

慢性腎不全に対する腎代替療法として，医学的な理由でPDよりもHDが適切である，もしくはその逆であることを支持する十分なエビデンスはない[5]。PDが絶対的禁

表1 医学的理由で腹膜透析（PD）が相対的禁忌と考えられる病態

・腹部手術：過去の手術による癒着，近い将来の手術予定，人工肛門造設，回腸導管
・活動性の高い憩室炎
・胃瘻
・修復困難なヘルニア
・活動性の高い炎症性腸疾患
・高度な肥満
・極端に腎臓が大きい多発性嚢胞腎
・重症肺疾患
・消化器系悪性腫瘍，腸管虚血

Oliver MJ, et al：Selecting Peritoneal Dialysis in the Older Dialysis Population. Perit Dial Int 35：618–621, 2015[7]より引用，一部改変

表2 腹膜透析（PD）選択に影響する要因

医学的な障壁	下痢，理解力・コミュニケーション能力が低い，大きな体格，無尿
身体的な障壁	身体的な衰え，手先の不器用さ，視力低下，聴力低下，フレイル
認知に関する障壁	記憶力低下，実行能力低下，認知症，脳卒中の既往，精神疾患の合併
利用可能なサポート	配偶者，家族，訪問看護，訪問介護，サービス付高齢者住宅，老健施設
環境，その他	透析液を保管できる十分なスペース，仕事，趣味（旅行，水泳など），ペット，柔軟な予定，在宅医療，血液透析（HD）施設への通院時間，家族の意見，他の患者の体験，医療者や患者との交流希望，PDカテーテルのボディイメージ

Pirkle JL：Evaluating patients for chronic peritoneal dialysis and selection of modality. UpToDate https://www.uptodate.com 2018/11/30 アクセス[6]/Oliver MJ, et al：Selecting Peritoneal Dialysis in the Older Dialysis Population. Perit Dial Int 35：618–621, 2015[7]より引用，一部改変

忌となる病態は，腹腔内にカテーテルが留置できないか，広範な腹部手術や炎症性疾患による癒着のため，腹腔内にスペースが確保できない場合のみである[6]。高齢者，肥満，うっ血性心不全，多発性嚢胞腎，消化管憩室症，腹部ヘルニア，門脈圧亢進症，肝移植後などは，単にそれだけでPD禁忌と決めつけてはいけない病態である[5]。

PDが医学的な理由で相対的禁忌と考えられる病態を表1に示す[7]。当然，これらの病態であってもPDを選択できる場合もあるが，PD適応はより慎重であるべきであろう。また社会的にPDが相対的禁忌となる状況として，PD導入後にリハビリや療養のために病院や施設へ移る予定があるが，受け入れ先の病院や施設でPDができない場合があげられる[7]。この場合，PD選択は避けるべきかもしれない。

V 腹膜透析の選択に影響する要因

医学的な理由でPDが適さない病態以外にも，PD選択に影響するいくつかの要因がある（表2）[6,7]。透析患者の高齢化に伴い，今後，自分自身でPDを完結できない患者も増え，介助者がPD交換を行うアシストPDの需要が高まると予想される。PDをはじめる際は自分で操作できた患者が，経過中に身体能力や認知機能が低下しPD操作ができなくなる事態も増えるであろう。これらの障壁は，相対的禁忌と考えられる病態とは異なり，周囲のサポートや工夫次第でなんとか解決できることもある。患者それぞれが抱える問題に対し，医師・病院看護師・訪問看護師・ソーシャルワーカーなど多職種で構成された医療チームが個別対応することで，PDの適応は広がると考えられる。実際，現在のPD選択は施設や担当医の経験に大きく影響されている[7]。

VI 血液透析から腹膜透析，腹膜透析から血液透析への移行

HDからPDへ治療法の変更を考慮する病態として，HD中の血行動態が不安定，頻回の有痛性筋痙攣，修正困難な透析シャントトラブル，難治性腹水などがあげられる。

一方，PDからHDへ治療法の変更を考慮する病態として，体液管理不良，再発性・難治性腹膜炎，透析不足や栄養障害，生活環境の変化，残存腎機能の消失，腹腔内手術，被囊性腹膜硬化症などがあげられる[5]。

いったんPDもしくはHDを開始したあとも療法変更できることを患者に伝えるとともに，上記のような病態を呈する患者に対し，より適切な腎代替療法を多職種からなる医療チームで検討していくことが必要であろう。

おわりに

PDの適応を考える際には，腎不全の原疾患や合併症のみではなく，腎不全となった患者の希望や価値観，これから何を大切にして，どのような生活や人生を送りたいのかといった点にも配慮する必要がある。PDは在宅透析である。患者の希望を実現するためにはPDが適した治療法ではないかと，患者視点で患者とともに考えていくことが医療者には求められている。

文献

1) 伊丹儀友：日本における腹膜透析の普及を妨げる要因を考える．透析会誌 32：255-261, 2017

2) 山縣邦弘, 他：9. 透析・移植医療(Q1)透析および腎移植に関する情報提供はどのようなCKDステージで行うべきか？ 腎障害進展予防と腎代替療法へのスムーズな移行 CKDステージG3b〜5診療ガイドライン2017(2015追補版). 日腎会誌59：1208-1212, 2017
3) 日本透析医学会：2009年版腹膜透析ガイドライン. 透析会誌42：285-315, 2009
4) Thodis ED, et al：Home dialysis first：a new paradigm for new ESRD patients. J Nephrol 24：398-404, 2011
5) Covic A, et al：Educating end-stage renal disease patients on dialysis modality selection：clinical advice from the European Renal Best Practice(ERBP) Advisory Board. Nephrol Dial Transplant 25：1757-1759, 2010
6) Pirkle JL：Evaluating patients for chronic peritoneal dialysis and selection of modality. UpToDate　https://www.uptodate.com　2018/11/30アクセス
7) Oliver MJ, et al：Selecting Peritoneal Dialysis in the Older Dialysis Population. Perit Dial Int 35：618-621, 2015

腹膜透析早期離脱の予防対策

Prevention of Early Withdrawal of Peritoneal Dialysis

森　建文

Key words：早期離脱，合併症，体液量調節，腹膜炎，被囊性腹膜硬化症

はじめに

腹膜透析(peritoneal dialysis：PD)は在宅で行うことができるため，ライフスタイルを保つことができquality of life(QOL)が高い。また緩徐な長時間透析であるため，血圧変動や不均衡症候群が少なく，身体の負担が少ない透析方法である。しかしながら，わが国におけるPDは全透析の2％台にとどまっている。この原因の一つに早期離脱がある。早期離脱の原因としては，体液貯留，残存腎機能の低下，カテーテルトラブル，出口部・トンネル感染および腹膜炎などの合併症のほか，高齢者や1人暮らしなどで自己管理が困難になるなど，社会的要因で離脱する場合もある。加えて，低栄養や心血管イベントなどの死亡による離脱も少なくない。

したがって，本稿ではこれらの合併症や離脱要因の予防について概説する。

I　早期離脱要因

PDの除水・透析効率を勘案すると，PD患者において尿量が減少すると体液・尿毒素管理が非常に困難となる。したがって，原則，PD患者では尿量が保持されていることが必要である。そのため，残腎保持を目指すことが重要である。

1　残存腎機能低下

特に残存腎機能が低下し，尿毒素物質が蓄積すると低栄養になりやすく，筋肉量の低下がみられる。このような症例では，PDを離脱し血液透析(hemodialysis：HD)に移行しやすい。また，慢性腎臓病に伴う骨・ミネラル代謝異常(chronic kidney disease-mineral and bone disorder：CKD-MBD)管理不良により，骨密度の低下による骨折が生命予後を悪化させる場合もある。

2　体液貯留

腹膜劣化により除水が不良になると体液量調節が困難になり，HDを余儀なくされる場合がある。横隔膜交通症や鼠径ヘルニア，陰囊水腫なども除水不良を引き起こし，離脱原因となり得る。

表　血液透析へ移行する要因

水分管理不良	34.1%
腹膜炎	25.3%
医師・患者・家族の意思	6.5%
溶質除去不良	5.3%
EPSの疑い	2.4%
EPS予防	2.4%
その他	24.1%

EPS：被囊性腹膜硬化症
Kawaguchi Y, et al：Searching for the reasons for drop-out from peritoneal dialysis：a nationwide survey in Japan. Perit Dial Int 23(Suppl 2)：S175–S177, 2003[1]

3　カテーテルトラブル，腹膜炎，心血管病などの合併症

フィブリン塞栓や大網巻絡，卵管采巻絡といったカテーテルトラブルにより，PDの継続が困難になる。また，出口部感染や引き続くトンネル感染，腹膜炎は大きな離脱原因になっている。近年，PD液の生体適合性の向上により被囊性腹膜硬化症(encapsulating peritoneal sclerosis：EPS)が減っているが，頻回の腹膜炎は依然，EPSのリスクになっており，早期離脱の原因になる。

また，体液量調節・尿毒素コントロールや電解質管理不良から心負荷および血管石灰化亢進を引き起こし，心血管病のリスクが高まってPD離脱につながる可能性がある。

4　社会的要因

近年，高齢人口の増加により透析導入年齢が上がっている。高齢者においては自己管理が困難なため，介助支援を受けながらPDを行うアシストPD(assisted PD)が必要である。しかしながら，独居や老老介護などにより社会支援を要する患者も少なくない。

II　早期離脱要因への対策

1　体液量管理・残存腎機能保持

表に，HDに移行する要因を示す[1]。

水分管理不良による体液量過剰はPDの大きな離脱要因であり[1]，残存腎機能を保持することが早期離脱を防

ぐのに有用である[2,3]。体液貯留が起きると，中心静脈圧の上昇とともに腎静脈圧が上昇し，腎うっ血となる。腎うっ血が生じると腎血流や糸球体濾過が低下し，尿量の減少と腎機能低下が生じる。一方，腹膜においても体液量過剰によって腹膜透過性が亢進し，除水量が減少する[4]。これらにより体液貯留の悪循環が生じる。したがって，体液量調節はPDの早期離脱予防として重要な課題である。

体液量の評価には体重のほか，浮腫の程度，脳性ナトリウム利尿ペプチド(brain natriuretic peptide：BNP)，胸部X線や心臓超音波が用いられる。また，バイオインピーダンス法による評価も，体重増加に対して体液量が増えたのか筋肉や脂肪が増えたのかを評価しやすく有用である。

体液量調節には食塩や水の摂取量，尿量の評価が有用である。残存腎機能の評価にも尿量の評価は重要である。そのため，適切な減塩指導が必要になる。また，残存腎機能保持を目的に，尿量を保つため体液貯留傾向にしていると，無自覚のうちに心負荷がかかっていることがあるので注意を要する。したがって，心負荷をかけずに尿量を保持することが重要である。

なお，体液量調節には利尿薬の使用がほぼ必須となるが，フロセミドやサイアザイド系利尿薬などのナトリウム利尿薬は腎血流が低下し，腎機能が悪化する例があるため，使用は必要最小限にとどめる。近年，心不全を伴った症例でバソプレシンV_2受容体拮抗薬が使用可能になり，血管内ボリューム保持能力により，腎血流を保持しながら体液貯留が期待でき，残存腎機能保持に有用である。

PD液の使用方法にも留意する必要がある。ブドウ糖透析液を短時間頻回に貯留すると，いわゆるNa sievingといった自由水を除去することができる。これにより前述のバソプレシンV_2受容体拮抗薬と同様の効果が得られ，残存腎機能保持も期待できる。一方，イコデキストリン透析液はナトリウムと水を同時に除去することから高い体液量調節能力を有するが，血管内脱水による低ナトリウム血症や残存腎機能の低下に注意を要するため，的確な体液量評価が必要である。このため，食塩摂取量も腹膜と残腎からの排泄を考慮して決定する必要がある。

残存腎機能を保持するためには，体液量を適切に調節するほか，低カリウム血症などの電解質異常による尿細管障害や，腎機能に影響を与えやすい抗菌薬や非ステロイド性抗炎症薬(non-steroidal anti-inflammatory drugs：NSAIDs)，造影剤など，腎毒性のある薬剤の使用を極力控えることも重要である。

2　腹膜機能の保持

腹膜機能の低下も早期離脱の原因になり得る。腹膜機能の評価には腹膜平衡試験(peritoneal equilibration test：PET)が用いられる。PETにより腹膜透過性を評価し，悪化がみられた場合には一時的にHDに移行し，腹膜休息を行うことにより改善がみられる場合もある。

高濃度のブドウ糖透析液もまた，ブドウ糖分解産物(glucose degradation product：GDP)により腹膜劣化を呈するため，体液量調節のつく患者では使用を控える。

腹膜炎は腹膜劣化の重要な原因であり，腹膜炎の治療が遅れたり，腹膜炎が遷延したりすることによって腹膜機能の劣化が進むため，早期に確実な治療を行う必要がある[5,6]。したがって，腹膜炎が遷延する場合には躊躇せずにカテーテルを抜去することも必要である[7]。

腹腔内の尿毒素物質の貯留が腹膜線維化に関与することが動物実験などで明らかになっており，残存腎機能保持を目的とした尿毒素物質の除去が腹膜保持にも有効であることが予測される。また，アンジオテンシン変換酵素阻害薬やアンジオテンシンII受容体拮抗薬などのレニン・アンジオテンシン系阻害薬は動物実験だけでなく内服患者での評価でも腹膜線維化を抑えられるとの報告があり，降圧薬として積極的に用いることが腹膜機能の保持に有用な可能性がある[8]。

腹膜劣化を防ぐためには，生体適合性の高いPD液の使用が重要である。近年，生体適合性の高い中性透析液の使用により腹膜機能が保持しやすくなり，EPSの頻度も減少した。わが国においては二槽式バッグを用いた中性透析液が主流となり，生理的なpHに近いため，従来用いられた酸性透析液と比較して腹膜保護，残存腎機能保持および生命予後の改善が報告されている[9～11]。中性透析液ではGDPが少なく，腹膜傷害の改善とEPS発症のリスクを軽減していると考えられる。GDPは透析液の糖濃度にも依存しているため，なるべく糖濃度の低い透析液の使用が望まれる。この点で，中性化イコデキストリン透析液の使用はGDPへの曝露を減らす目的で有用であることが予測できる[12]。

3　被囊性腹膜硬化症(EPS)の予防

EPSへの不安もまた早期離脱のリスクを高める。前述のように，PD液の生体適合性の向上により，早期離脱につながるEPSのリスクは腹膜炎の反復に依存すると考えられる。そのため，腹膜炎の早期診断と治療が重要である。EPSはPD離脱後にみられやすいとの報告がある[1]。EPS発症予測のためのPETのほか，中皮細胞診，CA125，フィブリン分解産物(fibrin degradation product：FDP)などのマーカーを参考にする必要がある。

4　出口部・トンネル感染対策

カテーテル周囲から腹腔内に菌が到達する管外性の腹膜炎であり，早期離脱の原因となる。そのため，出口部やトンネル感染対策が重要である。出口部でのカテーテルのピストン運動が菌を皮下に押し込み，出口部感染の悪化原因となる。肥満患者や体重が変化した患者ではカ

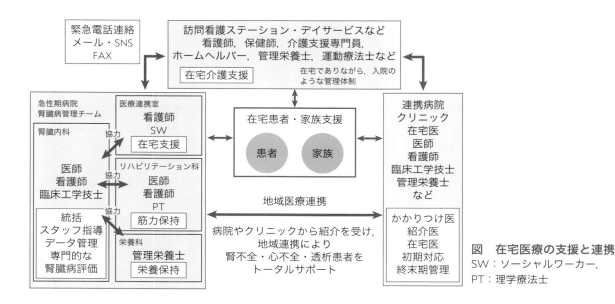

図 在宅医療の支援と連携
SW：ソーシャルワーカー，
PT：理学療法士

テーテルの固定が難しく，ピストン運動が起こりやすい。したがって，カテーテルの固定方法も患者に応じて指導する必要がある。さらにトンネル感染を未然に防ぐことが重要であり，患者や家族が早期に察知するためにも触診や観察方法を指導する必要がある。またトンネル感染の治療の際には，培養結果をもとにした適切な抗菌薬の使用が重要である。皮下カフを越える重篤なトンネル感染の際には，早期に出口部変更や一時的抜去を検討する必要もある。

5　栄養状態の保持

透析不良による栄養・筋肉量の保持は予後規定因子であり，早期離脱に影響を与える。筋肉量は上腕筋囲長や握力，バイオインピーダンス法により変動を推測することができる。その他，栄養状態の評価として血清アルブミン濃度，血清コレステロール，リンパ球数および甲状腺ホルモンなど，複数のパラメータから総合的に評価する。血清Ca，リン濃度および副甲状腺ホルモン（parathyroid hormone：PTH）のほか，骨吸収血清マーカー，二重エネルギーX線吸収法（dual-energy X ray absorptiometry：DEXA）やバイオインピーダンス法による骨密度の評価もCKD-MBDの評価に重要である。たんぱくの異化を防ぐため，管理栄養士によるエネルギー摂取評価・指導も重要である。

6　心血管病の予防

心血管病の発症は自己管理を難しくすることがあり，PDの早期離脱につながる可能性がある。したがって，心電図や頸動脈中内膜肥厚，足関節上腕血圧比（ankle brachial index：ABI），心臓足首血管指数（cardio ankle vascular index：CAVI）などにより動脈硬化の評価を行い，可能な限り心血管病を防ぐことが望ましい。血糖，脂質および血圧管理のほか，睡眠時無呼吸症候群が心血管病のリスクになっていることが報告されており，疑いのある例では精査が求められる。

7　腹膜透析／血液透析併用療法

尿量が減り残存腎機能が消失すると，尿毒素物質の溶出や体液の除去が不十分になるため，早期離脱になる。残存腎機能が消失しても，週1回のHD併用により長期にPDを継続することが可能になる[13]。さらに，PDを週1回休むことにより，腹膜休息も可能になり，腹膜劣化を予防することもできる[14]。診療報酬の改定によりHD施設におけるPDの管理は施設基準の変化に有用であり，受け入れが拡大している。

8　在宅医療の支援

高齢者など患者自身での管理が困難なPD患者においては，家族の支援が必要になることも少なくない。さらに独居や高齢夫婦の世帯では，家族以外の介護支援を要する場合もある。家族の負担軽減やこれらの世帯対策に，サービス付き高齢者住宅や療養病院，訪問看護ステーションなどとの連携が有用である（図）。さらに，通院が難しい患者や高齢終末期の患者では，在宅医との連携により介護サービス付き高齢者住宅や在宅での管理が可能になる。

おわりに

PDは設備投資の不要な医療であり，また患者やその家族でも行うことができることから，理論上，どの医療施設でも対応可能と考えられる。PDはしばしば経験の不足

により受け入れを制限される場合があるが，スタッフの教育や支援病院の援助により防ぐことができる（図）。合併症管理の充実による早期離脱の予防は，PDの普及につながると考えられる。

文献

1) Kawaguchi Y, et al：Searching for the reasons for drop-out from peritoneal dialysis：a nationwide survey in Japan. Perit Dial Int 23（Suppl 2）：S175-S177，2003
2) Tam P：Peritoneal dialysis and preservation of residual renal function. Perit Dial Int 29（Suppl 2）：S108-S110，2009
3) Kendrick J, et al：Strategies for improving long-term survival in peritoneal dialysis patients. Clin J Am Soc Nephrol 5：1123-1131，2010
4) Van Biesen W, et al：Fluid status in peritoneal dialysis patients：the European Body Composition Monitoring （EuroBCM） study cohort. PLoS One 6：e17148，2011
5) Struijk DG, et al：A prospective study of peritoneal transport in CAPD patients. Kidney Int 45：1739-1744，1994
6) Wong TY, et al：Longitudinal study of peritoneal membrane function in continuous ambulatory peritoneal dialysis：relationship with peritonitis and fibrosing factors. Perit Dial Int 20：679-685，2000
7) Li PK, et al：Peritoneal dialysis-related infections recommendations：2010 update. Perit Dial Int 30：393-423，2010
8) Williams JD, et al：The Euro-Balance Trial：the effect of a new biocompatible peritoneal dialysis fluid（balance）on the peritoneal membrane. Kidney Int 66：408-418，2004
9) Lee HY, et al：Superior patient survival for continuous ambulatory peritoneal dialysis patients treated with a peritoneal dialysis fluid with neutral pH and low glucose degradation product concentration（Balance）. Perit Dial Int 25：248-255，2005
10) Passlick-Deetjen J, et al：In vitro superiority of dual-chambered peritoneal dialysis solution with possible clinical benefits. Perit Dial Int 21（Suppl 3）：S96-S101，2001
11) Kolesnyk I, et al：Impact of ACE inhibitors and AII receptor blockers on peritoneal membrane transport characteristics in long-term peritoneal dialysis patients. Perit Dial Int 27：446-453，2007
12) Davies SJ, et al：Longitudinal membrane function in functionally anuric patients treated with APD：data from EAPOS on the effects of glucose and icodextrin prescription. Kidney Int 67：1609-1615，2005
13) Kawanishi H, et al：Clinical effects of combined therapy with peritoneal dialysis and hemodialysis. Perit Dial Int 27（Suppl 2）：S126-S129，2007
14) Zhe XW, et al：Effects of peritoneal resting on peritoneal fluid transport kinetics. Perit Dial Int 27：575-579，2007

腹膜透析と適正透析

Peritoneal Dialysis and Its Optimization

山下 明泰

Key words：総尿素Kt/V，クレアチニンクリアランス，クリアスペース，PD+HD併用療法

はじめに

腹膜透析（peritoneal dialysis：PD）の最初の論文は，血液透析（hemodialysis：HD）の動物実験の論文に遅れること10年，1923年に発表された[1]。1950年代以降，HDが大きく発展するとPDに対する興味は減速したが，1970年代にPopovichらが連続携行式腹膜透析（continuous ambulatory PD：CAPD）を発表したことで大きな転機を迎えた[2]。

本稿では，PDの治療効率の適正化について概説する。

I 腹膜透析の発展と治療指標の考え方

PDでは濃度差に基づく溶質の除去と，浸透圧差に基づく水分の除去（浸透）を行う（図1）。浸透流は溶質の移動を伴う点で，HDにおける限外濾過と本質的な違いはない。また，透析液がリンパ管を介して体内に再吸収されるルートもあるが，その量は極めてわずかである。

初期のPDでは透析液として生理食塩液（生食）が用いられ，尿素の除去はできるものの，血中濃度は変化しないことが報告されている[1]。この段階では余剰水分を除去することは，まだ考えられていなかったものと思われる。その後，生食で肺水腫を起こした経験から，高張液を使用して余剰水分の除去が可能であることが示された[3]。

腹膜の断面を走る無数の毛細血管は，HDにおけるダイアライザの中空糸に相当する。HDでは透析液をシングルパスで使用するためクリアランスは一定になるが，PDでは透析液中の溶質濃度が経時的に上昇するため，瞬時のクリアランスは継時的に大きく低下する。

II 治療効率の評価法と至適透析

PDで調節できるのは，1日に使用する透析液の種類および量，交換スケジュールだけである。特にダイアライザに相当する「腹膜の性能」を選択できないため，処方の自由度は低い。したがって，腹膜の透過性を評価する腹膜平衡試験（peritoneal equilibration test：PET）[4]などの腹膜機能検査は，HDでダイアライザを選択する以上に重要である。腹膜機能検査はPD専用のソフトウェアで

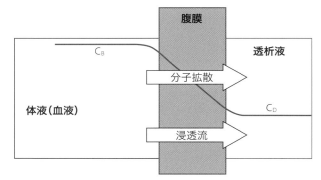

図1 腹膜透析における物質移動モデル
腹膜での物質移動は，血中濃度C_Bと透析液中濃度C_Dとの差による拡散および浸透流に伴う溶質の同伴（濾過）による。

行うこともできる。

PDの至適透析の目標として用いられている指標は，以下の2つである。

1 週間尿素Kt/V（Kt/V）

週間尿素Kt/Vは尿素のクリアランスKと治療時間tの積を，患者の体液量Vで除した無次元の値である。PDでは身体の大きさに関係なく，Kt/V = 2.0～2.1[5,6]が目標値とされてきたが，種々の臨床研究[7]を経て，現在では残存腎機能も含めた総Kt/V≧1.7が現実的な値として推奨されている[8,9]。一般にPDのKは，

$$K = \frac{V_D(t) \cdot C_D(t)}{t \cdot C_B(t)} \quad \cdots\cdots (1)$$

である。式中の$V_D(t)$は透析液の排液量で，$V_D(t) \cong 9.0$ L/day = 63.0 L/weekである。また$C_D(t)/C_B(t)$はPETのD/Pであるから，5時間以上透析液を貯留すれば，尿素では$C_D(t)/C_B(t) \cong 1.0$と近似できる。このとき(1)式は，

$$K \cdot t \cong V_D(t) \quad \cdots\cdots (2)$$

となる。体重60 kgの患者の体液量を$V \cong 36.0$ Lとすれば，Kt/Vの1週間値は，

$$\frac{Kt}{V} = \frac{V_D(t)}{V} \cong \frac{(63.0)}{(36.0)} = 1.75 \quad \cdots\cdots (3)$$

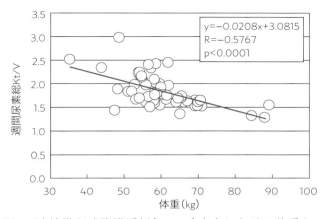

図2 連続携行式腹膜透析（CAPD）患者における体重とKt/Vとの関係（n=58）
Yamashita A, et al：Re-evaluation of adequate dose in Japanese peritoneal dialysis patients. Adv Perit Dial 19：103–105, 2003[11]

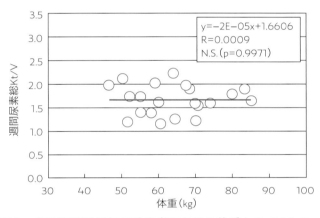

図3 自動腹膜透析（APD）患者における体重とKt/Vとの関係（n=21）
Yamashita A, et al：Re-evaluation of adequate dose in Japanese peritoneal dialysis patients. Adv Perit Dial 19：103–105, 2003[11]

となり，無尿の患者ではPDだけでKt/V≧2.0を満足することは困難であることがわかる．逆にV≅36.0 Lの患者がPDだけでKt/V＝2.0を満足するには，Kt＝2.0×V＝72.0 L/week＝10.3 L/dayとなり，2.0 L透析液を1日5回交換するか，1日4回交換に残存腎機能を含め2.0 Lの除水が必要である．

2　週間クレアチニンクリアランス（Ccr）

PDにおけるCcrは標準値と比較するため，欧米人の腹膜（≅体表）面積1.73 m^{2}で正規化し，さらに1週間値に換算するのが普通である．Ccr＝60 L/week/1.73 m^{2}が目標値とされてきたが[5,6]，その後の検討では45 L/week/1.73 m^{2}が支持された[9]．しかしクレアチニン濃度は筋肉量と相関し，特にPDではクレアチニン濃度の高い患者のほうが生命予後がよい[10]．このような背景から現在，国際的なガイドラインではCcrをPDの至適透析量の指標とすることはなくなった．

III　腹膜透析量の問題点

透析量の指標は身体のサイズで正規化されているが，筆者らの検討では，CAPD患者のKt/Vは患者の体重に対して逆相関する（図2）[11]．これは，CAPDでは処方を微調整しにくいためである．サイクラーを使用する自動腹膜透析（automated PD：APD）においては，Kt/Vは患者の体重に対してほぼ一定値を示す（図3）[11]．図2，図3に示すデータは臨床所見が良好な患者で採取されているが，古典的な推奨値（Kt/V＝2.0）を満足する患者は多くないことがわかる．Hong-Kong研究[7]やADEMEX研究[12]の結果を踏まえて，総Kt/Vの目標値は1.7に変更された．すなわち外国で行われた研究の成果を日本人に適用することは，慎重に行う必要がある．

IV　腹膜透析＋血液透析併用療法

PD＋HD併用療法（併用療法）はPDをHDで補完する，わが国発の治療法である．その評価はKt/Vを用いれば可能であるように思われるが，PDとHDにおけるKt/Vの物理的な意味が異なるため，両Kt/Vの単純な和には意味がない．そこで以下に，2009年版日本透析医学会のガイドライン[8]に採用された筆者らの方法を紹介する．

PDでは中分子以上の溶質の除去効率を，処方で調節することはできない．そこで併用療法の透析量を議論する場合にも，小分子溶質を考えればよい．HDについては，1治療あたりの尿素窒素の除去量M[mg]を治療前値C(0)[mg/mL]で除したM/C(0)[mL]は，濃度がゼロになった体液の体積を表す．この概念は1980年代に筆者らが提案し，現在クリアスペース（clear space：CS）とよばれている．この指標は加成性があり，PDにも拡張できる[13]．たとえば，1週間あたりPDを5日×4回/日＝20回にHDを1回組み合わせた場合，図4に示すように血中濃度が連続的に変化する．PD部分については，透析液交換のたびに採血してC(0)を測定しない限り，CSを直接算出することはできない．そこで臨床的に無理のない近似を行う．(1)式の分子$V_D(t) \times C_D(t)$は溶質の除去量Mの定義なので，これを(2)式と組み合わせると，

$$\frac{M}{C_B(t)} = K \cdot t \approx V_D(t) \quad \cdots\cdots (4)$$

となり，PDでのCSは排液量$V_D(t)$にほぼ等しい．したがって，併用療法における1週間あたりの総体液浄化空間（M/C_B）$_{wk}$はHDおよびPDのCSの和として，

$$\left(\frac{M}{C_B}\right)_{wk} = \left(\frac{M}{C_B(0)}\right)_{HD} + \left(\frac{M}{C_B(t)}\right)_{PD} \approx \left(\frac{M}{C_B(0)}\right)_{HD} + \sum_{i=1}^{n} V_{D,i}(t)$$

$$\cdots\cdots (5)$$

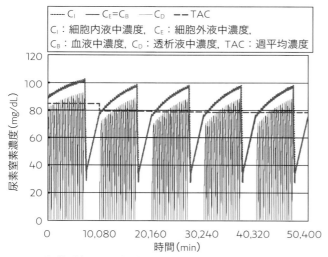

図4 腹膜透析＋血液透析併用療法（48時間の腹膜休息開始と同時に5時間血液透析を行う場合）
$C_E = C_B$は連続的に変化する。HDでおよそ70%の除去率を確保している。

となる。ここで$V_{D,i}(t)$はi番目の透析液排液量である。

図4の併用療法において，患者の体液量が36.0 Lの場合を考える。HD分の浄化空間を総体液量の70%程度（HDにおける尿素の除去率）とすれば，0.7V = 0.7 × 36.0 = 25.2 L，PDの排液量を1回平均2.3 Lとすれば，週5日ではその20倍となる。

$$\left(\frac{M}{C_B}\right)_{wk} = \left(\frac{M}{C_B(0)}\right)_{HD} + \left(\frac{M}{C_B(t)}\right)_{PD} \approx (25.2) + 20 \cdot (2.3) = 71.2 \text{ L}$$

一方，通常のCAPDでは，週に28回透析液を交換するので，

$$\left(\frac{M}{C_B}\right)_{wk} \approx 28 \cdot (2.3) = 64.4 \text{ L}$$

となる。両者を比較すると，併用療法によって透析量は10%程度増加することがわかる。

併用療法では無数の治療パターンが考えられ，その結果を頭のなかで推論することは困難である。このような場合，ソフトウェアが処方検討の羅針盤となるはずである。

おわりに

現在，PDは残存腎機能があることを前提とする治療法とされている。すなわち，残存腎機能の低下とともに，併用療法やHDへ移行することになる。この背景には，HDがこの30年間に長足の進歩を遂げたこと，長期のPDに伴い被嚢性腹膜硬化症などの合併症を高率に発症したことがあげられる。腹膜休息や併用療法などを活用して，残存腎機能を無理なく温存することが，PDにおける至適透析の第一歩である。

文献

1) Ganter G：Üeber die Beseitigung giftiger stoffe aus dem Blut durch Dialyse. Munch Med Wochemshr 70：1478-1480，1923
2) Popovich RP, et al：The definition of a novel portable/wearable equilibrium peritoneal dialysis technique. Trans Am Soc Artif Intern Organs 5：64，1976
3) Fine J, et al：The treatment of acute renal failure by peritoneal irrigation. Ann Surg 124：857-878，1946
4) Twardowski ZJ, et al：Peritoneal equilibration test. Perit Dial Bull 7：138-147，1987
5) CANADA-USA(CANUSA)Peritoneal Dialysis Study Group：Adequacy of dialysis and nutrition in continuous peritoneal dialysis：Association with clinical outcomes. J Am Soc Nephrol 7：198-207，1996
6) National Kidney Foundation：NKF-DOQI clinical practice guidelines for peritoneal dialysis adequacy. Am J Kidney Dis 30：S67-S136，1997
7) Lo WK, et al：Effect of Kt/V on survival and clinical outcome in CAPD patients in a randomized prospective study. Kidney Int 64：649-656，2003
8) 日本透析医学会：2009年版腹膜透析ガイドライン．透析会誌 42：285-315，2009
9) Blake PG：A review of the DOQI recommendations for peritoneal dialysis. Dialysis Outcome Quality Initiative, national Kidney Foundation. Perit Dial Int 18：247-251，1998
10) Lowrie EG, et al：Death risk predictors among peritoneal dialysis and hemodialysis patients：a preliminary comparison. Am J Kidney Dis 26：220-228，1995
11) Yamashita A, et al：Re-evaluation of adequate dose in Japanese peritoneal dialysis patients. Adv Perit Dial 19：103-105，2003
12) Paniagua R, et al：Effects of increasedperitoneal clearances on mortality rates in peritoneal dialysis：ADEMEX, a prospective, randomized, controlled trial. J Am Soc Nephrol 13：1307-1320，2002
13) Yamashita A, et al：Comparison of intermittent and continuous therapies by two urea kinetic models. In：Nose Y, et al (eds)，Prog in Artif Organs 1985, ISAO Press, 271-274，1986

腹膜透析と適正体重

Hydration Status in Peritoneal Dialysis Patients

井尾 浩章

Key words：適正体重，体液管理，心不全，体液量

はじめに

　腎代替療法(renal replacement therapy：RRT)における透析療法の一つである連続携行式腹膜透析(continuous ambulatory peritoneal dialysis：CAPD)の利点として，体液量管理に優れ心血管系への負担が少ない点が強調されてきた。しかしながら実際には，血液透析(hemodialysis：HD)患者と比較しても，その利点については必ずしも臨床的には確認されていない。過去の報告において，CAPDでは必ずしも適切な体液管理が行われておらず，それが高血圧の発症や心肥大の進展に関与している可能性が示唆されている。

　末期腎不全に至る患者の約1/3は透析導入時に心不全(heart failure：HF)を有しており，高齢者においてはその罹患率および有病率が高い。HFと慢性腎臓病(chronic kidney disease：CKD)が合併する頻度は高く，CKDを合併する場合の総死亡率は2倍になる。多くの腎臓専門医は経験的に，限外濾過(ultrafiltration：UF)によって主に過剰な塩分および水分を除去し，体液量を調節して心負荷を軽減することで，心機能の改善が可能であることを認識している。塩分および水分を除去する手法には，各種の体外循環回路を使用する方法と腹膜透析(peritoneal dialysis：PD)による方法がある。しかしながら，心臓専門医がPDに注目するには至っていない。また持続限外濾過透析治療法の潜在的に有効な側面として，カリウム除去を促進することである。これにより，HFにおける死亡率を減らすことが証明されているアンジオテンシン変換酵素(angiotensin converting enzyme：ACE)阻害薬/アンジオテンシンⅡ受容体拮抗薬(angiotensin Ⅱ receptor blocker：ARB)，または抗アルドステロン薬の使用の余地をもたらす。

Ⅰ　心不全・体液管理としての腹膜透析療法

　必要な除水量を得るために，イコデキストリン透析液によるPDを日中1回実施することが有効であることも示されている。この方法は在宅治療にも大いに助けとなるもので，病院や診療所で実施する体外限外濾過療法と比較した場合，生活面および経済面で明らかに利点があると思われる。

　HFとCKDを合併している患者のPDの至適処方とその結果として得られるUF量は，患者の腹膜透過性，PDの種類(CAPDまたは自動PD(automated PD：APD))，浸透圧薬の選択，総注液量，注液時間などのさまざまな要因によって決まる。通常，約200～400 mLの水分除去とそれに伴う約20～50 mmolのナトリウムの除去を目標として，イコデキストリン透析液を1回(1.5～2.0 L)，長時間(8～10時間)貯留する。同様の効果は，ブドウ糖含有透析液によるPDで，アクアポリン1チャネルを介して自由水を早期に除去することでも実現できると考えられる。塩分の除去は多くのHF治療を成功に導くための鍵である。早期のナトリウムのふるい効果(ナトリウムを含まない水の除去だけが行われる現象)と貯留時間の短さによりAPDのナトリウム除去量は少ないため，ブドウ糖含有透析液によるAPDよりもCAPDのほうがナトリウム除去は一般的に効果的である。APDを用いる場合，ブドウ糖含有透析液により短時間のサイクルで液交換を行うので，ナトリウムふるい効果が起こり，全体として塩分の除去量が減少する。しかし，そのサイクルにイコデキストリン透析液を使用し長時間貯留するならば，APDのもつ欠点はほぼ完全に相殺される。その理由は，イコデキストリンがアクアポリンチャネルではなく，主にスモールポアを介して水とナトリウムを除去するからである。このため複数の研究で，HFの治療でPD処方にイコデキストリン透析液を使用している。APDを用いるHF治療において機械的合併症の発生数が多いことを示唆している研究もあるが，HFの治療を目的としてPDを行っている患者とRRTとしてPDを受けている患者全体で，腹膜炎およびカテーテルの不具合の発生率に差は認められないという報告もある。

Ⅱ　腹膜透析患者の適正体重

　PD患者の適正体重とはどのように規定されるのであろうか。残存腎機能保持に目を奪われて，過剰体液の状態になりHF発症を助長してはいないだろうか。体液量と心血管合併症の危険因子である高血圧，左室肥大とが関連するとの報告がある[1]。安定期腎移植患者と比較した場

表1 連続携行式腹膜透析(CAPD)患者の体液状態

体液量の状態	Adequate（適正）	Mild（軽度過剰）	Moderate to Severe（中等度以上過剰）	p valueANOVA
N	122 (67.0%)	43 (23.6%)	17 (9.4%)	
Cardiothoracic ratio*1 (%)	47.7±5.0	50.7±5.3	54.8±5.3	< 0.0001
hANP*2 (pg/mL)	52.5±51.8	76.8±76.8	140.9±143.0	< 0.0001
Net sodium removal (mmol/day)				
Urine	13.6±31.9	29.7±48.5	19.6±31.6	NS
PD	122.7±75.7	124.7±70.6	125.2±94.9	NS
Total removal	136.4±76.3	154.5±68.7	135.5±81.4	NS
Net water removal (mL/day)				
Urine	220±497	342±455	289±460	NS
PD	872±556	810±488	797±784	NS
Total removal	1,091±636	1,152±503	1,036±687	NS
Blood pressure (mmHg)				
Systolic*3	139±21	143±22	155±24	< 0.05
Diastolic	85±14	84±13	92±12	NS
Mean*4	103±15	104±14	113±13	< 0.05
Weekly Kt/V				
Urine	0.15±0.38	0.16±0.23	0.08±0.13	NS
PD	1.62±0.39	1.59±0.38	1.61±0.45	NS
Total	1.76±0.52	1.75±0.38	1.69±0.41	NS
Weekly creatinine clearance (L)				
Urine	7.2±17.2	9.4±12.3	5.2±6.8	NS
PD	47.8±8.9	50.1±10.3	50.0±10.0	NS
Total	54.9±18.2	59.5±12.6	55.2±7.4	NS

hANP：human atrial natriuretic peptide, NS：not significant, PD：peritoneal dialysis
*1 Cardiothoracic ratio：$p < 0.01$, A versus B；$p < 0.001$, A versus C；$p < 0.05$, B versus C.
*2 Plasma levels of hANP：$p < 0.05$, A versus B；$p < 0.001$, A versus C；$p < 0.05$, B versus C.
*3 Systolic blood pressure：$p < 0.001$, A versus C.
*4 Mean blood pressure：$p < 0.01$, A versus B；$p < 0.05$, B versus C.
Nakayama M, et al：Multicenter survey on hydration status and control of blood pressure in Japanese CAPD patients. Perit Dial Int 22：411-413, 2002[3]より引用，一部改変

合，体表面積補正細胞外液(extracellular fluid：ECF)量はCAPD患者で有意に高値であり，実に36.6%の例で腎移植例の90パーセンタイルを超えていた。各体液パラメータは拡張期血圧と相関していた。このなかで，ECFは遠心性左室肥大の指標である左室拡張終期内径と相関を示した。多変量解析では心筋重量に対する独立寄与因子として，24時間平均血圧の上昇・頸動脈拡張能の低下，そしてECFの増加が示された。結論として，CAPD患者ではECF過剰が認められ，これが拡張期血圧の上昇と遠心性左室肥大に関与していたと報告されている。またヒト心房性ナトリウム利尿ペプチド(human atrial natriuretic peptide：hANP)を指標とした厳格な体液管理と血圧管理(ARB使用)により心肥大は抑制され，残存腎機能も保持された報告もある[2]。しかしながら，体液管理が適正と考えられる患者にも高血圧を有する患者は少なくなく，このことは透析患者の高血圧の病態には，体液量のバランス以外の別の要因も大きく関与しているためと考えられる。

わが国におけるCAPD患者の体液管理の横断的検討の報告がある[3]。日本全国の21施設から任意抽出された182例の成人CAPD患者を対象に，体液状態(体液過剰スコアの評価とhANPなどの血液パラメータ)を評価し，さらに残存腎機能を含めた総透析量・水分・塩分排泄量・心胸比や外来血圧との関連を検討している。結果として，67.0%の患者は適正体液状態，23.6%は軽度体液過剰状態，9.4%は中等度以上の体液過剰状態と判断されていた(表1)[3]。これらの患者群間には，透析量，水塩分排泄量には違いが認められなかったが，心胸比や血圧は体液過剰と判断された患者群で有意に高値であった。日本のCAPD患者の約30%は体液管理が不良であり，これが心負荷や血圧上昇に関与しており，心血管障害発症のリスクと関連すると報告されていた。

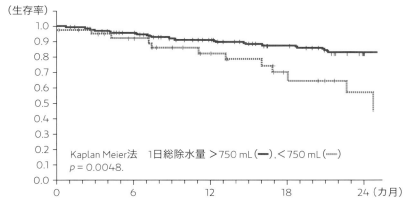

図　1日総除水量による生存率
Brown EA, et al：Survival of functionally anuric patients on automated peritoneal dialysis; the European APD Outcome Study. J Am Soc Nephrol 14：2948–2957, 2003[6]より引用, 一部改変

表2　体液量と総死亡率・腹膜透析（PD）離脱率

Study ID	RR（95% CI）	%Weight
総死亡率 -ECW/TBW		
O'Lone EL, 2014	2.05（1.31, 3.22）	29.66
Guo Q, 2015	13.58（1.08, 170.11）	5.20
Rhee H, 2016	1.00（1.00, 1.09）	34.97
Kang SH, 2016	2.19（1.43, 3.34）	30.17
Subtotal（I^2=88.7%, p=0.000）	1.08（0.96, 3.36）	100.00
PD離脱率 -ECW/TBW		
Jones CH, 2004	6.13（4.78, 7.48）	37.59
Guo Q, 2015	13.33（2.12, 83.68）	24.52
Rhee H, 2016	1.02（1.00, 1.05）	37.89
Subtotal（I^2=99.2%, p=0.000）	3.76（0.81, 17.42）	100.00

Note：weights are from random effects analysis

Shu Y, et al：The Effect of Overhydration on Mortality and Technique Failure Among Peritoneal Dialysis Patients；A Systematic Review and Meta-Analysis. Blood Purif 46：350–358, 2018[7]より引用, 一部改変

Kidney Disease Outcomes Quality Initiative（K/DOQI）ガイドラインの提唱により，PDにおいても小分子量クリアランスを主眼とする適正透析が考えられたが，その後のADEMEX studyやHEMO studyの発表により，透析効率を上げても生命予後には関係しないとする報告があり，適正透析の概念を見直さざるを得ない状況となった。その後に体液管理の問題を小分子クリアランスとは独立した重要な因子として，その臨床的な重要性を主張する報告もあった。

成人のPD患者における溶質ならびに水分除去の目標値に関する国際腹膜透析学会（International Society for Peritoneal Dialysis：ISPD）ガイドライン[4]で体液管理に言及しているのは，以下の提言のみである（一部抜粋）。

「6．体液状態を維持するためには，尿量と除水量の両方に留意すること（エビデンスレベルB）。」

また，他の学会が公表しているこれ以外の勧告も示しておく。UK Renal Associationのガイドライン[5]の勧告は以下のとおりである（一部抜粋）。

「Ⅳ．1日除水量が750 mL未満の状態が続いている無尿患者については慎重にモニタリングを行い，透析方法を変更することで得られるメリットの検討を推奨する（1B）。」

上記の勧告は，全般的に高齢PD患者に関しても妥当なものであると考えられる。無尿のAPD患者においては，総除水量750 mL未満では生存率が低いと報告されている（図）[6]。しかし，極めて厳格な塩分と水分摂取制限で高濃度ブドウ糖含有透析液の使用量を抑えることができる一方で，この制限により患者のQOLが著しく低下する

可能性もある。一部の高齢患者では，高濃度ブドウ糖含有透析液使用の緩和が適切な場合もある。また，(無尿の場合の) 750 mL という除水量の基準が高齢者に妥当なものとは限らない。多くの高齢患者の食物および水分摂取量は少ないため，除水量 750 mL は過剰であるかもしれない。

おわりに

PD患者の残存腎機能を保持することはPDの利点を凌駕することでもあるが，それに固執することは心血管合併症の併発や死亡率・technique failureを助長しかねないことにも留意しておくべきである。最近のメタ解析の報告も同様である(表2)[7]。PD患者においてもHD患者と同様，適正体重としてdry weightを設定すべきであり，尿量低下や除水不全により体液過剰状態のPD患者にはPD/HD併用療法を早期に考慮すべきと考える。今後の臨床研究結果報告に期待したい。

文献

1) Konings CJ, et al : Fluid status, blood pressure, and cardiovascular abnormalities in patients on peritoneal dialysis. Perit Dial Int 22 : 477-487, 2002
2) Io H, et al : Cardiac function and structure in longitudinal analysis of echocardiography in peritoneal dialysis patients. Perit Dial Int 30 : 353-361, 2010
3) Nakayama M, et al : Multicenter survey on hydration status and control of blood pressure in Japanese CAPD patients. Perit Dial Int 22 : 411-413, 2002
4) Lo WK, et al : Guideline on targets for solute and fluid removal in adult patients on chronic peritoneal dialysis. Perit Dial Int 26 : 520-522, 2006
5) Oei E, et al : Peritoneal Dialysis Adequacy in Elderly Patients. Perit Dial Int 35 : 635-639, 2015
6) Brown EA, et al : Survival of functionally anuric patients on automated peritoneal dialysis ; the European APD Outcome Study. J Am Soc Nephrol 14 : 2948-2957, 2003
7) Shu Y, et al : The Effect of Overhydration on Mortality and Technique Failure Among Peritoneal Dialysis Patients ; A Systematic Review and Meta-Analysis. Blood Purif 46 : 350-358, 2018

総論

腹膜機能検査

Peritoneal Function Test

田井 怜敏, 酒井 謙

Key words: 腹膜平衡試験, カテゴリー分類, 被囊性腹膜硬化症, 腹膜平衡試験(PET)施行時期

はじめに

腹膜透析(peritoneal dialysis：PD)において的確に腹膜機能の評価を行うことは, 透析処方の検討や被囊性腹膜硬化症(encapsulating peritoneal sclerosis：EPS)発症に関わる腹膜劣化を早期に察知するために重要である。

本稿では, Twardowskiら[1]により提案され, 全世界で利用されている腹膜透過性の評価法の一つである腹膜平衡試験(peritoneal equilibration test：PET)について述べる。

I 腹膜平衡試験(PET)

PET施行方法には標準法と簡便法(frequently and short time PET：fast PET)がある。

標準法はバクスター社の2.5%ダイアニール®(ブドウ糖濃度2.27%)2,000 mLを4時間貯留する。他社の同等高浸透圧透析液を使用してもよい。注液2時間目, 4時間目における透析液中クレアチニン濃度(D)と血液中クレアチニン濃度(P)の比(D/P Cr)および, 透析液中ブドウ糖濃度(D)とその初期濃度(D0)の比(D/D0 Glu)を測定し, 前者で小分子物質の除去効率を, 後者で除水効率を評価する。簡便法は2時間目の検査を省略して4時間目だけで評価する(表1)[2]。PETは特別な装置やソフトウェアを必要とせず, また, 残存腎機能に関係なく腹膜の透過性を判定できることが利点である。

II カテゴリー分類と腹膜透過性の特徴

標準曲線上にプロットした結果より, 透過性の高いほうから順に「High」「High Average」「Low Average」「Low」の4段階に分類する(図, 表2)[3,4]。導入直後のカテゴリーごとの患者の割合はHigh 13%, High Average 45%, Low Average 34%, Low 8%であり, 人種による差はほとんど認められていない[5]。

通常のPDで尿素の除去効率を考える場合, PETの結果が「High」の患者も「High Average」の患者も, 6時間以上の透析液貯留に対して尿素のD/P比はほぼ1.0となる。つまり血液と腹腔内透析液濃度は, その拡散現象により

表1 腹膜平衡試験(PET)

A	腹膜平衡試験：標準法
1.	2.5%ダイアニール®(あるいは, これに準じる液)2,000 mLを注液する。
2.	注液後, ただちに透析液のサンプルを採取する($=C_D(0)$)。
3.	注液2時間後, 透析液のサンプル($=C_D(120)$)および血液サンプル($=\bar{C}_B$)を採取する。
4.	注液4時間後, 透析液のサンプル($=C_D(240)$)を採取し, 全量を排液する。
5.	クレアチニンについて, $C_D(0)/\bar{C}_B$, $C_D(120)/\bar{C}_B$, $C_D(240)/\bar{C}_B$の3点を標準曲線上にプロットする。
6.	ブドウ糖について, 1.0, $C_D(120)/C_D(0)$, $C_D(240)/C_D(0)$の3点を標準曲線上にプロットする($C_D(0)$は理論値2.27 g/dLとしてもよい)。
7.	クレアチニンとブドウ糖による判定結果が異なる場合には, クレアチニンの結果を優先する。
B	腹膜平衡試験：簡便法
1.	2.5%ダイアニール®(あるいは, これに準じる液)2,000 mLを注液する。
2.	注液4時間後, 透析液のサンプル($=C_D(240)$)および血液サンプル($=\bar{C}_B$)を採取し, 全量を排液する。
3.	クレアチニンについて, $C_D(240)/\bar{C}_B$を標準曲線上にプロットする。
4.	ブドウ糖について, $C_D(240)/C_D(0)$を標準曲線上にプロットする($C_D(0)$は理論値2.27 g/dLとしてもよい)。
5.	クレアチニンとブドウ糖による判定結果が異なる場合には, クレアチニンの結果を優先する。

日本透析医学会：2009年版腹膜透析ガイドライン. 透析会誌 42：304, 2009[2]

同等となる。このとき「High」の患者は「High Average」の患者に比べ拡散効率が高い分, 腹腔内透析液の浸透圧が保てないため, 「High」の患者はむしろ除水量が少なくなることがある。すなわち, 透過性が高い(すなわちPETの結果が「High」である)ことと, 透析効率が高いことは必ずしも一致しないことに留意が必要である。

1 High(H)

時間あたりの溶質の透過性が高く溶質除去能は良好だが, 腹膜透過性が亢進している状態であり, 浸透圧物質であるブドウ糖の吸収が増加し, 浸透圧較差が早期に消

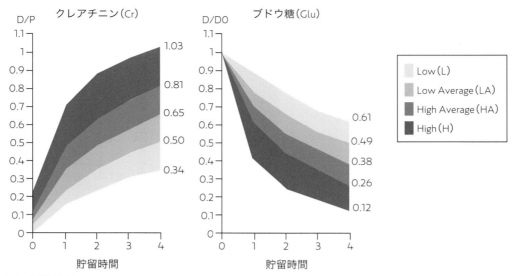

図　標準曲線
Twardowski ZJ：Clinical value of standardized equilibration tests in CAPD patients. Blood Purif 7：95–108, 1989[3]

表2　腹膜平衡試験（PET）カテゴリーによる患者比率と腹膜透過性の特徴

患者比率（%）	カテゴリー	4時間 D/P	腹膜透過性の特徴
13%	High（H）	0.82～1.03	・溶質がすばやく移行し，大変効率のよい膜 ・ブドウ糖の吸収が増加 ・除水量の確保が困難 ・血清アルブミン低値のおそれ
45%	High Average（HA）	0.65～0.81	・効率のよい膜 ・溶質の移行は良好 ・除水についても良好
34%	Low Average（LA）	0.50～0.64	・やや効率が悪い膜 ・溶質の移行はややゆっくり ・除水は良好
8%	Low（L）	0.34～0.49	・溶質の移行が遅く，効率の悪い膜 ・残存腎機能がないとクリアランスを稼ぐことは困難 ・除水は非常に良好

大塚泰史：PDと腹膜機能．細谷龍男（監），横山啓太郎，他（編），腹膜透析療法マニュアル，東京医学社，121–127，2011[4]より引用，一部改変

失するため逆に除水能は低下する。また小分子だけでなく大分子物質の透過性も亢進しており，蛋白喪失量が増加し，低アルブミン血症をきたしやすい。

2　Low（L）

時間あたりの溶質の透過性が低いため溶質除去は不良だが，浸透圧物質であるブドウ糖の吸収も遅いため除水能は長時間維持される。また蛋白喪失は少なく，血清アルブミンは高く維持される。

3　High Average（HA），Low Average（LA）

溶質除去，除水，蛋白喪失はHighとLowの中間的な値を示す。80%の患者でこの両者のカテゴリーに位置している。

III　腹膜平衡試験（PET）施行の目的

1　透析処方の検討

PETを行い腹膜透過性の特徴を知ることは，適正な透析処方（透析液濃度，透析液量，貯留時間，交換頻度）を行うのに役立つ。カテゴリーがHighの患者では除水不全が懸念されるため，透析液を短時間で頻回に交換する（自動腹膜透析（automated peritoneal dialysis：APD）など）。逆にPETがLowの場合には透析液を増量し対応する。ま

た透析方法（PD＋血液透析（hemodialysis：HD）併用療法やHDへの移行）の変更を検討する際に用いることもある。

2　腹膜機能の経時的なモニタリング

PDにはEPSという重篤な合併症が起こり得る。EPS発症には腹膜劣化（腹膜機能低下，腹膜形態変化）が関わっており，PD施行期間延長とともに増強すると考えられている。Kawanishiらの前向き観察研究において，EPS発症率は2.5％であり，PD施行期間が3年の群でEPS発症頻度が0％，5年で0.7％，8年で2.1％，10年で5.9％，15年で5.8％，15年以上で17.2％と，透析期間に連動して増加することを報告している[6]。しかし，これは酸性透析液，高濃度ブドウ糖透析液を使用していた時期の成績であり，その後の2000年代の中性透析液を使用した症例の前向き研究であるNEXT-PD studyでは，EPS発症率は1.0％に低下し，3年未満の群で発症頻度は0.3％，5年で0.6％，8年で2.3％，8年以上で1.2％と，PD施行期間に連動したEPS発症頻度の増加が抑制されたことを報告している[7]。ただしEPS発症がなくなったわけではなく，中性透析液でも腹膜劣化が進行することには変わりない。

腹膜機能低下は，腹膜透過性を判定するPETで算出されるD/P Crの経時的な上昇で予測され，腹膜形態評価には腹腔鏡検査，腹膜生検検査，排液中の中皮細胞診などが総合的に行われている。また腹膜劣化を予測するバイオマーカーとして，排液中のCA125，ヒアルロン酸，matrix metalloproteinases（MMP）-2，interleukin（IL）-6，fibrin degradation product（FDP），plasminogen activator inhibitor（PAI）-1，トランスフォーミング増殖因子（transforming growth factor：TGF）-β，血管内皮増殖因子（vascular endothelial growth factor：VEGF），終末糖化産物（advanced glycation end product：AGE）などの有用性を検討した報告が多数みられるが，現在のところ確立したバイオマーカーはない。

PETは非侵襲的であることに加え，客観性，簡便性，経済性に優れるため，PDガイドライン[2]では基本的な定期検査として少なくとも年に一度は行うことを推奨している。D/P Crが経時的に上昇し，Highが12カ月以上持続する場合には高度の腹膜劣化が進行していると判断し，PD中止を検討すべきである[2]。

また，わが国のEPS例の70％はPD離脱後に発症しているため，腹膜劣化が疑われる長期施行例においては，PD離脱後も一定期間，PDカテーテルを留置し，排液の性状やD/P Crの推移を観察することがEPS発症予防につながるのではないかと考えられている。

IV　腹膜平衡試験（PET）施行時期

前述のように，透析方法の変更や透析処方を検討する場合にPETを施行する。また，腹膜機能の経時的な変化を把握するために，導入期を含め，6カ月〜1年に1回を目安に定期的に行うことが望ましい。その他，腹膜炎からの回復期に除水不全が持続するときなどにも施行を考慮する。

注意点として，カテーテル挿入後1カ月以内のPETは必ずしも患者の腹膜機能を反映しないとされる。そのためPDガイドライン[2]では，導入後4週以降にPETを行うことを推奨している。また腹膜炎発症後は，再燃性腹膜炎や再発性腹膜炎を考慮し，腹膜炎後4週以降にPETを行うことを推奨している。さらにPET施行前にイコデキストリン透析液を長時間貯留すると，検査結果がブドウ糖透析液のみを使用している場合に比べ，透過亢進側へシフトすることがあるので注意が必要である[8]。

おわりに

酸性透析液よりも生体適合性に優れている中性透析液が使用されるようになり腹膜劣化は軽減したが，一定の腹膜変化は依然存在している。PETはEPSを回避するためにはいまだ不可欠な検査である。

文献

1) Twardowski ZJ, et al：Peritoneal equilibration test. Perit Dial Int 7：138-148，1987
2) 日本透析医学会：2009年版腹膜透析ガイドライン．透析会誌42：285-315，2009
3) Twardowski ZJ：Clinical value of standardized equilibration tests in CAPD patients. Blood Purif 7：95-108，1989
4) 大塚泰史：PDと腹膜機能．細谷龍男（監），横山啓太郎，他（編），腹膜透析療法マニュアル，東京医学社，121-127，2011
5) 川西秀樹：適正透析．Pharma Medica 23（Suppl）：31-39，2005
6) Kawanishi H, et al：Encapsulating peritoneal sclerosis in Japan：a prospective, controlled, multicenterstudy. Am J Kidney Dis 44：729-737，2004
7) Nakayama M, et al：Encapsulating peritoneal sclerosis in the era of a multi-disciplinary approach based on biocompatible solutions：the NEXT-PD study. Perit Dial Int 34：766-774，2014
8) Moriishi M, et al：Impact on peritoneal membrane of use of icodextrin-based dialysis solution in peritoneal dialysis patients. Adv Perit Dial 22：24-28，2006

腹膜劣化の評価

Evaluations of Peritoneal Injury in Peritoneal Dialysis Patients

濱田 千江子

Key words：腹膜傷害，組織学的評価，腹膜透過性の評価

はじめに

腹膜透析（peritoneal dialysis：PD）は，末期腎不全の腎代替療法の一翼を担う治療法であるが，治療の長期継続や頻回・反復する腹膜炎によって透析膜である腹膜が変性し，形態学的傷害と機能的障害を呈する。形態学的傷害としては腹膜線維症や，重篤な合併症である被囊性腹膜硬化症（encapsulating peritoneal sclerosis：EPS）がある。また機能的障害としては，PDの継続とともに腹膜透過性が亢進して除水不全から水管理が困難となり，連続携行式腹膜透析（continuous ambulatory peritoneal dialysis：CAPD）の継続が困難となるばかりでなく，心不全などの発症によって生命予後が悪化する。適正で安全な透析治療を実施するうえで，腹膜の劣化を意識した腹膜の機能的評価や病理学的評価は重要であり，定期的な評価の実施が必要である。

I 原因

腹膜劣化を誘導する因子としては，ブドウ糖，ブドウ糖分解産物（glucose degradation product：GDP）・終末糖化産物（advanced glycation end product：AGE），低pH，高浸透圧などの非生理的PD液への長期曝露や，繰り返し，あるいは遷延する腹腔内の炎症があげられる。これらの刺激によって，腹膜では中皮細胞の間質細胞への形質転換（mesothelial-to-mesenchymal transition：MMT）や，炎症性サイトカインをはじめとする各種サイトカインや増殖因子の分泌亢進，これに続く間質の線維化や血管新生を含む小血管の糖尿病様変性，炎症性細胞の浸潤，酸化ストレスの亢進が生じる。

II 機序

1 非生理的透析液曝露による非特異的炎症

透析液への慢性的な曝露は，中皮細胞を刺激して各種インターロイキン（interleukins：ILs）や，トランスフォーミング増殖因子（transforming growth factor：TGF）-βや血管内皮増殖因子（vascular endothelial growth factor：VEGF），結合組織成長因子（connective tissue growth factor：CTGF），塩基性線維芽細胞増殖因子（basic fibroblast growth factor：bFGF），単球遊走因子（monocyte chemo-attractant protein-1：MCP-1）などの増殖因子の活発な分泌を促し，中皮細胞自らが線維芽細胞に形質転換を誘導して活発なコラーゲン合成（間質の線維化）に導く[1]。中皮細胞や間質の血管内皮細胞から分泌されたVEGFによって血管新生が起こり，また小静脈や毛細血管の内皮細胞は透析液の酸化ストレスなどにより硝子化を主体として血管狭窄・閉塞をきたす。

2 遷延あるいは反復性腹膜炎による炎症

遷延する腹膜炎によって間質に浸潤したマクロファージは，インターロイキン（IL-1，IL-6）や腫瘍壊死因子（tumor necrosis factor-alfa：TNF-α），活性酸素種（NO，O_2^-）を分泌し，さらに各種ケモカインを介して腹膜の線維化，血管透過性の亢進，血管新生を誘導する[1]。

III 臨床的所見

PDを長期継続した症例の腹腔鏡での肉眼所見では，腹膜の白色化や腸管表面の波状あるいは粒状の凹凸を特徴とする変化，さらに腹膜を走行する血管の変化，壁側と腸管，あるいは腸管同士の癒着が確認される[2]（図1）。組織学的変化としては，①中皮細胞の脱落・喪失，②間質の線維性の肥厚，③小血管病変（毛細血管後小静脈の狭窄・閉塞）と血管新生，があげられる（図2）。腹膜の透析膜としての機能障害としては，①小分子物質の移送亢進，②除水能の低下，③大分子物質移送の亢進，があげられている。

組織学的所見と機能障害の関連性に関して，小分子物質の移送亢進は，血管新生による有効血管床の拡大と血管透過性の変化が指摘されている。また除水能の低下は，小分子であるブドウ糖が短時間で血管内に移動するため透析液—血液間の浸透圧較差が維持できないことと，ultra-small poreのアクアポリン-1の機能不全が指摘されている。Peritoneal Biopsy Registry[3]の報告では，大分子物質の移送亢進した症例は間質の肥厚が著明であった。

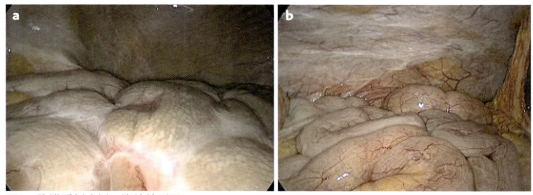

図1 腹膜透析症例の腹腔鏡所見
a：腹腔内の腹膜は全体に白濁し，腸管の表面には波状の凹凸が確認される。さらに腸管同士が癒着し，一部は新生被膜により覆われている。
b：壁側の腹膜は一部白色化している腸管の表面ならびに壁側の血管が造成し，蛇行した血管が確認される。腸管の表面は平滑である。

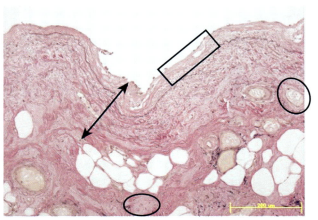

図2 長期腹膜透析症例の壁側腹膜
中皮細胞の一部が脱落している。線維性に肥厚した間質では，閉塞した毛細血管後小静脈と血管壁の肥厚した小静脈が認められる。

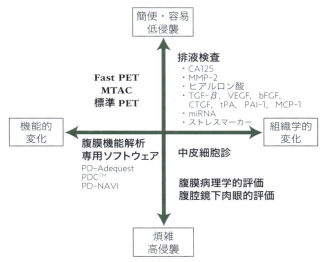

図3 腹膜劣化の評価
PET：腹膜平衡試験，MTAC：総括物質移動面積係数，MMP：matrix metalloproteinases, TGF：トランスフォーミング増殖因子, VEGF：血管内皮増殖因子, b FGF：塩基性線維芽細胞増殖因子, CTGF：結合組織成長因子, tPA：組織型プラスミノーゲンアクチベータ, PAI：プラスミノーゲンアクチベータインヒビター, MCP：探求遊走因子

IV 評価（図3）

1 組織学的傷害の評価

腹腔内の変化は，排液中の物質あるいは細胞を評価することで可能との視点から，長時間貯留（夜間貯留）排液や一定時間貯留排液を用いて，サイトカインや増殖因子，酸化ストレス，凝固線溶系因子などの測定が行われている。現在，臨床的有用性が確認されているものは，中皮細胞数との関連性が指摘されているCA125やMMP-2, ヒアルロン酸などである。排液中の中皮細胞診も中皮細胞の傷害を評価するうえで有効であるが，多数の細胞の計測・観察が必要である。侵襲性が高いが組織学的傷害を評価するうえでは，外科的に腹膜を採取し病理学的に評価することが有用である。しかし，採取部位，採取時の手技，病理学的診断知識などのバイアスがいまだ問題である。一方，腹腔鏡を用いた肉眼的評価は，機器を含めた施設的な制限があるばかりでなく，保険上の制約もあるが，多くの情報が得られる評価法である。

2 機能的障害の評価

腹膜機能の評価は，至適透析の指標として定期的に実施することが推奨されており，必ずしも機能評価が腹膜劣化を意味するものではないことは，注意すべきところである。つまり，同一症例での結果の比較は腹膜劣化の

指標として意義があるが，検査結果が患者の年齢や原疾患などの影響を受けるため，患者間での比較には適切でない。評価方法としては，腹膜平衡試験(peritoneal equilibration test：PET)と総括物質移動面積係数(overall mass transfer area coefficient：MTAC)があり，PETの4時間値のみで評価するfast PETも簡便である点から広く普及している[4]。腹膜機能解析専用ソフトウェアとして，①PD-Adequest(バクスター社)，②PDC™(ガンブロ社)，③PD-NAVI(ジェイ・エム・エス社)，④Patient OnLine(フレゼニウス・メディカルケア社)，などがあり，腹膜機能解析にとどまらず透析量の評価・予測，栄養状態の評価などが可能である。

文献

1) Zhou Q, et al：Preventing peritoneal membrane fibrosis in peritoneal dialysis patients. Kidney Int 90：515-524, 2016
2) Honda K, et al；Peritoneal Biopsy Study Group of the Japanese Society for Peritoneal Dialysis：Impact of uremia, diabetes, and peritoneal dialysis itself on the pathogenesis of peritoneal sclerosis：a quantitative study of peritoneal membrane morphology. Clin J Am Soc Nephrol 3：720-728, 2008
3) Williams JD, et al；Peritoneal Biopsy Study Group：Morphologic changes in the peritoneal membrane of patients with renal disease. J Am Soc Nephrol 13：470-479, 2002
4) 有薗健二：腹膜機能の評価．腎と透析69：38-42, 2010

腹膜透析と食事療法

Diet Therapy for Peritoneal Dialysis Patients

金澤 良枝, 城田 直子, 中尾 俊之

Key words：食事療法，栄養管理

はじめに

透析患者の栄養管理の目的は，尿毒症の原因となる終末代謝産物の産生を極力抑制し，水・電解質の摂取を調整して生体内部の恒常性を維持し，たんぱく栄養状態の改善，維持および諸種の合併症の予防や進展を抑制することである。

また腹膜透析（peritoneal dialysis：PD）あるいは血液透析（hemodialysis：HD）に関わらず，透析療法は腎不全患者の体内環境維持（主として細胞外液の量・組成の正常化）を目的としていることは言うまでもない。透析患者の体内環境は，①透析および残存腎機能による体内からの老廃物除去と，②食事摂取あるいは体内での生成とのバランス関係により決定される。PDでの除去の増加は，透析液バッグ交換回数の増加や1回貯留量の増加によりなされる。しかし，いくら高効率のPDを施行していても，飲水や食事摂取量がその除去量を凌駕するようであれば体内環境は適正に維持できない。

本稿では，PD患者における食事療法の考え方，食事指導方法について述べる。

I 腹膜透析患者における食事療法の考え方

PD患者の食事療法基準は，日本透析医学会「腹膜透析ガイドライン」[1]より表1のように示されている。

1 総摂取エネルギー

総摂取エネルギー量（食事摂取エネルギー量＋腹膜吸収エネルギー量）は，標準体重はbody mass index（BMI）22とし，標準体重1kgあたり30〜35 kcal/kg/dayを目安とする。

PDとHDの大きな相違点は，PDでは透析液からのブドウ糖吸収エネルギー量があることである。腹膜からのブドウ糖吸収エネルギー量は，使用透析液濃度，総使用液量，貯留時間，腹膜機能などの影響を受けるが，表2に示すように，2Lを4時間貯留すると，ブドウ糖低濃度液では約70 kcal，ブドウ糖中濃度液では約120 kcal，ブドウ糖高濃度液では約220 kcalと計算して，総摂取エネルギー量から腹膜吸収エネルギー量を差し引いて食事摂

表1 腹膜透析（PD）患者の食事基準

エネルギー	30〜35 kcal/kg/day [注1, 2, 3]
たんぱく質	0.9〜1.2 g/kg/day [注1]
食塩	PD除水量(L)×7.5 ＋ 尿量(L)×5
水分	PD除水量 ＋ 尿量
カリウム	制限なし [注4]
リン	たんぱく質(g)×15未満

注1）体重は基本的に標準体重（BMI=22）を用いる
注2）性別，年齢，合併症，身体活動度により異なる
注3）腹膜吸収ブドウ糖からのエネルギー量を差し引く
注4）高カリウム血症を認める場合には血液透析（HD）同様に制限する

日本透析医学会：2009年版腹膜透析ガイドライン．透析会誌 42：285-315，2009[1]をもとに著者作成

表2 腹膜吸収ブドウ糖エネルギー量（2Lを4時間貯留）

糖低濃度液	約70 kcal
糖中濃度液	約120 kcal
高濃度液	約220 kcal

取エネルギー量とする。また自動腹膜透析（automated peritoneal dialysis：APD）では，ブドウ糖吸収エネルギー量＝1.2 G＋19.2（G＝透析液のブドウ糖量）である[2]。

個人の適正エネルギー量は患者の性別，年齢，生活活動強度により異なるため，これらの因子を考慮して設定することが好ましい。エネルギー必要量は個人差があるので，総摂取エネルギー量の評価を行い，経時的にdry weightの変動を観察して個々の患者ごとに適正なエネルギー管理が実施されているか評価を行う。エネルギー不足は，protein-energy wasting（PEW）[3,4]の防止や予後管理のうえで注意しなければならない重要な点である。特に高齢になるとエネルギー摂取量が不十分で，かつ活動量も低下するため，栄養状態の悪化を招く場合も経験する。適正なエネルギー管理となるよう，炭水化物（主食類）からのエネルギー不足をいかに補っていくか，患者個々の嗜好をどの程度，考慮していくかがポイントである。主食類からのエネルギー量を十分摂取できない場合は菓子類（饅頭，カステラ，羊羹など）を食間に利用，あるい

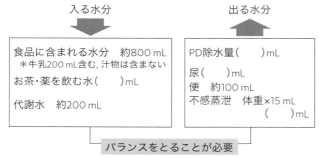

図　腹膜透析(PD)における水分バランス

は腎不全用の流動食の利用が好ましい。しかしPDでは，PD液からのブドウ糖吸収によるエネルギー摂取があるので，HDと比較すると糖質エネルギー摂取に関しては多少有利であることも考えられる。

2　たんぱく質

たんぱく質は，適正なエネルギー摂取を前提として，0.9〜1.2 g/kg/日が推奨されている。たんぱく質を過剰に摂取しても，それが直接血清アルブミン濃度の上昇などには結びつかず，かえって血清尿素窒素やカリウム，リン濃度の上昇にはね返るという不利益のほうが大きい[5]。たんぱく質の質的評価としては，必須アミノ酸が充足できる食事(アミノ酸スコア100)が望まれる。アミノ酸スコア100の食事内容とするには，1日のたんぱく質量のうち60〜65％を必須アミノ酸を含む動物性食品類(肉類，卵類，乳類)で摂取することが必要である。植物性食品の豆腐もアミノ酸スコアは100であるが，1日の食事のなかでアミノ酸スコアがパーフェクトになるような食事管理を目指すべきである。

3　食塩・水分

食塩・水分管理は透析患者の食事管理でもっとも重要である。つまり，食塩を過剰摂取すれば水分摂取も過剰となり，また水分を過剰摂取すれば食塩摂取も過剰となり，体重増加(体液貯留)となる。

HDでは，高い精度で誤差なく貯留分の体液を計画的に除水できるし，水分・食塩除去と溶質(終末代謝産物)除去量とは連動することなく完全に分離して行える。つまり1回の透析で，たとえば水分・食塩除去は少なく，溶質除去を多くというような調節が精密に可能である。しかしPDでは水分・食塩除去と溶質除去量とを分離・調節することが難しく，溶質除去量を多くしようとバッグ交換回数を増やすと水分・食塩除去量も同時に増えてしまう。しかもPDでは，同様のバッグ交換スケジュールを適応しても除水量は患者個々によって異なる(腹膜機能や腹腔内カテーテルの位置などのため)。このような理由により，PDでの食塩・水分管理は患者個々の排泄量(PD＋尿)に合わせてバランスをとって摂取するという受動的な立場から組立てざるを得ない。すなわち，食塩は[除水量(L)×7.5 g]＋[残腎尿量100 mLにつき0.5 g]とされているが，これは排泄量とのバランスをもとに考えられている。水分はPD除水量＋尿量で考える。HDでは，食塩・水分摂取は少なければ少ないほど透析間体重増加量も抑えられるが，PDでの食塩・水分摂取は排泄量を考慮してバランスをとらなければ溢水や脱水ということが起こる(図)。

なお，腹膜傷害への影響をできるだけ抑えるには，高濃度ブドウ糖透析液の使用は避け，なるべく低濃度ブドウ糖透析液のみでのバッグ交換スケジュールとするのがよいが，すると一方で，食塩・水分排泄量が少なくなるというジレンマが生じる。この点，食塩・水分摂取を上手くコントロールできれば，高濃度ブドウ糖透析液の使用を控えることができて腹膜傷害抑制につながる。

また，透析患者では塩分味覚障害が認められており[6]，食塩の感じ方は健常人よりも劣っているので，患者の主観的味覚に頼らず除水量と体重変動，残腎尿量などにより客観的に評価する。しかし高齢患者では，減塩すると食欲が減退するという患者や，そもそも食事摂取エネルギー量が不足して食塩摂取量が自然に少なくなる患者なども存在するため，一律に食塩量を規定することに違和感がある場合もある。したがって，個々の患者の栄養状態，体重変化，食事状況を鑑みて個別対応が必要と考える。

4　カリウム

カリウムはPD液への喪失があるため，低カリウム血症にならないよう，食事でのカリウム制限は行わない。具体的には，野菜は350 g/day，生果物150 g/day程度の摂取は必要で，これにキノコ類，海藻類なども組み合わせて食事を考える。ただし高カリウム血症を認める場合は制限を行い，患者の日常の食事内容を聴取し，問題点を探して食事摂取方法や食品選択方法について指導する。カリウムというと，果物，野菜，海藻，芋類などが注目されてしまうが，魚介類，獣鳥鯨肉類にも多く含有されているので，同時にたんぱく質の摂取状況についても検討する。

5　リン

リン摂取量はたんぱく質(g)×15 mgと考える。リン含有量の多い食品は同時にたんぱく質量の多い食品であり，リン含有量とたんぱく質含有量は相関関係を示す。食事からのリン摂取量を制限するには，まずたんぱく質を多く含む食品を制限することである。食事管理のみでリンのコントロールを行うには，低たんぱく食(0.6 g/kg/日以下)を行わなければ困難で，透析患者の場合，指示され

たたんぱく質適正量を摂取したうえで，薬剤でのコントロールが必要である．

しかし食品の選び方によっては，同程度のたんぱく質摂取量であっても腸管からのリン吸収量が異なる．すなわち，食事からのリン供給源には，①植物性食品に含有する有機リン，②動物性食品に含有する有機リン，③食品加工の際に添加される無機リン，の3つがある．リンの生物学的利用率は植物性食品では20～40%，動物性食品では40～60%，無機リンは約100%と考えられている．同量のたんぱく質量を植物性食品と動物性食品から摂取した場合を比較すると，生物学的利用率は植物性食品のほうが低いので血清リンのコントロールには有利と考えられるが，植物性たんぱく質のアミノ酸スコアは動物性たんぱく質より劣ることが多く，栄養学的には植物性たんぱく質を多く摂取することは好ましくないというジレンマが生じる．

II　腹膜透析患者の栄養管理の実際

食事療法基準はあくまでも基準であり，患者個々の状況に応じて臨機応変に対応することは言うまでもない．特に昨今の問題として，透析患者の高齢化があげられる．高齢化に加え，認知症や合併症の程度，家族関係など患者の多様化はますます顕著になっていくと考えられる．患者個々の食事摂取量や摂取方法の変化，臨床データの変動，栄養評価を正しく実施し，継続的な栄養相談が必要であると考える．

文献

1) 日本透析医学会：2009年版腹膜透析ガイドライン．透析会誌 42：285-315, 2009
2) 中尾俊之, 他：CAPDおよびAPDにおける腹膜ブドウ糖吸収量の検討．腹膜透析 98：196-198, 1999
3) Fouque D, et al：A proposed nomenclature and diagnostic criteria for protein-energy wasting in acute and chronic kidney disease. Kidney Int 73：391-398, 2008
4) Kanazawa Y, et al：Diagnosis and prevalence of protein-energy wasting and its association with mortality in japanese hemodialysis patients. Nephrology (Cariton) 22：541-547, 2017
5) 金澤良枝, 他：糖尿病性腎不全による透析患者の食事療法に関する研究―適正なエネルギー，たんぱく質摂取量について―．透析会誌 21：825-830, 1988
6) 金澤良枝, 他：糖尿病性腎不全による透析患者の味覚障害と塩分，水分管理．透析会誌 28：1063-1067, 1995

腹膜透析と運動療法
Exercise Therapy for Peritoneal Dialysis Patients

植田 敦志

Key words：サルコペニア，フレイル，身体機能，栄養状態，炎症反応

はじめに

今日，透析患者に対する運動療法はサルコペニアやフレイル，また合併症も予防し，生命予後を改善するという考えは，多くの医療者に浸透してきた。2018年に日本腎臓リハビリテーション学会から「腎臓リハビリテーションガイドライン」[1]が発刊され，透析患者に対する運動療法の目的，有用性，方法などが示された。現在，多くの透析施設で，このガイドラインをもとに運動療法や腎臓リハビリテーションを実施しているものと思われる。しかしながら，腹膜透析(peritoneal dialysis：PD)患者に対する運動療法のエビデンスは乏しく，確立された方法論はない。PD患者に対する運動療法の有用性は疑う余地はないと思われるが，その目的は血液透析(hemodialysis：HD)患者と同じと考えてよいのだろうか。

本稿では，HD患者の運動療法のエビデンスを踏まえて，PDと運動療法について論じる。PD患者はHD患者と異なり腹腔内に透析液を貯留するため，時に腹部膨満感を自覚し運動の障害になることがある。また，腹腔内に貯留した透析液の影響で高血糖や肥満になりやすいことも知られている[2,3]。一方，PDの特徴である残存腎機能の保持の点において，高血圧や糖尿病は阻害因子となり得る[4,5]。この点に対し，治療の時間的拘束が少ないメリットを活かして，適切な運動を行うことにより身体能力を高め，生活習慣病に関わる阻害因子を改善することがPD患者の運動療法の重要な目的になる。

I 透析患者の運動療法の目的と有用性

2010年に報告された日本を含む12カ国のHD患者20,920人を対象にしたDialysis Outcomes and Practice Patterns Study(DOPPS)では，透析患者は健常人と比較して明らかに身体活動が低下しているとしたうえで，運動実施の影響を検討した[6]。それによれば，週1回の運動を実施しているHD患者は47.4％であった。国別の偏りが大きく，オーストラリア・ニュージーランド，スウェーデン，日本における運動回数が多く，イタリア，ドイツが少なかった。男性，body mass index(BMI)低値，エリスロポエチン製剤の適切な投与，高等教育，就労などが

表1 運動療法がもたらすいくつかの指標とその効果

有意に改善	運動耐容能
	歩行機能
	血液透析効率
改善傾向だが有意差なし	筋力
	筋肉量
	血清アルブミン
	CRP
	生命予後

運動を積極的に実施する患者背景因子としてあげられ，反対に高齢，心血管系疾患の合併，肺疾患，喫煙が運動を阻害する背景因子となっていた。死亡率との関係では，週1回の運動実施群では運動未実施群より明らかに死亡率が低く，運動回数の増加とともに生存期間は延長していた。さらに運動実施群では，quality of life(QOL)，運動能力，睡眠などにも優れた効果をもたらした。この研究では，HD患者の運動実態を詳細に分析し，運動が生命予後やQOLに良好な効果をもたらしたことを証明した。

「腎臓リハビリテーションガイドライン」では，「透析患者における運動療法は，運動耐容能，歩行機能，身体的QOLの改善効果が示唆されるため，行うことを推奨する」としている[7]。ガイドラインにおいて，運動療法がもたらすいくつかの指標についてその効果を検討し，有意に改善した要因，および改善傾向だが有意ではなかった要因が示された(表1)。しかしながら，これらの解析を行うもとになった文献では，PD患者を対象にしたものは少なく，主にHD患者の効果を反映した結果といえる。

II 腹膜透析患者の身体機能

これまでに，PD患者の身体機能に関していくつか報告がある。堀田らの膝伸展筋力を測定した検討では，PD患者の身体活動量の低下が運動機能低下に影響を与えたとした[8]。また若宮らは，PD患者の歩数を測定し，60％が5,000歩/day未満の低活動性であったとし，それに関連する要因として血清アルブミン値や炎症マーカーであるC-reactive protein(CRP)が関連することを報告した[9]。2018年にわが国のPD患者を対象にしたサルコペニアと

表2　米国スポーツ医学会から示されたCKD患者に推奨される運動処方

頻度	有酸素運動：3～5 day/week
	レジスタンス運動：2～3 day/week
強度	中等度強度の有酸素運動(すなわち酸素摂取予備能の40～60％，ボルグ指数(RPE)6～20点(15点法)の11～13点)
	レジスタンス運動は1-RMの70～75％
時間	有酸素運動：持続的な有酸素運動で20～60 min/day，しかしこの時間が耐えられないのであれば，3～5分間の間欠的運動曝露で計20～60 min/day
	レジスタンストレーニング：10～15回反復で1セット。患者の耐容能と時間に応じて何セット行ってもよい。大筋群を動かすための8～10種類の異なる運動を選ぶ。
	柔軟体操：健常成人と同様の内容がすすめられる。
種類	ウォーキング，サイクリング，水泳のような有酸素運動
	レジスタンス運動のためには，マシーンあるいはフリーウエイトを使用する。
特別な配慮	血液透析患者
	・トレーニングを非透析日に行ってよいが，透析直後に行ってはならない。
	・トレーニングを透析中に行うのであれば，低血圧反応を避けるために，透析時間の前半に行う。
	・心拍数は運動強度の指標としての信頼性は低いので，RPEを重視する。
	・患者の動静脈シャントに直接体重をかけないかぎりは，動静脈接合部のある腕で運動を行ってよい。血圧測定は動静脈シャントのない側で行う。
	腹膜透析患者
	・持続的携帯型腹膜透析中の患者は，腹腔内に透析液があるうちに運動を試みるかもしれないが，この結果が思わしくない場合には，患者は透析液を除去することがすすめられる。
	移植患者
	・拒絶の期間中は，運動の強度と時間は減少されるべきであるが，運動は継続して実施してよい。

RPE：rating of perceived exertion(自覚的運動強度)，1-RM：1 repetition maximum(最大1回反復重量)
American College of Sports Medicine：ACSM's Guidelines for Exercise Testing and Prescription, 9th ed, Lippincott Williams & Wilkins, 2013[12]／上月正博：透析患者に対するリハビリテーション―腎臓リハビリテーション．臨牀透析34：137-143，2018[13]

フレイルに関する報告では[10]，10.9％のPD患者がサルコペニアと診断され，8.4％がフレイルと診断された。いずれも患者年齢が上昇するに伴い，その割合が増加した。また，サルコペニアもしくはフレイルを認めた患者では，血清アルブミン低値，血清プレアルブミン低値，CRP高値，interleukin-6高値を認め，生命予後は不良であった。堀田らによる，保存期腎不全患者，PD患者，HD患者を対象にした治療法による身体能力の比較に関する横断的検討において，PD患者はHD患者に比較し身体機能を維持しやすい可能性があると報告した[11]。

III　腹膜透析患者に対する運動療法

透析患者に対する運動療法に関するガイドラインを調べると，米国スポーツ医学会から慢性腎臓病(chronic kidney disease：CKD)患者に推奨される運動療法が提示されている[12]。そのなかで，HD患者とPD患者に対する運動療法が示されているが，PD患者の運動療法については，具体的な配慮などの詳細は示されていない(表2)[12, 13]。

PD患者の身体機能に関しては，これまで系統的な検討が行われてこなかったが，2018年にカナダからシステマティックレビュー(systematic review：SR)が報告された[14]。それによると，運動介入による効果をSF-36®(MOS 36-Item Short-Form Health Survey)を用いて評価してみると，身体機能，痛み，健康状態，感情要因においてわずかな改善を認めた。運動介入による悪影響として，透析液の漏れ，ヘルニアなどの合併症が懸念されたが，いずれも問題にならないとした。死亡率との関連では，身体運動能力が高い患者は死亡率が低く，逆に低い患者は死亡率が高かったとした。栄養状態と炎症に関しては，歩数が少ないPD患者ほど栄養状態が不良で炎症反応が高い傾向にあったが，運動介入によって栄養と炎症反応の改善は認めなかった。一方，運動介入によって，耐糖能，脂質代謝には良好な作用を認めたが，血圧には影響を認めなかった。しかし残念ながら，本検討はSRとしては観察研究が多いこと，対象症例数が少ないことなどから，PD患者に対する運動の明確な有用性を証明するには至らなかった。

IV　腹膜透析患者の運動療法の実際

PD患者の運動時の注意点(表3)[15]を示す。平木らの報告によれば，腹腔内に透析液を貯留していても適度な運動は可能であるが，可能であれば腹腔内の透析液を空にして運動を行うほうがよいとしている[15]。そのなかで，透析液を腹腔内に貯留しながらの運動は腹圧がかかり，臍

表3 腹膜透析患者の運動時の注意点

1.	腹腔内に透析液を貯留していても適度な運動は行えるが，可能であれば腹腔内の透析液を空にして行う
2.	運動時はバルサルバ型運動（息こらえて力む運動）など腹圧を上げる運動は避ける
3.	カテーテル出口部に負担をかけないように運動時は少しゆとりのある衣服を着用する
4.	運動時にはカテーテルが引っ張られないようにしっかり固定する
5.	運動後はカテーテルケアを行い，出口部を清潔に保つ

平木幸治，他：腎腹膜透析患者に対する理学療法．理学療法ジャーナル48：713-718，2014[15)]

および鼠径ヘルニアを生じる可能性があり，バルサルバ型運動（息をこらえて力む運動）はできるだけ避けたほうがよいとした。腹腔内に透析液を貯留して運動を行う場合には，ウエストのきつい衣服を着用するとカテーテル出口部に負担がかかるため，ゆとりのある衣服を着用するのがよいこと，運動によってPDカテーテルが引っ張られないようにしっかり固定すること，運動によって汗をかいたらカテーテルケアを行い，出口部を清潔に保つことなどが重要である。PD患者においても水泳は可能であるが，カテーテルや出口部がプールの水と接触しないように保護するのが望ましいと論じている。

V 今後の課題

　PD患者を対象にした運動療法の研究は極めて少ない。その理由として，PD患者数が少なく，約5年でHDや併用療法へ移行する限られた期間の治療法であることが考えられる。しかし，PDはHDと比較し糖尿病や脂質代謝異常の悪化をきたす患者も多いため，運動療法の必要性は高いと考えられる。今後は，身体機能に加え身体活動量を含めた介入方法の検討が必要になる。そして，医師，理学療法士，運動指導士，看護師，管理栄養士など複数の職種で運動療法チームを編成し，個々の症例に応じて身体機能および日常生活動作（activities of daily living：ADL）を評価し，身体機能向上を目的とした運動処方を実施すべきである。

おわりに

　人間にとって体を動かすことは，本来，楽しく感じることであり，運動することを義務と感じていては実施の継続は難しい。われわれ医療者は，患者が自信をもってPDを続けるためにも，運動を生活のなかに取り入れ，習慣化できるように取り組む必要がある。

文献

1) 日本腎臓リハビリテーション学会（編）：腎臓リハビリテーションガイドライン，南江堂，2018
2) Pennell P, et al：Managing metabolic complications of peritoneal dialysis. Clin Nephrol 62：35-43，2004
3) Kim YL, et al：Systemic and local impact of glucose and glucose degradation products in peritoneal dialysis solution. J Ren Nutr 23：218-222，2013
4) Ortega LM, et al：Hypertension in peritoneal dialysis patients：epidemiology, pathogenesis, and treatment. J Am Soc Hypertens 5：128-136，2011
5) Liao CT, et al：Rate of decline of residual renal function is associated with all-cause mortality and technique failure in patients on long-term peritoneal dialysis. Nephrol Dial Transplant 24：2909-2914，2009
6) Tentori F, et al：Physical exercise among participants in the Dialysis Outcomes and Practice Patterns Study (DOPPS)：correlates and associated outcomes. Nephrol Dial Transplant 25：3050-3062，2010
7) 日本腎臓リハビリテーション学会（編）：5.血液透析患者に対する腎臓リハビリテーション．腎臓リハビリテーションガイドライン，南江堂，63-71，2018
8) 堀田千晴，他：腹膜透析患者における膝伸展筋力の実態とその関連要因の検討．臨牀透析30：359-363，2014
9) 若宮亜希子，他：腹膜透析患者の身体活動の実態調査．理学療法学40：473-479，2013
10) Kamijo Y, et al：Sarcopenia and Frailty in PD：Impact on Mortality, Malnutrition, and Inflammation. Perit Dial Int 38：447-454，2018
11) 堀田千晴，他：末期腎不全患者における治療法別の身体機能の差異．透析会誌50：241-245，2017
12) American College of Sports Medicine：ACSM's Guidelines for Exercise Testing and Prescription, 9th ed, Lippincott Williams & Wilkins, 2013
13) 上月正博：透析患者に対するリハビリテーション―腎臓リハビリテーション．臨牀透析34：137-143，2018
14) Thangarasa T, et al：Physical Activity in Patients Treated With Peritoneal Dialysis：A Systematic Review and Meta-analysis. Can J Kidney Health Dis，2018　doi: 10.1177/2054358118779821
15) 平木幸治，他：腎腹膜透析患者に対する理学療法．理学療法ジャーナル48：713-718，2014

腹膜透析と薬物療法

Drug Therapy for Peritoneal Dialysis Patients

丸山 之雄

Key words：PK/PD理論，分布容積，分子量，蛋白結合率，抗菌薬，腹膜透析関連腹膜炎

はじめに

　腎機能が低下している慢性腎臓病，特に，腹膜透析や血液透析を受けている透析患者に対する薬物治療においては，適時，投与量を調整する必要がある。しかし，投与量の過度の制限は効果が不十分になってしまうのみならず，抗菌薬に対する耐性の獲得など不利益にもつながってしまう。日常臨床では「CKD診療ガイド2012」[1]や感染症治療薬については「サンフォード 感染症治療ガイド2018」[2]を参考にすることが多いが，特に腹膜透析においては投与量が確立していないことも多い。
　本稿では，腹膜透析における薬物治療の基本的事項について解説する。

I　腹膜透析患者における薬物動態を考慮した投与量調節法

　腎障害患者に限らず，薬物投与量設定には，薬物動態学（pharmacokinetics：PK）によって薬物の吸収，分布，代謝，排泄を，薬物動力学（pharmacodynamics：PD）によって薬物の反応性（効果，毒性）を評価するPK/PD理論が基本となる。
　薬剤には脂溶性と水溶性があり，脂溶性薬剤は細胞膜を通過しやすいため組織移行性がよく，水溶性薬剤は組織移行性が悪く，血中にたまりやすくなる。組織移行性については，各組織への薬剤の広がりやすさを表す分布容積（volume of distribution：Vd）が指標となる。一方で，蛋白結合率の高い薬剤は，実際に薬効をもつ遊離型の薬剤濃度が低くなる。一般的に，Vdが小さい水溶性薬剤は腎排泄性が高く，腎障害患者では投与量調整（減量）が必要になることが多い。腎障害患者でのPKでは，"吸収""分布""代謝"の変化よりも"排泄"の減少が重要な因子になる。実際，腎障害患者で投与量の減量が必要な薬剤の多くは，初期投与量は減量せずに，2回目以降の投与量，および投与間隔を調整することが多い。血液透析での薬剤クリアランスはダイアライザの材質や面積，透析時間や血流量，薬剤の分子量，蛋白結合率，Vdの影響を受けるが，残存腎機能が廃絶していることも多く，ある程度の概算が可能である。一方腹膜透析では，腎クリアランスと腹膜透析クリアランスを考えなければならないが，残存腎機能には個人差が大きく，腹膜透析での除去には腹膜機能や腹膜透析処方の影響を受けてしまう結果，投与量の調整が極めて困難である。小分子除去能である腹膜透析でのクレアチニンクリアランスは約3～7 mL/分程度と少なく，かつ，持続的に緩徐に溶質除去が行われるという特性を考えると，保存期腎不全患者に準じた薬剤投与調整法で問題ないという考え方もある。

II　腹膜透析患者に対する抗菌薬治療

　抗菌薬投与においては，微生物の増殖を阻止（殺菌ではない）するのに必要な抗菌薬の最小濃度である最小発育阻止濃度（minimum inhibitory concentration：MIC）を考えるが，この数値の大小のみで効果を推定してはいけない。MICが低くても，感染組織への移行性が悪ければ治療には使えないため，抗菌薬選択時にはPK/PD理論を考慮しなければならない。
　PK/PD理論は，薬剤の血中濃度モニタリング（therapeutic drug monitoring：TDM）による薬物動態の解析に基づくものであり，薬剤濃度の底値（トラフ値）や頂値（ピーク値）などのパラメータを用いて薬物動態を評価する。
　β-ラクタム系抗菌薬は，抗菌作用がMIC以上では，いくら濃度が高くても殺菌作用は頭打ちになってしまう「時間依存性」の抗菌薬であり，MIC以上の濃度を保った時間（time above MIC）と投与間隔の比（%T>MIC：TAM%）が抗菌効果と強く相関するため，1回投与量を増やすより投与回数を増やすほうが有効である。一方，アミノグリコシド系抗菌薬は薬物濃度に比例して抗菌効果が増す「濃度依存性」抗菌薬であり，殺菌効果はピーク値/MIC（Cmax/MIC）と相関する。同様に，キノロン系抗菌薬の殺菌効果は定常状態の総AUC（area under the blood concentration time curve；血中濃度曲線下面積）値をMICで割った値であるAUC/MICともっともよく相関するが，Cmax/MICとの相関性も高く，「濃度依存性」抗菌薬と位置づけられている。グリコペプチド系抗菌薬の抗菌効果はAUC/MICともっともよく相関するが，time above MICとの相関性も高く，「時間依存性」の抗菌薬と考えられる。なお，

トリアゾール系やポリエンマクロライド系，キャンディン系といった多くの抗真菌薬は「濃度依存性」の効果をもち，PK/PD パラメータではCmax/MICやAUC/MICが薬効と相関する。

以上のように，腹膜透析に関わらず腎不全患者に抗菌薬を投与する際には，それぞれの薬剤のPK/PD理論の特徴を考え，かつ，TDMでトラフ値やピーク値が明らかになるものについては，これらのデータを勘案して，その投与プログラムを決めなければならない。

III　腹膜透析関連腹膜炎に対する抗菌薬治療

腹膜透析関連腹膜炎は腹腔のなかに細菌が入って炎症を起こす疾患であり，①腹痛と透析排液混濁の両者もしくはいずれか一方，②透析排液中の白血球数増多，③透析排液培養，のうち2つ以上を満たすことで診断される[3]。本疾患については速やかな診断・治療が必要である。頻回の腹膜炎発症や長期間にわたる腹膜炎は腹膜透析合併症のなかでもっとも重篤であり，しばしば致命的になり得る被囊性腹膜硬化症（encapsulating peritoneal sclerosis：EPS）を引き起こしてしまう。

微生物学的検査の検体を適切に採取したら，できる限り早く抗菌薬の経験的治療（empiric therapy）をはじめなければならない。この際，グラム陽性菌とグラム陰性菌の両方をカバーする処方が必要であり，グラム陽性菌はバンコマイシンもしくは第一世代セファロスポリン系抗菌薬で，グラム陰性菌は第三世代セファロスポリン系抗菌薬もしくはアミノグリコシド系抗菌薬でカバーすることが，国際腹膜透析学会（International Society for Peritoneal Dialysis：ISPD）により作成されたガイドラインで推奨されている[3]。ここで，自尿の保たれている腹膜透析患者においては，腎毒性のある抗菌薬使用により残存腎機能が減少してしまうリスクがある。特にアミノグリコシド系抗菌薬と抗真菌薬のアムホテリシンBは腎毒性が強く，その使用には注意を要する。アミノグリコシド系抗菌薬による治療は安価で安全で，かつ良好なグラム陰性菌治療薬となり，また，短期間のアミノグリコシド治療が残存腎機能を低下させるというエビデンスがないため，本ガイドラインではその使用が推奨されている。

抗菌薬の投与経路については，静脈内投与と腹腔内投与の間に大きな臨床効果の差はないと考えられるが，蛋白結合率が高いか，もしくは，分子量の大きい抗菌薬は感染巣である腹腔内に移行しにくく，効果が現れにくくなってしまう可能性がある。メチシリン耐性黄色ブドウ球菌（methicillin-resistant Staphylococcus aureus：MRSA）腹膜炎に対するグリコペプチド系抗菌薬では，バンコマイシンは蛋白結合率が55％程度であり，静脈内投与によって，ある程度は腹腔内への移行が期待できるが，テイコプラニンは蛋白結合率が90％と高く，より腹腔内投与が選択される。一方で，バンコマイシンの尿中未変化体排泄率は90％，テイコプラニンのそれは60％以上とともに高いため，初期投与後の維持投与においては必要投与量が少なくなり，投与間隔も長くなる。

おわりに

腹膜透析患者における薬物動態を考慮した投与量調節法については，残存腎機能や腹膜透析処方に大きく影響を受けるため，確立したものはない。患者それぞれの特性に加えて，薬物側の特性，特にPK/PD理論と薬剤の排泄（透析性）を勘案して，投与法を決定しなければならない。

文献

1) 日本腎臓学会（編）：CKD診療ガイド2012，東京医学社，2012
2) Gilbert DN, et al：菊地　賢（日本語版監），〈日本語版〉サンフォード 感染症治療ガイド2018（第48版），ライフサイエンス出版，2018
3) Li PK, et al：ISPD Peritonitis Recommendations：2016 Update on Prevention and Treatment. Perit Dial Int 36：481-508, 2016

腹膜透析と災害対策

Peritoneal Dialysis and Disaster Countermeasure

有薗 健二

Key words：災害，患者教育，情報発信，災害時情報ネットワーク

はじめに

腹膜透析(peritoneal dialysis：PD)は，血液透析(hemodialysis：HD)に比べてライフラインへの依存度が低く，災害に強い治療法といえる。自分の地域で起きやすい災害を想定し，災害発生時の連絡方法や避難場所の確認をしておくこと，停電や断水の際のPDの方法をスタッフと相談しておくことが必要である。そして災害が発生した場合は，自分の身の安全を確保し安全な場所に避難すること，避難先ではPDを行っていることを伝えて周囲の協力を得ること，かかりつけの透析施設やサポートセンターへ自分の状況を連絡することが重要である。

I ライフライン(水・電気・ガス)と透析療法[1]

近年，日本各地で地震・津波・台風・豪雨・土砂崩れ・大雪・噴火などさまざまな災害が起こっている。災害の種類によってライフライン，特に水・電気・ガスなどへの影響も大きく変化する。HDを施行するためには，電気および大量の水が必要となる。またPDにおいても，自動腹膜透析(automated peritoneal dialysis：APD)のほか，器械を用いた透析液の交換や加温などでは電気が必要となる。しかしながら，APDから通常のPD〔連続携行式腹膜透析(continuous ambulatory peritoneal dialysis：CAPD)〕に変更したり，マニュアルによる透析液交換に変更するなどの工夫で，柔軟に対応することができる。この観点から，PDはHDに比べてライフラインへの依存度が低く，災害に強い治療法といえる。

II 熊本地震での経験

熊本地震では，2016年4月14日午後9時26分に前震(震度7)，その28時間後の4月16日午前1時25分に本震(震度7)が起こった。熊本地震の特徴として，①大きな余震が多いため，帰宅できず車中泊が多かったこと，②火災がほとんどなかったこと，③直下型地震のために津波がなかったこと，などがあげられる。

HDでは，熊本県内の93透析施設のうち27透析施設が主に水要因(断水や水質汚濁)のために透析不能となった。

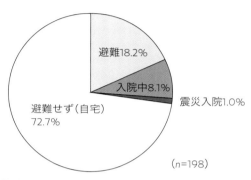

図1 熊本地震における腹膜透析患者の避難状況

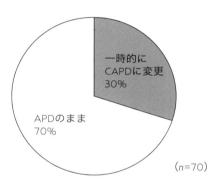

図2 自動腹膜透析(APD)患者のシステム変更の有無
CAPD：連続携行式腹膜透析

電気については比較的短時間に復旧したが，水の確保が大きな課題であった。透析ができなかった施設では，他の医療機関へ透析を依頼したり，給水車による透析用の水の確保を行うことにより対応した。

それに対しPD(熊本県内198名)では，速やかに患者の安否確認が行われ，PDの継続が可能であった。医療メーカーのサポートもあり，安否確認や透析継続の可否ばかりでなく，自宅損壊や避難の有無，物品の在庫の確認，さらには患者自身の不安緩和のサポートなどを行うことができていた。PD患者の約20％が自宅外へ避難を行い(図1)，その避難患者の透析液の交換場所は，自宅(交換時のみ帰宅)・車中・避難所・病院などさまざまだった。中には，訪問看護を利用し避難所にてPDを施行した患者もいた。APD施行患者(70名)では，そのうち30％の患者が一時的に通常のPD(CAPD)に変更していた(図2)。

熊本地震では，通信(固定電話，携帯電話)機能が十分

確保されていたため，安否確認が比較的スムーズに行われ，器材などの大きなトラブルもなかった。しかしながら停電のため，APD施行患者の一部はCAPDへの変更を余儀なくされたこと，透析液の加温ができなかったこと（使い捨てカイロ，湯煎，毛布利用にて対応），また断水のために手指消毒や出口部ケアがうまくいかなかったこと，避難所での透析液交換のスペースやプライバシーの問題も一部では生じている。

PDは災害に強い透析療法といえるが，その要因の一つは，常日頃からの医療メーカーや物流に関与している方々のサポート体制によるものと思われる。熊本地震でも医療メーカーから患者への，①安否確認や治療状況の把握（カスタマーサービス），②機器の問い合わせ対応（コールセンター），③配送（オペレーション），などの機能が十分発揮できていた。

III 災害対策の方向性[2]

透析医療における災害対策は，二方向性のアプローチが必要とされている。ひとつは個々の施設単位での災害対策で，特にPDにおいては，災害に備えた患者教育が重要となる。もう一つは，個々の施設では対応不可能な規模の災害対策で，これには種々のネットワークを活用した迅速かつ経時的な情報発信が必須となる。

IV 災害に備えた患者教育[3]

災害時の対応についての患者教育は，特に重要と思われる。以下に，患者に伝えるべき災害時の対応を列挙する。

1 災害が発生したらどうする？
まずは自分の身の安全を確保することが重要であり，できるだけ速やかに安全な場所に避難すべきである。また，避難経路や避難先をあらかじめ決めておくことも重要である。

2 何も持たずに避難所まで来たけど？
1～2日間は透析液の交換ができなくても問題はない。この間に今後のこと（自宅あるいは避難所やその他の場所で過ごすのかなど）を家族や周囲の方々と相談するとよいであろう。

3 連絡はどうする？
安否と避難先の確認が必要である。家族同士の連絡ばかりでなく，落ち着いたら，かかりつけの透析施設およびサポートセンターに連絡をとるようにする。あらかじめ，かかりつけの透析施設には緊急連絡先（自宅電話，携帯電話，その他の連絡先，メールアドレスなど）を伝えておくこと，また逆に，かかりつけの透析施設との連絡方法（病院代表電話，透析室直通電話，メールなど）を確認しておくのがよい。災害時には，自分の被災状況や体調，治療継続が可能かどうか，透析液や交換器材の在庫状況などが確認のポイントとなる。

4 避難所では？
PD患者であることを告げ，周囲のサポートを受けるようにする。また，透析液交換や出口部ケアの場所，物品の保管場所などについて協力を得るようにする。避難所での食事は，塩分が多い食品やカリウムを多く含む食品（透析をしない場合や透析回数を減らす場合）に気をつける。

5 加温器がないときは？
透析液を40℃のお湯やカイロで温めたり，自分で抱いて温めることができる。また，普段より時間をかけてゆっくり注液すると，腹部への刺激も少ないと考えられる。

6 電気がない場合（停電時）は？
APDを使用している場合，電源の確保が必要となる。停電が長時間にわたる可能性が高いときは，通常のPD（CAPD）に変更することを検討する必要がある。普段から，停電時の対応（特にAPD）をどうするかを，スタッフに相談しておくようにする。

7 水が利用できないときは？
手洗いは除菌用ウェットティッシュや手指消毒用スプレーなどで代用する。

8 内服薬がないときは？
かかりつけの透析施設に連絡をすることが望ましいが，連絡がとれない可能性もある。そのような場合は，避難所の医療救護のスタッフに相談するとよいと思われる。

9 時間があるときに持ち出すものは？
透析液・交換器材・出口部ケア用品・加温器（簡易なもの）・手指消毒薬・内服薬・自分の医療情報が記載されたカード，かかりつけ医とメーカーの緊急連絡先のメモなどがあげられる。常日頃から，いざというときに持ち出せるように準備をしておく（少なくとも持ち出しリストを作っておく）ことが重要である。緊急連絡カード（名前，生年月日，住所，連絡先，血液型などを記載したカード）を財布や身分証ホルダーなどに入れて携帯すると役立つ。

V 情報発信について（災害時情報ネットワークへの書き込み）

熊本地震では，患者への連絡手段はほとんどが電話

腹膜透析患者診療指針

糖尿病診療指針

Clinical Practice for Diabetes in Peritoneal Dialysis Patients

阿部 雅紀

Key words：糖尿病性腎症，血糖コントロール，HbA1c，グリコアルブミン

はじめに

1980年代前半頃までは，糖尿病性腎症は新規透析導入患者の10％を占める程度であった。しかし，糖尿病の罹患率が増え，罹病期間が長期化するとともに糖尿病の血管障害が重症化し，細小血管障害である糖尿病性腎症が増加していった。そして，糖尿病性腎症による透析導入患者は増え続け，1998年には慢性糸球体腎炎を抜き，新規透析導入患者の主要原疾患の第1位となった。その後もさらにその差は広がり続け，2011年末には新規透析導入患者の主要原疾患の44.2％を占め，慢性糸球体腎炎の約2倍となっている。さらに，透析医療の進歩により糖尿病合併透析患者の生命予後は改善され，2011年からは糖尿病性腎症が原因で透析を受けている患者は全透析患者の36.6％を占め第1位となり，現在，透析医療の現場では糖尿病合併症例が増加している。

腹膜透析(peritoneal dialysis：PD)はブドウ糖含有透析液を使用する必要があるため血糖値が上昇しやすいことから，以前は糖尿病患者に不向きであると考えられていた。しかし，イコデキストリン透析液やDPP-4(dipeptidyl peptidase-IV)阻害薬などの新規糖尿病治療薬の登場により，現在では糖尿病患者でも良好な血糖コントロールを行いながらPDを施行できる時代となった。

本稿では，PD患者における糖尿病治療について概説する。

I　腹膜透析液からのブドウ糖吸収量

PD液中には高濃度のブドウ糖が含まれているため，糖尿病患者にPDを行う場合，透析液から血中へブドウ糖が吸収され，血糖値の上昇を招くことがある。非糖尿病患者でも肥満や脂質異常症の誘因となることが指摘されている。吸収されるエネルギー量は透析液中のブドウ糖濃度，透析液の量，貯留時間，腹膜機能などの影響を受けるが，透析液中のブドウ糖の約70％が吸収されるため，1.5％ブドウ糖透析液では約70 kcal，2.5％ブドウ糖透析液では約120 kcalに相当する[1, 2]（図1）。なお，腹膜炎時を除き，高濃度のブドウ糖を含む透析液によっても急激な血糖上昇を生じることはない[3]。一方，イコデキ

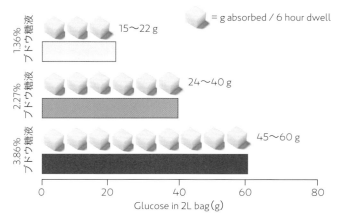

図1　連続携行式腹膜透析(CAPD)患者におけるグルコース吸収量(6時間貯留時)

ストリン透析液はブドウ糖を含まないため，透析液からのエネルギー吸収はないと考えてよく，血糖値への影響は少ない。ブドウ糖を含まないことから，糖尿病合併PD患者における糖質・脂質代謝異常の軽減やインスリン抵抗性の改善なども報告されている。1日4回交換(1.36％ブドウ糖透析液3回＋3.86％ブドウ糖透析液1回)の連続携行式腹膜透析(continuous ambulatory peritoneal dialysis：CAPD)患者を1.36％ブドウ糖透析液2回＋アミノ酸含有透析液(わが国では未発売)1回＋イコデキストリン透析液1回に変更し，持続血糖モニタリング(continuous glucose monitoring：CGM)を用いて検討したところ，イコデキストリン透析液を使用することで，低血糖をきたさずに24時間の平均血糖値が有意に抑制できる[4]。そのため，血糖コントロールが困難な場合や除水不良がある場合は，イコデキストリン透析液の使用を考慮すべきである。

II　腹膜機能によるブドウ糖吸収の違い

図2[5]に，腹膜平衡試験(peritoneal equilibration test：PET)施行時(2.5％ブドウ糖透析液を4時間貯留後)の除水量とブドウ糖吸収量を示す。一般に，PETカテゴリーでH(High)のように，除水不全を呈する際には溶質除去能が亢進していることが多く，これに伴って透析液から

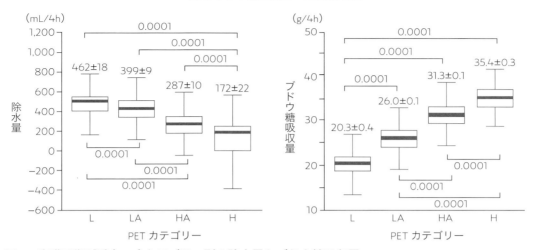

図2 腹膜平衡試験（PET）カテゴリー別の除水量とブドウ糖吸収量
L：Low, LA：Low-average, HA：High-average, H：High
Holmes C, et al：Glucose sparing in peritoneal dialysis：Implications and metrics. Kidney Int Suppl：S104-S109, 2006[5]

血中へのブドウ糖吸収も速くなり，血液・透析液間の浸透圧勾配の維持される時間が短縮して除水が得られにくい病態になっていることが考えられる。このような症例においては，その後，被嚢性腹膜硬化症（encapsulating peritoneal sclerosis：EPS）を発症するリスクが高いということも留意すべきである。腹膜炎により腹膜透過性が亢進している場合，急激な血糖上昇を生じることが報告されているため注意が必要となる。

一方，イコデキストリンは分子量が13,000～19,000と大きく，腹膜からの吸収は少ないため，長時間にわたり腹腔内での浸透圧活性を維持でき，高濃度のブドウ糖透析液と同等以上の除水量が得られる。さらにこの効果は腹膜機能のいかんに関わらず存在し，腹膜炎の際にも障害されない特徴がある。

III 腹膜透析患者における血糖管理指標と目標値

血液透析（hemodialysis：HD），PD患者の両者において，赤血球寿命の短縮，腎性貧血や赤血球造血刺激因子製剤（erythropoiesis stimulating agent：ESA）の投与によりHbA1c値は低値となるため，HbA1cは正確な血糖コントロール状態を反映していないことが報告されている[6]。HD患者においては血糖管理指標としてグリコアルブミン（glycated albumin：GA）が推奨されているが，PD患者においては現在のところ推奨されている指標はない。

GAは血中アルブミンの代謝半減期に影響を受けるため，ネフローゼ症候群やPD患者の場合，GAは低値を呈することが知られている[7]。PD患者では，透析液中へのアルブミン喪失のため，アルブミンの血中代謝半減期が短縮しGAは低値を呈する。そのため，PD患者においてはHbA1c，GAの両者ともに正確な血糖コントロール状態を反映できない。それでも，PD患者ではHbA1cよりGAのほうがより平均の随時血糖値を正確に反映しているとする報告もある[7,8]。

一方で，糖尿病合併PD患者を対象とした観察研究で，HbA1c値が6.0～6.9％の群と比較してHbA1c値8.0％以上の群で，または随時血糖値60～99 mg/dLの群と比較して300 mg/dL以上の群で有意に生命予後が不良であったとの報告もある[9]。PD液の貯留時間によりアルブミン喪失の程度は異なるため，PD患者の血糖管理指標として一概にGAを用いることができないわけではなく，症例によっては用いることも可能と考えられる。しかし，PD患者においてGAを用いて血糖管理を行う有用性や目標値については今後の検討が必要である。

なお，イコデキストリン透析液を使用中の場合，代謝産物のマルトースにより影響を受ける自己血糖測定器があり，実際よりも高い血糖値が表示される場合があるため，使用する血糖測定器がマルトースの影響を受けないか事前に調査しておく必要がある。

IV 腹膜透析患者の糖尿病治療

血糖値が上昇すると血漿浸透圧は上昇するため，PD液の浸透圧と血漿の浸透圧の差が小さくなり，両者の浸透圧勾配が減少するため除水不良となる。また，糖尿病患者では低蛋白血症を合併していることが多く，さらに体液過剰になりやすいという特徴がある。そのため，PD患

表1 経口血糖降下薬 の糸球体濾過量(GFR)別の適応

薬剤	一般名(商品名)	G1 ≥90	G2 89〜60	G3a 59〜45	G3b 44〜30	G4 29〜15	G5 <15	G5D ESRD
SU薬	グリベンクラミド(オイグルコン®)			慎重投与 →				
	グリクラジド(グリミクロン®)			慎重投与 →				
	グリメピリド(アマリール®)			慎重投与 →				
速効型インスリン分泌促進薬(グリニド薬)	ナテグリニド(スターシス®, ファスティック®)			慎重投与 →				
	ミチグリニド(グルファスト®)			慎重投与 →				
	レパグリニド(シュアポスト®)					慎重投与 →		
α-GI	ボグリボース(ベイスン®)					慎重投与 →		
	アカルボース(グルコバイ®)					慎重投与 →		
	ミグリトール(セイブル®)					慎重投与 →		
ビグアナイド薬	メトホルミン(メトグルコ®)			慎重投与 →				
チアゾリジン薬	ピオグリタゾン(アクトス®)			慎重投与 →				
DPP-4阻害薬(Daily)	シタグリプチン(ジャヌビア®, グラクティブ®)	50〜100 mg		25〜50 mg		12.5〜25 mg		
	アログリプチン(ネシーナ®)	25 mg		12.5 mg		6.25 mg		
	ビルダグリプチン(エクア®)	100 mg				50〜100 mg		
	リナグリプチン(トラゼンタ®)	5 mg						
	テネリグリプチン(テネリア®)	20〜40 mg						
	アナグリプチン(スイニー®)	200〜400 mg				100 mg		
	サキサグリプチン(オングリザ®)	5 mg				2.5 mg		
DPP-4阻害薬(Weekly)	トレラグリプチン(ザファテック®)				減量投与			
	オマリグリプチン(マリゼブ®)					減量投与 →		
SGLT2阻害薬	イプラグリフロジン, ダパグリフロジン, トホグリフロジン, ルセオグリフロジン, カナグリフロジン, エンパグリフロジン			慎重投与				

SU：スルホニル尿素, α-GI：α-グルコシダーゼ阻害薬, DPP-4：dipeptidyl peptidase-IV, SGLT2：sodium glucose cotransporter 2
鄭 立晃, 他：透析期のDKD治療. 腎と透析 84：319-324, 2018[11)]

者においては適正な体液管理を行うためにも血糖コントロールは重要となる。

1 食事療法

PD患者においては，透析液中のブドウ糖が吸収されることにより血糖値が上昇しやすいという特徴がある。そのため，PD患者での食事エネルギー量の設定は，血糖値の上昇や肥満，脂質異常症などの代謝異常を抑制するために，推定エネルギー必要量から，透析液からのブドウ糖吸収により生じるエネルギー量を減じた量とする。

腹膜は分子量10万前後の血漿蛋白も透過するため，PD液中に失われる蛋白は1日に5〜10 gになる。2009年版日本透析医学会「腹膜透析ガイドライン」では，1日に摂取する総エネルギー量は標準体重あたり30〜35 kcal/kg/dayを目安とし，肥満傾向のある患者では30〜32 kcal/kg/dayが適当であると示されている[10)]。そして，たんぱく質は喪失分も考慮して，標準体重あたり1.2 g/kg/day以上を目標とすることが以前は提唱されていたが，その理論的根拠は明らかでなかった。わが国では栄養状態が良好に維持されているPD患者のたんぱく質摂取量は0.9 g/kg/dayであることが示され，さらに1.5 g/kg/day以上のたんぱく質摂取による栄養指標の改善は報告されておらず，むしろ高リン血症のリスクが問題となるため，0.9〜1.2 g/kg/dayを目標とすることが推奨されている[10)]。

2 薬物治療

食事療法や運動療法で血糖コントロールが改善しない場合，経口薬，インスリンでの治療が必要となる。表1[11)]に経口血糖降下薬，表2[11)]に注射薬(インスリン・グルカゴン様ペプチド(glucagon-like peptide：GLP)-1受容体作動薬)の慢性腎臓病(chronic kidney disease：CKD)ステージの糸球体濾過量(glomerular filtration rate：GFR)区分別の適応を示す[12)]。

わが国では，スルホニル尿素(sulfonylurea：SU)薬，ビグアナイド薬，チアゾリジン薬はいずれも重篤な腎機能障害時には禁忌とされており，α-グルコシダーゼ阻害薬(alpha-glucosidase inhibitor：α-GI)と速効型インスリン分泌促進薬のうちミチグリニドとレパグリニド，

表2　注射薬の糸球体濾過量（GFR）別の適応

薬剤	一般名（商品名）	CKDステージGFR区分						
		G1 ≥90	G2 89～60	G3a 59～45	G3b 44～30	G4 29～15	G5 <15	G5D ESRD
インスリン	超速効型（アピドラ®，ヒューマログ®，ノボラピッド®） 持効型溶解（ランタス®，トレシーバ®）	常用量			50　25%減量			10　50%減量	
GLP-1受容体作動薬（Daily）	リラグルチド（ビクトーザ®） リキシセナチド（リキスミア®） エキセナチド（バイエッタ®）				慎重投与 →	慎重投与 →	慎重投与 →	
GLP-1受容体作動薬（Weekly）	エキセナチド（ビデュリオン®） デュラグルチド（トルリシティ®）				慎重投与 →			

GLP-1：グルカゴン様ペプチド-1
鄭　立晃，他：透析期のDKD治療．腎と透析84：319-324，2018[11]

DPP-4阻害薬（1剤を除く）が透析患者において使用可能である．そのため現時点では，この3種類の薬剤を単独または併用して使用していくことになる．さらに，2014年からSGLT2（sodium glucose cotransporter 2）阻害薬が登場したが，無尿の透析患者では効果は期待できないため，使用することができない．また使用可能な薬剤のうち，少量から開始しなければならない薬剤と，減量投与しなければならない薬剤があるため，投与の際には注意を要する．

インスリン治療については，以前はPD液中に注入していた時代もあったが，現在では皮下投与が一般的である．持効型と超速効型とのインスリンを組み合わせた強化インスリン療法（basal-bolus therapy）や，持効型と経口薬を組み合わせたBOT（basal-supported-oral therapy）が実施されており，個々の糖尿病の病態および個々のPD処方に特有の血糖変動に合わせた治療法を選択する．HD患者と同様，低血糖を回避しながら血糖管理を行うことが重要である．

おわりに

糖尿病合併透析患者の場合，腎不全と透析療法に由来した特有の糖代謝特性を有するため，透析医療従事者は糖尿病管理の知識と技術をもつことが必要とされる時代となってきた．血糖管理においても一般の糖尿病治療と異なり，栄養状態が悪い，低血糖に陥りやすい，心血管疾患の既往がある場合など，個々の病態に適した血糖管理を行っていく必要がある．今後，PD患者の血糖コントロール指標とその目標値については研究成果の集積を待つ必要があるが，透析導入の原疾患に糖尿病性腎症が多くを占め，かつ透析患者が高齢化をきたしている現在，適切な病態把握とPD処方を含めた薬剤選択に留意する必要がある．

文献

1) 中尾俊之，他：CAPDおよびAPDにおける腹膜ブドウ糖吸収量の検討．腹膜透析98：196-198，1998
2) Lindholm B, et al：Nutritional management of patients undergoing peritoneal dialysis. In：Nolph KD, ed, Peritoneal Dialysis, 3rd ed, Springer, 230-260，1989
3) Skubala A, et al：Continuous glucose monitoring system in 72-hour glucose profile assessment in patients with end-stage renal disease on maintenance continuous ambulatory peritoneal dialysis. Med Sci Monit 16：75-83，2010
4) Marshall J, et al：Glycemic control in diabetic CAPD patients assessed by continuous glucose monitoring system (CGMS). Kidney Int 64：1480-1486，2003
5) Holmes C, et al：Glucose sparing in peritoneal dialysis：Implications and metrics. Kidney Int Suppl：S104-S109，2006
6) 日本透析医学会：血液透析患者の糖尿病治療ガイド2012．透析会誌46：311-357，2013
7) Freedman BI, et al：Comparison of glycated albumin and hemoglobin A1c concentrations in diabetic subjects on peritoneal and hemodialysis. Perit Dial Int 30：72-79，2010
8) Kobayashi H, et al：Glycated albumin versus glycated hemoglobin as a glycemic indicator in diabetic patients on peritoneal dialysis. Int J Mol Sci 17：pii: E619，2016
9) Duong U, et al：Glycemic control and survival in peritoneal dialysis patients with diabetes mellitus. Clin J Am Soc Nephrol 6：1041-1048，2011
10) 日本透析医学会：2009年版腹膜透析ガイドライン．透析会誌42：285-315，2009
11) 鄭　立晃，他：透析期のDKD治療．腎と透析84：319-324，2018
12) 阿部雅紀：高齢血液透析患者のEBMとADLによる管理目標と注意点—血糖．岡田一義，他（編），高齢血液透析患者の治療とケアのガイドブック，東京医学社，20-28，2015

高血圧診療指針

Clinical Practice for Blood Pressure Control in Peritoneal Dialysis Patients

竜崎 崇和

Key words：高血圧，血圧変動性，ドライウエイト

I 疫学と病態

2016年度の日本透析医学会の統計では，透析患者の死亡原因は，心不全，脳血管障害，心筋梗塞などの心血管系障害が36.1％と多数を占める。その原因である動脈硬化の重要な危険因子である高血圧は，透析導入時での頻度は80〜90％に達し，それゆえ透析患者の生命予後と密接に関連していると考えられる。連続携行式腹膜透析(continuous ambulatory peritoneal dialysis：CAPD)患者は血液透析(hemodialysis：HD)患者と比べ，高血圧や左室肥大の頻度が低く，その結果として重症不整脈も少ないことが報告されている。

HD患者における高血圧の成因には，①体液量(細胞外液量)過剰，②レニン・アンジオテンシン系(renin-angiotensin system：RAS)の異常(容量負荷に対する不適切なアンジオテンシンIIの反応性)，③交感神経活性の亢進，④内皮依存性血管拡張の障害，⑤尿毒素，⑥遺伝因子，⑦エリスロポエチン，などの関与が指摘されている。特に体液量過剰は主因として寄与し，その是正によって60％以上の患者で血圧を正常化できることが報告されている[1]。すなわち，透析患者における降圧治療の原則はドライウエイト(dry weight：DW)の適正化がもっとも重要で，その達成と維持によっても降圧が不十分な場合に降圧薬投与が有効となる。

腹膜透析(peritoneal dialysis：PD)患者において，高血圧は69〜88％の有病率で認められるとされ[2]，PD患者の血圧レベルによる予後は図に示すように，いわゆる"reverse epidemiology"を呈しており[3]，収縮期血圧(systolic blood pressure：SBP)111〜120 mmHgを対照として，これより低下すると全死亡率は有意に上昇するが，対照以上にSBPが上昇しても全死亡率は有意な悪化を認めなかった。これはHD患者でもほぼ同様である。

II 治療

1 降圧目標値

PD患者の血圧レベルによる予後は図[3]に示すように，いわゆる"reverse epidemiology"を呈している。また死亡率と血圧との関係は，導入初期では血圧が高いほど予後がよいが，腎臓移植を待機中でかつ導入6カ月以内の患者はこの関係が消失し，導入後6年以上が経つと血圧が高いほど予後が悪くなるという報告[4]もあり，これらの観察研究から目標血圧を定めることは困難である。

実際に，PD患者において降圧療法で直接予後改善を示

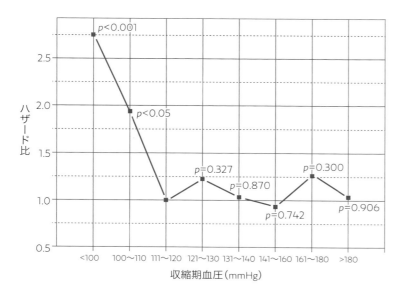

図 慢性腹膜透析患者における血圧と死亡の関係

収縮期血圧111〜120 mmHgを対照として，全死亡のハザード比を収縮期ごとに比較した。110 mmHg以下の群で有意に死亡が増加しており，対照以上の群では有意なリスクの増加や減少は認められなかった。
Oxford University Pressの許可(License number：4493511434540)に基づき転載した。
Goldfarb-Rumyantzev AS, et al：The association between BP and mortality in patients on chronic peritoneal dialysis. Nephrol Dial Transplant 20：1693-1701, 2005[3]

した研究はない。しかし，一般住民や，慢性腎臓病患者では明らかに降圧療法が予後を改善しており，欧州腎臓学会・欧州透析移植学会(European Renal Association-European Dialysis and Transplant Association：ERA-EDTA)と欧州高血圧学会(European Society of Hypertension：ESH)のレビュー[5]や，国際腹膜透析学会(International Society for Peritoneal Dialysis：ISPD)[6]でもつねに血圧をSBP 140 mmHg未満かつ拡張期血圧(diastolic blood pressure：DBP)90 mmHg未満にすることを目標としており，本書でも同様の基準を推奨したい。

2 適正体重(ドライウエイト)管理

PD患者では，30％以上の症例で体液過剰が認められ，高血圧の原因として体液量(細胞外液量)過剰がもっとも重要な原因である。適正体重管理では塩分制限がもっとも重要である。日本腎臓学会では，塩分摂取量の目標はPD除水量や尿量をもとに[除水量(L)×7.5 g]＋[残存腎尿量100 mLにつき0.5 g]を目安にするが，尿量が測定困難な場合には0.15 g/kg/dayで7.5 g/dayを上限としてもよいとしている[7]。生体インピーダンス法(bioelectrical impedance analysis：BIA)を用いた体液分析にてDWを計測し，全死亡や血圧との関係をみたシステマティックレビューでは，全死亡率の改善はなかったものの，SBPは良好にコントロールされた[8]。しかし，BIA法はまだ一般的ではなく評価も一定ではないため，経時的変化を参考にする程度であるべきと考えられる。

従来のDWの決め方はHDでは確立したものがあるが[1]，PDでは以下の評価で臨床的に決定されている。①身体所見で末梢に浮腫がない，②胸部X線で胸水や肺うっ血がなく，心胸比が50％未満(女性では53％未満)，③血漿心房性ナトリウム利尿ペプチド(atrial natriuretic peptide：ANP)濃度50〜100 pg/mL，④下大静脈径と呼吸性変動〔安静呼気時最大径(inferior vena cava exhalation：IVCe)と安静吸気時最小径(inferior vena cava inhalation：IVCi)で評価する。IVCeが14〜20 mmでcollapsibility index(CI)＝(IVCe-IVCi)/IVCe≧0.5〕などが参考になるが，これもやはり経時的に変化をみながら運用するべきであろう。

体液過剰はHDに比べPDで多くみられ，その結果，降圧薬服用頻度もPD患者で高い。また，PD期間が長くなると除水不全から体液過剰となり，血圧コントロールも悪化する[9]。

3 降圧薬の選択

残存腎機能(residual renal function：RRF)があるPD患者では，尿量を維持することが血圧管理の面からは重要である。フロセミドはRRF保持には有意な差を認めなかったが，尿量，尿中Na排泄量では有用であった[10]。トルバプタンでは尿量，尿中Na排泄量の増加のみならず，RRFの改善も得られるとの報告がある[11]。

RAS阻害薬については，アンジオテンシン変換酵素阻害薬(angiotensin converting enzyme inhibitor：ACEI)のramiprilと，アンジオテンシンⅡ受容体拮抗薬(angiotensin Ⅱ receptor blocker：ARB)のバルサルタン投与により，降圧効果はプラセボ群と変化がなかったが，RRFは有意に保持されていたという報告がある。しかし，ACEIもARBもRRFの保持効果および無尿に至るまでの時間経過に差を認めなかったという報告もあり[12]，今後の研究が待たれる。

従来，体液量過剰状態では高濃度ブドウ糖PD液の注液で除水をしていた。現在は，被囊性腹膜硬化症の発症危険性が高まるため，わが国ではイコデキストリン透析液を使用しており，血圧のコントロールにおいても有用と報告されている[13]。

4 血圧変動性

PD患者は夜間高血圧のnon-dipperを呈することが多く，早朝高血圧の頻度も高い。これは体液量増加が一つの原因で，除水とともに血圧は低下する[13]。

血圧週間変動の観点では，定期的に短時間で除水をするHDと比較してPD患者では週間変動が少ないことは自明であり，実際のデータでも証明されている[14]。HD患者では透析2日空きの透析前の早朝血圧はかなり高く，その時点で死亡率の悪化がみられるが，連続透析のPDではそのような変化はほぼみられない[15]。

季節変動では，気温が上がる時期に血圧は低く，気温が下がる時期に血圧の上昇がみられる。

おわりに

PD患者において，高血圧治療目標値を設定することは困難であるが，世界のガイドラインの推奨どおり，収縮期140 mmHg拡張期90 mmHg未満を推奨したい。透析患者の高血圧治療でもっとも大事なのは，適正体重の維持である。それを保持したのちに，各種のエビデンスがある降圧薬を投与する。HDと比較し，PDの血圧変動は少ないとはいえ，日内，週間，季節変動などを考慮して家庭血圧などを指標にコントロールすることにより，心血管病発症予防に努めなければならない。

文献

1) 日本透析医学会 血液透析患者における心血管合併症の評価と治療に関するガイドライン作成ワーキング・グループ：血液透析患者における心血管合併症の評価と治療に関するガイドライン．透析会誌44：337-425，2011
2) O'Brien E, et al；European Society of Hypertension Working Group on Blood Pressure Monitoring：European

Society of Hypertension position paper on ambulatory blood pressure monitoring. J Hypertens 31：1731–1768, 2013
3) Goldfarb-Rumyantzev AS, et al：The association between BP and mortality in patients on chronic peritoneal dialysis. Nephrol Dial Transplant 20：1693–1701, 2005
4) Udayaraj UP, et al：Blood pressure and mortality risk on peritoneal dialysis. Am J Kidney Dis 53：70–78, 2009
5) Sarafidis PA, et al：Hypertension in dialysis patients：a consensus document by the European Renal and Cardiovascular Medicine (EURECA-m) working group of the European Renal Association-European Dialysis and Transplant Association (ERA-EDTA) and the Hypertension and the Kidney working group of the European Society of Hypertension (ESH). Nephrol Dial Transplant 32：620–640, 2017
6) Wang AY, et al：ISPD Cardiovascular and Metabolic Guidelines in Adult Peritoneal Dialysis Patients Part I - Assessment and Management of Various Cardiovascular Risk Factors. Perit Dial Int 35：379–387, 2015
7) 日本腎臓学会 慢性腎臓病に対する食事療法基準作成委員会, 他：慢性腎臓病に対する食事療法基準2014年版. 日腎会誌56：553–599, 2014
8) Covic A, et al：Value of bioimpedance analysis estimated "dry weight" in maintenance dialysis patients：a systematic review and meta-analysis. Int Urol Nephrol 49：2231–2245, 2017
9) Davies SJ：What are the Consequences of Volume Expansion in Chronic Dialysis Patients?：Volume Expansion in Peritoneal Dialysis Patients. Semin Dial 28：239–242, 2015
10) Medcalf JF, et al：Role of diuretics in the preservation of residual renal function in patients on continuous ambulatory peritoneal dialysis. Kidney Int 59：1128–1133, 2001
11) Mori T, et al：Beneficial role of tolvaptan in the control of body fluids without reductions in residual renal function in patients undergoing peritoneal dialysis. Adv Perit Dial 29：33–37, 2013
12) Kolesnyk I, et al：Treatment with angiotensin II inhibitors and residual renal function in peritoneal dialysis patients. Perit Dial Int 31：53–59, 2011
13) Woodrow G, et al：Effects of icodextrin in automated peritoneal dialysis on blood pressure and bioelectrical impedance analysis. Nephrol Dial Transplant 15：862–866, 2000
14) Ryuzaki M：Blood pressure control in peritoneal dialysis patient. Contrib Nephrol 196：148–154, 2018
15) Krishnasamy R, et al：Daily variation in death in patients treated by long-term dialysis：comparison of in-center hemodialysis to peritoneal and home hemodialysis. Am J Kidney Dis 61：96–103, 2013

腎性貧血診療指針

Clinical Practice for Anemia Management in Peritoneal Dialysis Patients

花房 規男

Key words：貧血管理，赤血球造血刺激因子製剤(ESA)，鉄代謝，ESA低反応性

I　血液透析と比較した腹膜透析の特徴

　透析患者における貧血にはさまざまな要因があるが，腎臓でのエリスロポエチン(erythropoietin：EPO)産生低下のほか，鉄欠乏，赤血球寿命の短縮，造血細胞のEPO反応性の低下，さらには血液透析(hemodialysis：HD)患者における回路内残血などがあげられる。このうち，回路内残血以外は腹膜透析(peritoneal dialysis：PD)患者でも認められるものである。

　HDにおいて，ヘモグロビン(Hb)低値は生命予後の悪化，入院のリスクが増加することが示されており，PD患者を含む透析患者全体においても，貧血の存在は不良な予後と関連することが観察研究のメタ解析において示されている。一方，介入試験では，特に心血管疾患をもつHD患者を対象としたスタディであるNHCT (The Normal Hematocrit Cardiac Trial)において，ヘマトクリット(Ht)の正常化は予後改善をもたらさず，むしろ予後を悪化させる可能性が示されている。HDはPDと異なり，治療，特に除水が間欠的に行われるため，Hb値が変動する。またPDはHDと比較して，回路内残血あるいは穿刺部からの出血に伴う鉄の喪失がみられないという点がある。さらに貧血治療の目的として，生命予後，入院，quality of life (QOL)などといった共通の目的だけではなく，残存腎機能・腹膜機能の維持，PDの継続期間についても考慮する必要がある。

II　ヘモグロビンの変動

　HDでは短時間で除水を行い，腎機能が保持されない期間がある。このため，透析前には血液が希釈され，透析後には血液が濃縮する。実際に血液濃縮と予後との関連をみた検討では，3時間目に8～14％の血液濃縮がみられた患者でもっとも予後がよかったとされており[1]，HD患者では通常，10％程度の血液濃縮がみられる。このため，透析患者におけるHb値を考えたときに，透析前に体液量の増加による希釈がみられるHDでは，透析前のHb値は1週間の時間平均Hb値(time-averaged concentration of hemoglobin：TACHb)より低い。

　一方PDでは，ほぼ一定の体液量となるため，どのタイミングで血液を測定してもTACHbと同等の値となる。このため，透析前に評価するHD患者のHb値に比較して，PD患者ではHb値が高値となることが考えられる。HD患者におけるHt正常化の予後に対する影響をみたNHCTスタディ，保存期腎不全患者においてHb正常化の予後に対する影響をみたCHOIR (Correction of Hemoglobin and Outcomes in Renal Insufficiency)スタディの双方で，心血管イベント直前のHb値を確認すると，それ以前に比較して上昇，あるいは低下していた患者が多かった[2]。こうしたことを考えると，Hb値が一定となるPDに利点が存在する可能性がある。

III　鉄動態

　HDでは，年間約2gの鉄を喪失するとされている。テネシー大学の推測では，①定期採血400mL，②ダイアライザ・回路の残血　平均9.8mL/回，③抜針後の出血中央値3.8mL，④透析と関連のない失血，の4つの場面で年間2.5～5.1Lの血液を喪失する可能性があるとされており，このうち②，③はHDに特有の場面である。こうしたことをもとにして，治療法別のフェリチン値を日本透析医学会が調査した結果からは，HD/血液透析濾過(hemodiafiltration：HDF)患者に比較して，連続携行式腹膜透析(continuous ambulatory peritoneal dialysis：CAPD)患者ではフェリチン値が高い患者が多いことが示されている(図1)[3]。一方，2015年6月に公表された，PDとHDのHb値，鉄代謝マーカーを比較した検討[4]では，PDでHb値が高く，アルブミン値は有意に低値であったが，フェリチン値については差がみられなかった。このことから，海外の検討ではPDとHDでフェリチン値には必ずしも差がみられない可能性がある。

　鉄代謝において注目されているのが，ヘプシジンである。ヘプシジンは肝臓から分泌されるホルモンであり，腸管，肝臓，網内系マクロファージに発現しているフェロポーチンを抑制することで，腸管からの鉄の吸収抑制と鉄の囲い込みを行う。これにより，これらの細胞からの血液中への鉄の排出が抑制され，鉄利用が抑えられる。腎不全患者ではこのヘプシジンが高値となることが示されている。また，治療法別にヘプシジン値をみてみると，健常＜HDF＜PD＜HD

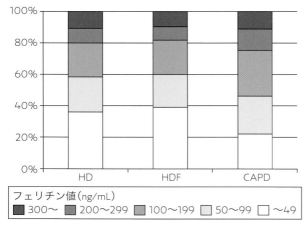

図1 治療法別フェリチン値の分布
血液透析（HD）/血液透析濾過（HDF）患者に比較すると，連続携行式腹膜透析（CAPD）患者においてフェリチン値が高値であった。
日本透析医学会：CD-ROM版 わが国の慢性透析療法の現況（2012年12月31日現在） https://member.jsdt.or.jp/member/contents/cdrom/2012/Main.html [3]

表1 ヘモグロビン（Hb）の目標値と治療開始基準

	血液透析	腹膜透析・保存期
開始基準	10 g/dL 未満	11 g/dL 未満
目標値	10～12 g/dL	11～13 g/dL
減量・休薬基準	―	重篤な心・血管疾患の既往・合併，医学的に必要な場合：12 g/dLを超える場合

Hb値の目標値は，保存期腎不全（ND）と同じとされている。
日本透析医学会：2015年版慢性腎臓病患者における腎性貧血治療のガイドライン．透析会誌 49：89–158, 2016[6]をもとに著者作成

の順に高値となっていた。なお，残存腎機能のない患者群と比較して残存腎機能がある患者群ではヘプシジンが低値となるが，本検討では治療法別の残存腎機能に差はみられなかった[5]。このことから，ヘプシジンは治療法によっても影響を受ける可能性が示唆された。

現在の日本透析医学会の腎性貧血ガイドラインでは，PDに特化した鉄代謝マーカーの評価法，対応は記載されていない[6]。しかし，鉄代謝マーカーを検討する際には，治療法を考慮する必要があるかもしれない。

IV 腹膜透析患者における貧血と予後との関連

HDに比べ，PD患者における貧血と予後との関連についての報告は限られる。1991～1998年にPDを開始した赤血球造血刺激因子製剤（erythropoiesis stimulating agent：ESA）使用中のMedicare受給患者13,974人を対象とした検討で，観察開始6カ月間の平均Hb値を調べたところ，Hb高値は予後と関連しなかったが，Hb低値は不良な予後と関連することが示された[7]。さらに，米国DaVitaでPD中のESA使用患者9,269人を対象とし，Hb値と6年間の生命予後，心血管死亡との関連をみた検討がある。この検討では，Hb低値（Hb<11 g/dL）は不良な予後と関連したが，Hb高値（≧14 g/dL）は不良な予後とは関連がみられず，Hb 12～13 g/dLがもっとも良好な生命予後と関連することが示された[8]。さらに，Technical failure，死亡の複合エンドポイントと貧血との関連をみた検討がある。この検討では，PD導入後3カ月以上経過した患者158人を対象として，複合エンドポイントと貧血の存在（Hb<10 g/dL）との間に有意な関連がみられた[9]。

このような背景のもと，2015年の日本透析医学会のガイドラインでは，Hbの目標値と治療開始基準が提唱された（**表1**）。PD患者のHb値の目標値は，保存期腎不全（non-dialysis：ND）患者と同じとされている。この値が設定されている根拠として，HD患者でみられる血液の希釈・濃縮がPDではみられないこと，NDの延長とも考えられるインクリメンタルPDが広く行われているという背景による。さらに，前述のような限られた観察研究[8]ではあるが，Hb<11 g/dLで予後が不良であり，Hb 12～13 g/dLがもっとも予後が良好であったとする報告に拠っている。いずれにしても，HDで行われているようなランダム化比較対照試験（randomized controlled trial：RCT）がないため，確かな証拠をもとにしたHbの目標値は設定できていないのが事実である[6]。

一方，PDの20.3%でHDとの併用療法が行われている[10]。こうした併用療法の患者においては血液の希釈・濃縮がみられるため，HD前の値をもとにHDの目標値を用いて評価を行うことが示されている。なお，2019年改訂準備中のPDガイドラインでは，併用療法ではHb濃度上昇やESA使用量減少の可能性が示され，HDを併用することによる溶質除去増加が推測される，との記載が予定されている。

さらにESAの種類でみると，PD単独の透析患者では通院頻度が限られるため，長時間作用型のESAのメリットが大きいとされている[6]。国際腹膜透析学会（International Society for Peritoneal Dialysis：ISPD）ガイドラインでは，PD患者の貧血管理においては，国際腎臓病予後改善機構（Kidney Disease Improving Global Outcomes：KDIGO）ガイドラインを参照するように推奨しているが[11]，実際には，KDIGOガイドラインではHbの目標値と治療開始基準は示されているが，HDとPDとを区別しておらず，透析全体での推奨を示している。唯一，PDにおいては長時間作用型のESAを使用すること，また，鉄投与は静注が経口に優先されるという記載のみがみられる（**表2**）[12]。

表2　KDIGOガイドラインによるヘモグロビン(Hb)の目標値と治療開始基準

	保存期	透析患者
開始基準	<10 g/dL	9.0〜10.0 g/dL
目標値	一般には11.5 g/dLを超えないことを提案
減量・休薬基準	13.0 g/dLを意図的に超えないことを推奨

国際腹膜透析学会(ISPD)ガイドラインは，KDIGOガイドラインを参照するよう推奨している。KDIGOではPDを区別していない。
Kidney Disease：Improving Global Outcomes (KDIGO) Anemia Work Group, 2012[12]をもとに著者作成

V　赤血球造血刺激因子製剤低反応性

ESA低反応性は不良な予後と関連することが示されている。日本透析医学会による年末調査において，透析患者95,460人を対象にHb値(<10，10〜11.9，≧12 g/dL)，EPO投与量と1年予後との関連が調べられた。特にHb値が低い群で高用量のESAを使用している患者の予後が不良であり，ESA療法低反応性が不良な予後と関連する可能性が示された[13]。

NECOSAD (Netherlans Cooperative Study on the Adequacy of Dialysis)に参加した1,013人のHD患者，461人のPD患者(いずれも導入患者)を対象として，ESA使用量，Hb値，ERI(体重あたりESA使用量/Hb値)と5年間の生命予後との関連が検討された。HD, PD双方で，低Hb値かつESA高用量は不良な予後と関連し，特にPDのほうが影響が大きい可能性が示唆された。一方，ERIの四分位別の検討では，ERI高値は特にHD患者で不良な予後と関連した。なお，HDとPDとの比較で，ERIはPD患者で低値であることが示された。これには，皮下注投与，鉄代謝の相違が関与していることが想定されている[14]。一方，ERIと予後との関連については，PD患者ではERIと予後との間に関連はないという結果も示されている。また，韓国のClinical Research Center Registryに登録しているHD患者1,594人，PD患者876人を対象として，ESA使用量，Hb値，ERI(体重あたりESA使用量/Hb値)と観察期間中央値40カ月間(四分位範囲(IQR) 23〜54カ月間)の全死亡との関連が検証された。その結果，PD患者はHD患者に比較してERIが低値であるとともに，ERI高値はHD患者では不良な予後と関連したが，PD患者では関連がみられなかった[15]。

ERIに影響する因子の検討で，6カ月以上のPD歴をもち，3カ月以上にわたって6,000 U/週以上のEPO製剤を使用していた44人のPD患者を対象として，各種臨床指標とERI(体重あたり週あたりEPO投与量/Ht値)との関連が検証された。その結果，CRPとは正の相関が，またnPCR，アルブミン，副甲状腺ホルモン(parathyroid hormone：PTH)とは負の相関がみられ，多変量解析ではCRPのみが有意な正の相関を認めた。これにより，炎症がESA低反応性に関与していることが示唆された[16]。

わが国でも，ERIに関連する因子についての検討が行われている。福岡の飯塚病院でPD患者14人(65.0±11.9歳，女性50％，透析歴95±23カ月，慢性糸球体腎炎71％)を対象に，各種臨床指標とERI(体重あたりESA使用量/Hb値)との関連が検討された。その結果，年齢，クレアチニン値，細胞外水分比〔細胞外水分量(extracellular water：ECW)/体内総水分量(total body water：TBW)〕が関連し，調整後はECW/TBWのみが関連することが示された[17]。

残存腎機能とERIとの関連について，末期腎臓病(end-stage renal disease：ESRD)患者100人(PD 33人，HD 67人)を対象に検討された。24時間尿量(残存腎機能ありは100 mL/日以上の尿量と定義)と，ERI(体重あたりESA使用量/Hb値)との関連が検証されたが，残存腎機能の有無とERIとの間には関連がみられなかった。また，尿量はPD群で有意に多いが，ERIは二群間に差を認めず，全身炎症(アルブミン<3.5 g/dL，CRP >1 mg/dL，フェリチン >150 ng/mL)のみがERI高値と有意に関連した[18]。

末期腎不全患者における貧血では，赤血球寿命が短縮していることが影響している可能性が示唆されているが，PD患者では赤血球の細胞死であるeryptosisが亢進している可能性も示されている。透析患者(PD 22人，HD 18人)と健常成人を対象とした検討で，eryptosisの指標であるphosphatidylserineの量をAnnexin Vで測定した。その結果，PD患者では有意にAnnexin V陽性細胞の割合が多く，透析液量と正の相関を示していた。赤血球寿命自体が測定されたわけではないが，PDで赤血球寿命が短縮している可能性を示唆する結果である[19]。

VI　腹膜透析患者における貧血治療

次に，HDとPDの貧血治療の相違についてみてみたい。1995〜2000年に透析を開始した65歳以上の患者を対象として，治療法とEPO製剤使用量，Hb値との関連が検討された。その結果，HD患者とPD患者でHb値に差はみられなかったが，HD患者ではPD患者と比較して有意にEPO製剤使用量が多く，このことからHD患者のほうがESA反応性が低いことが示唆された[20]。日本透析医学会が2012年末調査で治療法別，使用ESA種類の分布を調べたものを図2[3]に示す。この結果からもわかるように，ほとんどのPD患者で，長時間作用型のESAが使用されていることがわかる。これは，HDに比較して通院頻度が低いことが関与している[3]。日本透析医学会の統計調査結果を経年的に比較すると，PDでのHb値の上昇はHDに比較して大きく，長時間作用型ESAが使用可能

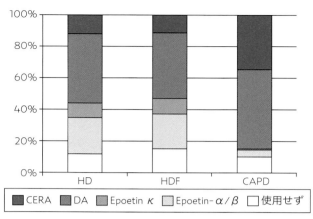

図2 治療法別，使用赤血球造血刺激因子製剤（ESA）種類の分布
ほとんどの腹膜透析（PD）患者で，長時間作用型のESAが使用されている。
HD：血液透析，HDF：血液透析濾過，CAPD：連続携行式腹膜透析，CERA：continuous erythropoietin receptor activator（エポエチンベータペゴル），DA：darbepoetin alfa（ダルベポエチンアルファ）
日本透析医学会：CD-ROM版 わが国の慢性透析療法の現況（2012年12月31日現在） https://member.jsdt.or.jp/member/contents/cdrom/2012/Main.html [3]

となった影響が大きい（花房規男，他：PDと貧血管理～HDとの相違点．第24回日本腹膜透析医学会学術集会・総会 教育セミナー 31，2018）。

　新規の貧血治療薬として注目されているのが低酸素誘導因子プロリン水酸化酵素（hypoxia inducible factor prolyl hydroxylase：HIF-PH）阻害薬である。HIF-PH阻害薬の一つであるroxadustatについて，Hb≦10 g/dL，トランスフェリン飽和度（transferrin saturation：TSAT）10～30％，フェリチン50～300 ng/mLの透析導入期の48人（HD患者36人，PD患者12人）を対象に，その有効性が検証された。Roxadustat（1.0～1.7 mg/kg，週3回で開始，最大2.5 mg/kg）を投与し，Hbの推移，治療への反応性の有無（Hb 1 g/dL以上の上昇）を検討したところ，PD群も経口鉄剤内服HD群と同等の内服量（4.3 mg/kg）で，HD群と同等の貧血改善効果がみられた[21]。

　実際には，PD患者における貧血管理，鉄代謝に関するエビデンスは乏しい。ガイドラインでは，PD患者に対する鉄指標の個別の値は示されておらず，HD患者とは鉄代謝の面でも異なるため，今後，PD患者におけるエビデンスの創出が求められる。

おわりに

　PD患者における貧血管理において，HD患者のそれと比較すると，同様な点と相違点との双方が存在する。HDと同じ点として，①貧血は不良な予後と関連すること，②ESA低反応性が予後と関連すること，があげられる。一方，HDと異なる点としては，①HDではHb値が変動するが，PDでは変動がみられないこと，②鉄代謝がHDとは異なっており，PDではHDに比較して鉄喪失量が少ない可能性があること，さらに，③ESA使用方法・種類も異なり，HDに比較するとESA低反応性指数の値が約半分である，ことがあげられる。しかし，グレードの高いエビデンスは乏しく，Hb・鉄代謝マーカーの目標値についての情報が求められている。

文献

1) Preciado P, et al：All-cause mortality in relation to changes in relative blood volume during hemodialysis. Nephrol Dial Transplant, 2018　doi：10.1093/ndt/gfy286
2) Singh AK：The FDA's perspective on the risk for rapid rise in hemoglobin in treating CKD anemia：Quo Vadis. Clin J Am Soc Nephrol 5：553-556，2010
3) 日本透析医学会：CD-ROM版 わが国の慢性透析療法の現況（2012年12月31日現在）　https://member.jsdt.or.jp/member/contents/cdrom/2012/Main.html
4) Wang WN, et al：Effect of peritoneal dialysis versus hemodialysis on renal anemia in renal in end-stage disease patients：a meta-analysis. Ren Fail 39：59-66，2017
5) Malyszko J, et al：Type of renal replacement therapy and residual renal function may affect prohepcidin and hepcidin. Ren Fail 31：876-883，2009
6) 日本透析医学会：2015年版慢性腎臓病患者における腎性貧血治療のガイドライン．透析会誌 49：89-158，2016
7) Li S, et al：Anemia, hospitalization, and mortality in patients receiving peritoneal dialysis in the United States. Kidney Int 65：1864-1869，2004
8) Molnar MZ, et al：Association of hemoglobin and survival in peritoneal dialysis patients. Clin J Am Soc Nephrol 6：1973-1981，2011
9) Matsui M, et al：Prognostic Value of Predialysis Indices for Technique Failure and Mortality in Peritoneal Dialysis Patients. Ther Apher Dial 21：493-499，2017
10) 日本透析医学会：CD-ROM版 わが国の慢性透析療法の現況（2016年12月31日現在）　https://member.jsdt.or.jp/member/contents/cdrom/2016/main.html
11) Wang AY, et al：ISPD Cardiovascular and Metabolic Guidelines in Adult Peritoneal Dialysis Patients Part I-Assessment and Management of Various Cardiovascular Risk Factors. Perit Dial Int 35：379-387，2015
12) Kidney Disease：Improving Global Outcomes (KDIGO) Anemia Work Group：KDIGO Clinical Practice Guideline for Anemia in Chronic Kidney Disease. Kidney Int 2（Suppl）：279-335，2012
13) Fukuma S, et al：Erythropoiesis-stimulating agent responsiveness and mortality in hemodialysis patients：results from a cohort study from the dialysis registry in Japan. Am J Kidney Dis 59：108-116，2012
14) Suttorp MM, et al：Erythropoiesis-stimulating agent resistance and ortality in hemodialysis and peritoneal

15) Bae MN, et al：Association of Erythropoietin-Stimulating Agent Responsiveness with Mortality in Hemodialysis and Peritoneal Dialysis Patients. PLoS One 10：e0143348, 2015
16) Wei M, et al：Factors related to erythropoietin hyporesponsiveness in patients on chronic peritoneal dialysis. Int Urol Nephrol 39：935-940, 2007
17) Hara T, et al：Factors Contributing to Erythropoietin Hyporesponsiveness in Patients on Long-Term Continuous Ambulatory Peritoneal Dialysis：A Cross-Sectional Study. Nephron Extra 5：79-86, 2015
18) Louw EH, et al：Residual renal function in chronic dialysis is not associated with reduced erythropoietin-stimulating agent dose requirements：a cross-sectional study. BMC Nephrol 18：336, 2017
19) Bissinger R, et al：Reduced Erythrocyte Survival in Uremic Patients Under Hemodialysis or Peritoneal Dialysis. Kidney Blood Press Res 41：966-977, 2016
20) Snyder JJ, et al：Hemoglobin levels and erythropoietin doses in hemodialysis and peritoneal dialysis patients in the United States. J Am Soc Nephrol 15：174-179, 2004
21) Besarab A, et al：Roxadustat（FG-4592）：Correction of Anemia in Incident Dialysis Patients. J Am Soc Nephrol 27：1225-1233, 2016

心血管病診療指針

Clinical Practice for Cardiac Disease in Peritoneal Dialysis Patients

常喜 信彦, 田中 友里

Key words：心筋症(cardiomyopathy), 左室肥大(left ventricular hypertrophy), 冠動脈疾患(coronary artery disease), 虚血性心疾患(ischemic heart disease)

はじめに

維持透析患者の死因の主因は心血管疾患である。透析患者に対する心血管病診療指針は日本を含むいくつかの団体から公表されているが，その内容の大半は血液透析(hemodialysis：HD)患者の証拠に基づいたものか，あるいは健常人のデータをもとにエキスパートオピニオンを加え構成されている。元来，HDと腹膜透析(peritoneal dialysis：PD)はその治療法が大きく異なり，PD患者に特化した指針の設定が求められている。

本稿では，PD患者における心血管病診療指針の作成を試みるが，それに足るPD患者に限った証拠は不十分であり，エキスパートオピニオンにとどまることをご理解願いたい。なお，国際腹膜透析学会(International Society for Peritoneal Dialysis：ISPD)のガイドライン[1]を参考に作成したことも付記しておく。

I 冠動脈疾患

1 新規腹膜透析導入時には冠動脈疾患のスクリーニングを行うことを推奨する

透析導入時の冠動脈疾患，虚血性心疾患の合併は導入後の予後を左右する[2〜4]。その有病率は経年的に減少してきているとの報告[5]があるが，依然として15〜20%に合併すると報告されている。導入時の冠動脈疾患スクリーニング実施者が非実施者と比較し総死亡リスクが低下する報告[6]はあるが，心血管イベントのリスク低下と関連する報告はない。

2 問診による虚血性心疾患のスクリーニングは呼吸器症状で行うことを推奨する

維持透析患者と非透析患者の2群間で心筋梗塞の臨床背景を比較した研究では，心筋梗塞で受診した透析患者の自覚症状は非透析患者に比し，心不全症状が有意に多いことが報告されている[7]。また心筋梗塞に関連する症状として，胸痛や胸部絞扼感ではなく，咳嗽や呼吸困難感といった呼吸器症状と関連することが報告[8]されている。

3 心筋トロポニンの連続測定は急性心筋梗塞／急性冠症候群の診断に有用であり，経時的変化を観察することを推奨する

心筋トロポニン，特にトロポニンTは腎機能の影響を受け，心筋障害がなくとも透析患者では高値を示すことが報告[9]されている。無症候の透析患者の心筋トロポニン値が心血管疾患のリスクであると報告[10]されており，透析患者の高い心筋トロポニン値は単に排泄低下に依存しているわけではなく，なんらかの心筋障害を反映している可能性が示唆[11]されている。症状，心電図所見と併せて，心筋トロポニン値を4〜6時間連続測定し，20%以上の上昇かつ少なくとも1回，正常の99%以上の値を示したときには，急性心筋梗塞／急性冠症候群の診断の一助となる[12]。

4 急性心筋梗塞／急性冠症候群を含む虚血性心疾患の治療は健常人と同様に行うことを考慮する

近年，慢性腎臓病患者に対しても健常人と同様に介入治療が行われるようになってきている[5,13]。この心筋梗塞治療の変遷と5年の長期予後の改善は確認できていないが，30日予後は改善傾向を示している[13]。健常人と同様の加療方針を否定する根拠は乏しいと思われる。

II 心筋症

1 左室機能異常，構造的異常，弁膜疾患の診断には心臓超音波検査が有用であり，臨床所見から必要に応じて積極的に行うことを推奨する

透析患者では，透析導入時に左室肥大[14]や心臓弁膜症[15]を高率に合併する。その合併は予後を予見する重要な因子であり[16,17]，心臓超音波検査により精査することが望ましい。心臓超音波検査では，左室肥大をそのリモデリングのタイプにより求心性と遠心性に区別することができ，病態の推定に有用である。

2 左室収縮能低下を合併するときは，潜在する冠動脈疾患の精査を行うことを推奨する

透析患者では高率に冠動脈病変を合併し，虚血性心筋

症から左室収縮能低下の原因となり得る．冠動脈病変は血行再建により虚血性心筋症の改善が期待できるため，精査することが推奨される．

3 左室肥大，心不全を合併した患者に対し，予後改善を目的としてアンジオテンシン変換酵素阻害薬（ACE-I），アンジオテンシンⅡ受容体拮抗薬（ARB）を使用することを考慮してもよい

健常人では左室肥大，心不全患者に対するレニン・アンジオテンシン（RA）系阻害薬の使用は一般化しているが，透析患者ではいまだに強い証拠はない．HD患者を対象にアンジオテンシン変換酵素阻害薬（angiotensin converting enzyme inhibitor：ACE-I）[18]，アンジオテンシンⅡ受容体拮抗薬（angiotensin Ⅱ receptor blocker：ARB）[19]を使用したランダム化比較対照試験（randomized controlled trial：RCT）では，どちらも統計学的に有意な予後改善効果を認めていない．低左心機能のHD患者を対象としたACE-I，ARBの併用療法の予後改善効果は確認されているが，対象症例の少ない小規模研究にとどまる[20]．健常人での効果を拡大解釈し，透析患者にも適応しているのが現状である．

4 低左心機能，心不全を合併した患者に対し，予後改善を目的としてβ遮断薬を使用することを考慮してもよい

前述のRA系阻害薬と同様，低左心機能患者に対する予後改善を目的としたβ遮断薬の使用を健常人では行っている．拡張型心筋症の透析患者を対象にカルベジロールを用いたRCTでは，予後の改善が確認されている[21]．しかしながら，追試する研究成果はなく強固な証拠とはいい難い．RA系阻害薬と同様，健常人での効果を拡大解釈し，透析患者にも適応しているのが現状である．

5 予後改善を目的として，レニン・アンジオテンシン（RA）系阻害薬を使用中の患者に対しアルドステロン受容体拮抗薬の併用を考慮してもよい

PD患者を対象に行った，心臓超音波所見をエンドポイントとした研究では，コントロールに比し，スピロノラクトン投与において左室肥大の進行と左室収縮能低下の抑制が確認されている[22]．また同様にHD患者を対象としたRCTにおいて，コントロールに比しスピロノラクトン投与により複合心血管イベントの発症が抑えられることが確認されている[23]．どちらも日本からの研究であることを付記しておく．

おわりに

健常人と異なり，透析患者は特殊な背景，病態を呈することから，透析患者に特化したガイドライン策定が進んでいる．さらにHD患者からPD患者を分けて，より特化したガイドラインづくりへの挑戦がはじまっている．しかしながら，策定に足るPD患者に限定した証拠は不十分といわざるを得ない．また，2つの透析モダリティはかなり密接でもあり，双方の治療を行き来することも珍しくない．分け隔てることで現場での混乱を招きかねない．特に本稿のような透析合併症の診療についてのPD患者に特化したガイドライン策定は，HD患者の証拠も十分に意識した策定が求められる．

文献

1) Wang AY, et al：ISPD Cardiovascular and Metabolic Guidelines in Adult Peritoneal Dialysis Patients Part II - Management of Various Cardiovascular Complications. Perit Dial Int 35：388-396, 2015
2) Joki N, et al：Angiographical severity of coronary atherosclerosis predicts death in the first year of hemodialysis. Int Urol Nephrol 35：289-297, 2003
3) Parfrey PS, et al：Outcome and risk factors of ischemic heart disease in chronic uremia. Kidney Int 49：1428-1434, 1996
4) Hase H, et al：Risk factors for de novo acute cardiac events in patients initiating hemodialysis with no previous cardiac symptom. Kidney Int 70：1142-1148, 2006
5) Iwasaki M, et al：Declining prevalence of coronary artery disease in incident dialysis patients over the past two decades. J Atheroscler Thromb 21：593-604, 2014
6) Tanaka Y, et al：Coronary artery disease screening and prognosis in incident dialysis patients. Renal Replacement Therapy 2：22, 2016
7) Herzog CA, et al：Clinical characteristics of dialysis patients with acute myocardial infarction in the United States：a collaborative project of the United States Renal Data System and the National Registry of Myocardial Infarction. Circulation 116：1465-1472, 2007
8) Sosnov J, et al：Differential symptoms of acute myocardial infarction in patients with kidney disease：a community-wide perspective. Am J Kidney Dis 47：378-384, 2006
9) Iwasaki M, et al：Point of care assessment of cardiac troponin T level in CKD patients with chest symptom. Ren Fail 39：166-172, 2017
10) Deegan PB, et al：Prognostic value of troponin T in hemodialysis patients is independent of comorbidity. Kidney Int 60：2399-2405, 2001
11) Wang AY, et al：Use of cardiac biomarkers in end-stage renal disease. J Am Soc Nephrol 19：1643-1652, 2008
12) NACB Writing Group, et al：National Academy of Clinical Biochemistry laboratory medicine practice guidelines：use of cardiac troponin and B-type natriuretic peptide or N-terminal proB-type natriuretic peptide for etiologies other than acute coronary syndromes and heart failure. Clin Chem 53：2086-2096, 2007
13) Nauta ST, et al：Decline in 20-year mortality after

13) myocardial infarction in patients with chronic kidney disease : evolution from the prethrombolysis to the percutaneous coronary intervention era. Kidney Int 84 : 353-358, 2013
14) Levin A, et al : Left ventricular mass index increase in early renal disease : impact of decline in hemoglobin. Am J Kidney Dis 34 : 125-134, 1999
15) Kamperidis V, et al : Prognostic value of aortic and mitral valve calcium detected by contrast cardiac computed tomography angiography in patients with suspicion of coronary artery disease. Am J Cardiol 113 : 772-778, 2014
16) Foley RN, et al : Impact of hypertension on cardiomyopathy, morbidity and mortality in end-stage renal disease. Kidney Int 49 : 1379-1385, 1996
17) Foley RN, et al : Clinical and echocardiographic disease in patients starting end-stage renal disease therapy. Kidney Int 47 : 186-192, 1995
18) Zannad F, et al : Prevention of cardiovascular events in end-stage renal disease : results of a randomized trial of fosinopril and implications for future studies. Kidney Int 70 : 1318-1324, 2006
19) Iseki K, et al : Olmesartan Clinical Trial in Okinawan Patients Under OKIDS(OCTOPUS)Group : Effects of angiotensin receptor blockade (ARB) on mortality and cardiovascular outcomes in patients with long-term haemodialysis : a randomized controlled trial. Nephrol Dial Transplant 28 : 1579-1589, 2013
20) Cice G, et al : Effects of telmisartan added to Angiotensin-converting enzyme inhibitors on mortality and morbidity in hemodialysis patients with chronic heart failure a double-blind, placebo-controlled trial. J Am Coll Cardiol 56 : 1701-1708, 2010
21) Cice G, et al : Carvedilol increases two-year survivalin dialysis patients with dilated cardiomyopathy : a prospective, placebo-controlled trial. J Am Coll Cardiol 41 : 1438-1444, 2003
22) Ito Y, et al ; Nagoya Spiro Study Group : Long-term effects of spironolactone in peritoneal dialysis patients. J Am Soc Nephrol 25 : 1094-1102, 2014
23) Matsumoto Y, et al : Spironolactone reduces cardiovascular and cerebrovascular morbidity and mortality in hemodialysis patients. J Am Coll Cardiol 63 : 528-536, 2014

骨・ミネラル代謝異常診療指針

Clinical Practice for Mineral Bone Disorder in Peritoneal Dialysis Patients

横山 啓太郎

Key words：慢性腎臓病に伴う骨・ミネラル代謝異常（CKD-MBD），骨・ミネラル代謝異常

I CKD-MBD診療指針における管理目標値

1 血清P，Ca濃度の管理

2012年に日本透析医学会（Japanese Society for Dialysis Therapy：JSDT）の発表した慢性腎臓病に伴う骨・ミネラル代謝異常（chronic kidney disease-mineral and bone disorder：CKD-MBD）の診断ガイドライン[1]では，その前身である透析患者における二次性副甲状腺機能亢進症（secondary hyperparathyroidism：2HPT）治療ガイドライン[2]と同様，生命予後をアウトカムとし，血清P濃度3.5～6.0 mg/dL，Ca濃度8.4～10.0 mg/dLを管理目標としている。なお，CKD-MBDガイドラインでは，JSDTの統計調査である2006～2009年に観察し得た透析患者128,125名のデータを用いて解析を行い，血清P，Ca濃度が設定されている。

2 副甲状腺機能の評価と管理

2006年に発表された透析患者における2HPT治療ガイドラインでは，生命予後を優先するという根拠からintact parathyroid hormone（PTH；副甲状腺ホルモン）60～180 pg/mLに設定された。しかしながら，血清P濃度および血清Ca濃度に比べ，intact PTH濃度が生命予後に与える影響が小さいことから，骨に対しての基準ではなく生命予後からの視点で管理目標値が設定されたことには議論の余地があった。その後，発表されたKDIGO（Kidney Disease Improving Global Outcomes：国際腎臓病予後改善機構）によるガイドラインでも，やはり生命予後の観点から管理目標値が設定されているが，PTHの管理標準域は健常人におけるintact PTHの正常上限の2～9倍の範囲内にあることが好ましいと提言している[3]。これは，KDIGOがグローバルなガイドラインであることにも起因している。たとえば，シナカルセト塩酸塩の使用は各国の事情で大きく異なっている。CKD-MBDガイドライン作成時の再解析では，生命予後の観点からintact PTHの上限値は400 pg/dL程度であることが示された。そうであれば，管理目標値は60～400 pg/dLであることが妥当と思われるが，以下の理由から上限値が再考された。CKD-MBDガイドライン作成時の再解析により，2006年に出版された2HPT治療ガイドラインで示されたPおよびCaの管理目標値が守られていることが生命予後改善につながるとされたが，これには付帯条件としてintact PTH 60～180 pg/mLを目指すという管理目標も加えられていた。すなわち，intact PTHの管理目標値を大幅に変更する場合には，PおよびCaの管理目標値の妥当性も危うくすることになる。さらに，高PTH血症がP，Caのコントロールを困難にすることも明らかにされている[4]。

PおよびCaの管理をPTHの管理に優先することも踏まえ，CKD-MBDガイドラインでは，現場に定着した2HPT治療ガイドラインの示した方向性を維持しつつ，副甲状腺機能の標準域をやや高めに拡大するという意図を込めて，intact PTHの標準管理域を60～240 pg/mLと規定した。

II 腹膜透析患者におけるCKD-MBD

前述の管理目標値は血液透析（hemodialysis：HD）患者の測定値から設定されたものである。腹膜透析（peritoneal dialysis：PD）療法は連続的な浄化法であるため，治療タイミングに関わらず血中Ca，P，PTH濃度は比較的一定の値を示す。この点は，1回の治療によりこれらの血中濃度が変化するHDとの大きな違いである。CKD-MBDガイドラインではPD患者のP，Ca，PTHの目標値はHD患者に準ずるとしているが，以上のことを勘案し，「ただしHD患者では透析前値を基準値としているため，PD例においては，これらの値がHD例における正常上限でも増悪傾向にあれば，是正を開始することが妥当である」という文言が加わっている。さらにP除去量は残存腎機能に依存していること，透析自体のP除去量はHDに比べて少ないことが明らかになっている（図1）[5]。

透析液Ca濃度が骨・ミネラル代謝に与える影響は，HDに比べPDのほうがはるかに大きい。われわれはPD導入時にCa 3.5 mEq/LのPD液を用い，その後，Ca 2.5 mEq/LのPD液に変更した結果，intact PTHが200 pg/dLから1,000 pg/dLと上昇したが，再度Ca 3.5 mEq/LのPD液に戻したところPTHのコントロールが良好になり，副甲状腺のサイズが縮小した症例を経験した（図2）[6]。これらの結果は，PD導入早期からのCa，PTH管理の重要

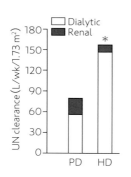
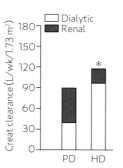
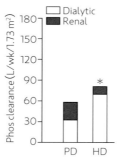

図1 腹膜透析(PD)および血液透析(HD)患者における尿素窒素，クレアチニン，Pの透析と腎クリアランス
Evenepoel P, et al：Phosphorus metabolism in peritoneal dialysis-and haemodialysis-treated patients. Nephrol Dial Transplant 31：1508–1514, 2016[5]

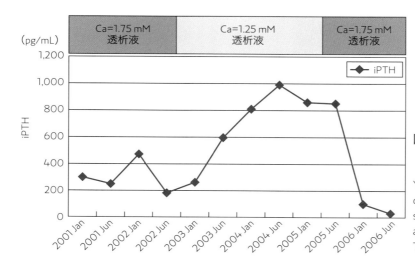

図2 腹膜透析(PD)患者におけるCa濃度によるintact PTH(副甲状腺ホルモン)濃度の変化
Yokoyama K, et al：The low-calcium concentration of dialysate induced markedly an increase of serum parathyroid hormone in a continuous ambulatory peritoneal dialysis patient. Kidney Int 71：594, 2007[6]より引用，一部改変

性と，治療の優先順位としては，薬物療法より透析液のCa濃度の調整が先行されるべきことを示している．このような背景から，特に，導入期は低Ca状態を避けるために正Ca濃度液の積極的な使用を考慮する．PD液のCa濃度がミネラル代謝に及ぼす影響は，HD液のCa濃度がよりはるかに大きい．セントラルタイプのHDとは違い，PDでは患者個々の状態に応じた透析液Ca濃度処方を実施できる．テーラーメード治療が容易であるPDの特性を活かしてミネラル管理を行う必要がある．維持期の2HPTに対して，シナカルセト塩酸塩の有効性はPD例でも確認されている[7]．

また，PD患者のミネラル管理は残存腎機能により大きな影響を受けることを念頭において診療にあたるべきである．加えて，便秘・下痢などの消化器症状を起こしにくい薬剤が選択されるべきである．その点で鉄含有P吸着薬の選択は考慮されるべきであるが，透析ごとに血液を失うHD患者に比してPD患者は血清フェリチン値の上昇が顕著であることが多い．

文献

1) 日本透析医学会：慢性腎臓病に伴う骨・ミネラル代謝異常の診療ガイドライン．透析会誌45：301–356, 2012
2) 日本透析医学会：透析患者における二次性副甲状腺機能亢進症治療ガイドライン．透析会誌39：1435–1455, 2006
3) Kidney Disease：Improving Global Outcomes(KDIGO) CKD-MBD Work Group：KDIGO clinical practice guideline for the diagnosis, evaluation, prevention, and treatment of Chronic Kidney Disease-Mineral and Bone Disorder(CKD-MBD). Kidney Int(Suppl)：S1–S130, 2009
4) Fukagawa M, et al；MBD-5D Study Group：Mineral metabolism management in hemodialysis patients with secondary hyperparathyroidism in Japan：baseline data from the MBD-5D. Am J Nephrol 33：427–437, 2011
5) Evenepoel P, et al：Phosphorus metabolism in peritoneal dialysis-and haemodialysis-treated patients. Nephrol Dial Transplant 31：1508–1514, 2016
6) Yokoyama K, et al：The low-calcium concentration of dialysate induced markedly an increase of serum parathyroid hormone in a continuous ambulatory peritoneal dialysis patient. Kidney Int 71：594, 2007
7) Lindberg JS, et al：Cinacalcet HCl, an oral calcimimetic agent for the treatment of secondary hyperparathyroidism in hemodialysis and peritoneal dialysis：a randomized, double-blind, multicenter study. J Am Soc Nephrol 16：800–807, 2005

栄養障害診療指針

Clinical Practice for Malnutrition in Peritoneal Dialysis Patients

知名 理絵子，菅野 義彦

Key words：栄養障害，食事摂取基準，適正透析，過栄養，低栄養

はじめに

透析患者の栄養障害は生命予後やquality of life（QOL）と強く関連しており，健常人に比べ入院や死亡リスクが高い傾向にある。腹膜透析（peritoneal dialysis：PD）患者においては低栄養だけでなく過栄養も問題になってくるが，具体的な数値目標は提示されていない。不適切な食事制限や腸内細菌叢の乱れ，体液過剰などは保存期慢性腎不全患者，透析患者いずれにおいても栄養障害の原因になるが，透析患者の場合には，透析不足や慢性炎症による消費といった透析療法に伴う特異的な病態もある。たとえば血液透析（hemodialysis：HD）の場合は，ダイアライザからの漏出やエンドトキシンの血液流入，PD患者ではPD液からの喪失がある。さらにPDの場合には，PD液からのブドウ糖吸収による糖負荷，それに伴う脂質異常も問題となる。このように透析患者の栄養障害にはさまざまなタイプが存在するため，個々の病態に応じた栄養学的介入を必要とする。

I 概念

PD患者における栄養障害には，低栄養と過栄養がある。前者にはPD液からの喪失や消費，食事摂取不足，残存腎機能消失後の溶質蓄積といったPD歴による影響などがあり，後者にはPD液からのブドウ糖吸収による糖負荷を特徴とした栄養障害がある。

II 原因

1 低栄養

低栄養の原因は大きく，①摂取不足，②喪失，③消費，④その他，に分けることができる。

1）摂取不足

必須栄養素や摂取エネルギーの不足は，食事摂取量の低下（不適切な食事制限，PD液貯留による腹部膨満感や逆流性食道炎，味覚障害など），胃腸からの吸収能低下などが原因として考えられる。

2）喪失

蛋白やアルブミン，ビタミン，アミノ酸，微量元素の喪失はPD液からの喪失が原因であり，筋肉量低下・血漿蛋白低下（protein energy wasting（PEW）の診断基準では血清アルブミン3.8 g/dL未満）[1]をもたらす。またカリウムに関しては，PD液にカリウムが含まれておらず効率的に除去される点がHDとは異なる。そのため，残存腎機能が保たれているうちはカリウム制限は不要であり，検査値をみながら野菜やフルーツ，海藻，ナッツ，イモ類などの摂取が可能である。なおビタミンのうち，ビタミンCやビタミンB_1などの水溶性ビタミンは透析で除去されてしまうため欠乏する可能性がある。

3）消費

感染症，慢性炎症，炎症性サイトカイン，異化亢進（好中球の発現，リンパ球の発現）などの要因が関与し，骨格筋量や体脂肪量が減少する。

4）その他

透析不足，代謝性アシドーシス，内分泌異常，インスリン抵抗性，酸化ストレス，代謝亢進，腸内細菌叢の乱れ，高レプチン血症などがあり，透析不足の指標として，食欲不振，赤血球造血刺激因子製剤（erythropoiesis stimulating agent：ESA）抵抗性貧血，薬剤抵抗性高血圧，体液過剰，レストレスレッグス症候群があげられる。また，尿毒症では筋蛋白の分解が合成よりも優位であり，筋肉量の減少が進む。

2 過栄養

PD液からのブドウ糖吸収が原因であり，特に糖尿病合併患者の場合，PD液からの糖負荷により血糖コントロールが悪化するおそれがある。また糖尿病を合併していなくても，PD液からのブドウ糖摂取を総摂取エネルギーに加味しないと随時血糖やHbA1cの上昇，中性脂肪や総コレステロール値の上昇，high density lipoprotein（HDL）コレステロールの低下，体重・体脂肪率の増加をきたす可能性があり，心血管系疾患の発症リスクにもなる。

III 実際

栄養障害の頻度は，維持透析患者全体で重症が数％〜10％，軽・中等度が30〜60％，正常域が約30％程度[2]，連続携行式腹膜透析（continuous ambulatory peritoneal

表1 腹膜透析（PD）液のブドウ糖吸収エネルギー量（2L，4時間貯留の場合）

PD液のブドウ糖濃度	ブドウ糖吸収エネルギー量
1.5%	約70 kcal
2.5%	約120 kcal
4.25%	約220 kcal

日本透析医学会：2009年版腹膜透析ガイドライン．透析会誌42：285-315, 2009[4]をもとに著者作成

dialysis：CAPD）患者では約30%との報告もある[3]）。

PD療法ではPD排液からの蛋白喪失が10 g/day程度であり，腹膜炎発症時には喪失量が2〜3倍，すなわち20〜30 g/dayにもなる可能性がある。一方，PD液からのブドウ糖吸収は，2.0 L，4時間貯留で約70〜220 kcal/dayとされている[4]（表1）。

また血清アルブミンやプレアルブミンは，一般的には栄養指標として認識されているが，PD患者においては栄養状態だけを反映しているわけではないため評価困難である。単にたんぱく質摂取量の低下だけでなく，PD液への喪失や慢性炎症に伴う肝臓での合成低下，体液量などの影響を受けるため，血清アルブミンやプレアルブミン単独では体蛋白量の評価，すなわち栄養評価の指標とはいえないと認識されているのがその理由である[4]。低アルブミン血症診断のためのカットオフ値はPEWの診断基準で3.8 g/dL[1]，European Best Practice Guideline（EBPG）では栄養評価の開始基準を4.0 g/dL未満としており，わが国においては，3.5 g/dL未満で死亡リスクが増大するという日本透析医学会の統計調査や，透析前に4.0 g/dL未満の場合は長期予後が悪いという報告もある。

IV 評価・指標

複数存在する指標のなかでもっとも重要なのは経時的に筋肉量が減少しないことであり，意図しない体重減少やbody mass index（BMI）低下に注意が必要である。評価にあたり，①問診（食事の摂取状況や自覚症状の有無など），②身体計測，③血液生化学検査，④体成分分析，⑤複合的・包括的指標，に分けることができる。

①問診や記録
食事記録（総摂取エネルギー，たんぱく質摂取量，食塩摂取量）。

②身体計測
身長，体重，BMI，上腕計測（上腕周囲長（arm circumference：AC），上腕三頭筋皮下脂肪厚（triceps skinfolds：TSF），上腕筋囲長（arm muscle circumference：AMC），上腕筋面積（arm muscle area：AMA）など）。

③血液生化学検査
尿素窒素，クレアチニン，アルブミン，プレアルブミン，総コレステロール，HbA1c，カリウム，リン，血算，CRP，微量元素，カルニチン，nPNA（normalized protein equivalent of nitrogen appearance；標準化蛋白窒素出現量）など。

④体成分分析
BIA（bioelectrical impedance analysis；生体インピーダンス法），DEXA（dual-energy X ray absorptiometry；二重エネルギーX線吸収法）。

⑤複合的・包括的
GNRI（geriatric nutritional risk index），MIS（malnutrition inflammation score），MNA（mini nutritional assessment），SGA（subjective global assessment），SI（survival index）など。

このように栄養状態の評価に関わる指標は複数存在するため，標準的な評価法として広く推奨されているものはなく，すべてを把握し使いこなすのは困難である。患者の背景や各施設の規模や状況に合わせ，簡便かつ年に複数回（年2回以上）実施可能な指標を組み合わせて評価することが望ましいと考える。なかでも栄養障害リスクとして具体値が提示されているものに，BMI 23 kg/m²未満（表2）[1]，血清アルブミン3.8または4.0 g/dL未満，プレアルブミン30 mg/dL未満，GNRI 91未満，MIS 8点以上などがあるが，血清アルブミンやプレアルブミンは前述のように単独では栄養障害を評価できないこと，アルブミンを用いるスコアリングシステムは精度が低下することに注意されたい。なおBMIに関しては，欧米人と日本人では体格が異なるため，わが国のHD患者のカットオフ値を18.5または20.0 kg/m²とするほうが生命予後の予測に優れるという報告もあり，今後の検討課題である。

V 推奨摂取量などの目安，その対策

1 摂取目安

1）総摂取エネルギー量
30〜35 kcal/kg/day（標準体重BMI 22 kg/m²，PD液からのブドウ糖吸収分も含む）が目安となる[5]。なお，年齢・性別・身体活動強度・糖尿病や消耗性疾患の罹患有無による調整が必要であり，透析液から吸収されるカロリーを考慮した食事制限や運動などによる消費エネ

表2 PEW(protein energy wasting)の診断基準

カテゴリー	項目
生化学検査	血清アルブミン<3.8 g/dL
	血清プレアルブミン<30 mg/dL
	血清総コレステロール<100 mg/dL
体格	BMI<23 kg/m²
	意図しない体重減少(3カ月間で5%ないし6カ月間で10%以上)
	体脂肪率<10%
筋肉量	筋肉量の減少(3カ月間で5%ないし6カ月間で10%以上)
	上腕筋周囲径の減少(基準値の50パーセンタイル以内で10%以上の減少)
	クレアチニン産生速度の低下
食事摂取量	意図しないたんぱく質摂取量の低下(0.8 g/kg/day未満が少なくとも2カ月間以上)
	意図しないエネルギー摂取量の低下(25 kcal/kg/day未満が少なくとも2カ月間以上)

各カテゴリーの中で1項目以上該当するカテゴリーが3つ以上ある場合にPEWと診断
Fouque D, et al：A proposed nomenclature and diagnostic criteria for protein-energy wasting in acute and chronic kidney disease. Kidney Int 73：391-398, 2008[1]

ギーの増加、イコデキストリン含有のPD液の併用などに有用である。

2)食事からのたんぱく質摂取量

摂取量の目安には諸説あり、米国腎臓財団(National Kidney Foundation：NKF)のKidney Diseases Outcomes Quality Initiative(K/DOQI)ガイドラインでは、1.2～1.3 g/kg/体重が推奨されているが、わが国における横断研究では、たんぱく質摂取量が1.3 g/kg/day以上で腹部皮下脂肪面積および腹部内臓脂肪面積が増加する傾向があったこと、また、栄養状態が良好なPD患者の摂取量が0.9 g/kg/dayであったこと(nPNA 1.2 g/kg/day以上は1例のみ)、HD患者を対象としたコホート研究でたんぱく質摂取量0.9 g/kg/day未満および1.3 g/kg/day以上で死亡リスクが高かったという報告がある。また腹膜透析ガイドライン2009[4]や慢性腎臓病に対する食事療法基準2014年版[5]では、適正なエネルギー摂取を前提とした場合のたんぱく質の推奨摂取量として0.9～1.2 g/kg/dayが推奨されている。

なお、担がん透析患者の場合は、食事摂取量の低下・全身炎症による体重減少・骨格筋蛋白の喪失を特徴とした栄養障害のリスクが高くなるため、総エネルギーは健常人と同じ25～30 kcal/kg/dayとして開始し、たんぱく質摂取量の増量(1.0～1.5 g/kg/day)を検討する。

2 合併症、低栄養の弊害

サルコペニアやフレイル、PEW、カヘキシア(悪液質)、ロコモティブシンドローム、MIA(malunutrition-inflammation-atherosclerosis)症候群といった栄養障害と密接な関連を表わす状態は定義や診断基準がさまざまであり、たとえばサルコペニアの診断基準が世界に7種類もあるように統一されていない。各用語の定義は省略するが、いずれにせよ低栄養患者の予防や早期発見、原因究明、進展抑制、改善が必要である。

経口摂取量の低下や、その先にあるサルコペニアやフレイルといった合併症にも共通することであるが、まず食事に関する対策としては食事指導の見直しや管理栄養士の介入、高齢者に対する食事提供、サプリメントなどによるビタミンや微量元素の補充、補助食品の併用を行うことが必要である。またポリファーマシー対策として、定時処方薬の見直しや腹部膨満感に対してPD液の1回注入量を減らしたり分食にするなどの対策、機能的歯並びの維持や口腔補整(歯周病治療など)なども状況に応じて検討する。なお、フレイルやサルコペニア予防としてn-3系多価不飽和脂肪酸や天然型ビタミンDの摂取、アミノ酸製品など治療用特殊食品の利用、栄養補充と運動の組み合わせも有効である。

なお、これまでに述べてきた内容を表3に示す[1,4～6]。栄養障害の介入時の参考にされたい。

おわりに

PD患者の栄養障害は保存期やHD患者にはない特徴があるため、一様に評価することは難しく、食事療法においても指導内容が異なってくる。また、経過中に残存腎機能の消失や高齢化に伴う食事摂取量や嗜好の変化もあるため、PD導入期/維持期といった治療時期別、自尿の有無別など、患者個々に応じた細やかな栄養指導が適宜必要である。数年に及ぶPD療法において、評価が容易で客観性や再現性がある評価法とPD患者が取り組みやすく簡便かつ継続可能な介入方法が求められている。

表3 原因，評価方法と指標

【原因】			
低栄養	①摂取不足		食事摂取量の低下，腹部膨満感，逆流性食道炎，味覚障害
	②喪失		PD液からの喪失（蛋白，アルブミン，ビタミン，アミノ酸，微量元素など）
	③消費		感染症，慢性炎症，炎症性サイトカイン，異化亢進
	④その他		透析不足，代謝性アシドーシス，内分泌異常，インスリン抵抗性，酸化ストレス，代謝亢進，腸内細菌叢の乱れ
過栄養	PD液からのブドウ糖吸収（吸収量は表1参照）		
【評価】	ヒント：意図しない体重減少，BMI低下（PEWの診断基準では23 kg/m² 未満）		
①問診や記録	食事記録（総摂取エネルギー，たんぱく質摂取量，食塩摂取量）		
②身体計測	身長，体重，BMI 上腕計測（上腕周囲長：AC，上腕三頭筋皮下脂肪厚：TSF，上腕筋囲長：AMC，上腕筋面積：AMA）		
③血液生化学検査	尿素窒素，クレアチニン，アルブミン（3.8 g/dL 未満），プレアルブミン（30 mg/dL 未満），総コレステロール（100 mg/dL 未満），HbA1c，カリウム，リン，血算，CRP，微量元素，カルニチン，nPNA		
④体成分分析	BIA（生体インピーダンス法），DEXA（二重エネルギーX線吸収法）		
⑤複合的・包括的	《種類》	《算出に必要な項目や概要》	
	SGA	病歴（体重変化，消化器症状，食事状況など），身体所見（皮下脂肪，筋肉量など）	
	MIS	SGAをもとに作成，BMIや血清アルブミンなどを追加，合併症に透析歴を加味	
	GNRI	血清アルブミン，体重のみで算出（高齢者向け，SGAやMISより簡便）	
	MNA	食事摂取量，体重減少，歩行，ストレス，認知症，BMIなど	
	SI	年齢，BMI，血液検査（血清アルブミンなど），心血管疾患の既往，AVFの有無など	
【摂取目安】			
PD*1	エネルギー：30～35（kcal/kg/day），たんぱく質：0.9～1.2（g/kg/day），食塩：PD除水量（L）×7.5＋尿量（L）×5（g/day），水分：PD除水量＋尿量，カリウム：制限なし，リン：たんぱく質（g）×15以下		
担がん*2	エネルギー：25～30（kcal/kg/day），たんぱく質：1.0～1.5（g/kg/day）		
【合併症】			
病態	サルコペニア，フレイル，PEW，カヘキシア（悪液質），ロコモティブシンドローム，MIA症候群		
対策	食事		指導内容の見直し，管理栄養士の介入，食事提供，分食
	補充		サプリメントによるビタミンや微量元素の補充，n-3系多価不飽和脂肪酸や天然型ビタミンD摂取，補助食品やアミノ酸製品など治療用特殊食品の利用
	その他		ポリファーマシー対策，1回あたりのPD液注入量の減量，機能的歯並びの維持，歯周病治療など口腔補整，運動

PD：腹膜透析，PEW：protein energy wasting，nPNA：標準化蛋白窒素出現量，SGA：subjective global assessment，MIS：malnutrition inflammation score，GNRI：geriatric nutritional risk index，MNA：mini nutritional assessment，SI：survival index，AVF：arteriovenous fistula

*1 Prasad N, et al：Changes in nutritional status on follow-up of an incident cohort of continuous ambulatory peritoneal dialysis patients. J Ren Nutr 18：195–201，2008[2)]
*2 Arends J, et al：ESPEN guidelines on nutrition in cancer patients. Clin Nutr 36：11–48，2017[6)]

Fouque D, et al：A proposed nomenclature and diagnostic criteria for protein-energy wasting in acute and chronic kidney disease. Kidney Int 73：391–398，2008[1)]／日本透析医学会：2009年版腹膜透析ガイドライン．透析会誌42：285–315，2009[4)]／日本腎臓学会：慢性腎臓病に対する食事療法基準2014年版．日腎会誌56：553–599，2014[5)]／Arends J, et al：ESPEN guidelines on nutrition in cancer patients. Clin Nutr 36：11–48，2017[6)] をもとに著者作成

文献

1) Fouque D, et al：A proposed nomenclature and diagnostic criteria for protein-energy wasting in acute and chronic kidney disease. Kidney Int 73：391-398, 2008
2) Prasad N, et al：Changes in nutritional status on follow-up of an incident cohort of continuous ambulatory peritoneal dialysis patients. J Ren Nutr 18：195-201, 2008
3) 川口良人, 他：Continuous Ambulatory Peritoneal Dialysis 症例における栄養学的評価. 日腎会誌35：843-851, 1993
4) 日本透析医学会：2009年版腹膜透析ガイドライン. 透析会誌42：285-315, 2009
5) 日本腎臓学会：慢性腎臓病に対する食事療法基準2014年版. 日腎会誌56：553-599, 2014
6) Arends J, et al：ESPEN guidelines on nutrition in cancer patients. Clin Nutr 36：11-48, 2017

出口部診療指針

Clinical Practice for Exit-Site Care in Peritoneal Dialysis Patients

岡戸 丈和

Key words：出口部ケア，出口部感染，トンネル感染，カテーテル関連感染症

はじめに

腹膜透析（peritoneal dialysis：PD）における出口部とは，カテーテルが体外に出る部位である。創部安定期になると，カテーテルの皮下トンネル部分は結合織の鞘がカテーテルを覆うようにできあがり，皮下カフや皮膚までつながる。出口部近傍の健常皮膚組織がバリアとして機能するが，上皮化した出口部皮下組織から皮下トンネル結合織への移行部は比較的脆弱であり[1]，またカテーテルがシリコン製の人工物であるため，出口部感染は起こりやすくなる。出口部感染とトンネル感染の総称であるカテーテル関連感染症は，カテーテルロスにつながるPD関連腹膜炎の主な原因であり，カテーテル関連感染症の予防や治療の主な目的は腹膜炎を予防することにある[2]。

国際腹膜透析学会（International Society for Peritoneal Dialysis：ISPD）はカテーテル関連感染症に関する勧告を2017年に公表しており[2]，本稿ではこの提言を参考にしながら，出口部感染を含むカテーテル関連感染症に対する管理を中心に述べる。

I 出口部感染の予防

1 出口部感染の感染率

出口部の皮膚の発赤の有無に関わらず，膿性の滲出液を認める場合には出口部感染，そしてカテーテルトンネル部に沿って臨床的な炎症所見または超音波検査により感染所見が認められる場合にはトンネル感染と定義することが提案されている[2]。2016年のわが国における出口部感染の頻度は，0.36回／患者・年であり，2012～2016年の間ほぼ横ばいで経過している[3]。カテーテル関連感染症の発症率を少なくとも年に1度は見直すことが推奨されている（グレード1C）[2]が，最低限の目標値に関するデータは現在のところ存在しない。国際比較の観察研究であるPeritoneal Dialysis Outcomes and Practice Patterns Study（PDOPPS）では，日本を含む6カ国170施設，11,000人以上のPD患者が登録されており，各国のPD関連感染症の予防や治療についてのデータが明らかにされている[4]。そのなかで日本は，出口部感染と腹膜炎のいずれのモニタリングにおいても最低であった。もしモニタリングを行っていない場合，血液透析も行っている施設では日本透析医学会の年末統計調査の入力データを用いて，自施設のPD患者の出口部感染と腹膜炎の発症率を簡便に調べることもできるので，ぜひ活用していただきたい。

2 カテーテルの留置について

カテーテル関連感染症の予防に優れていることが証明されたカテーテル留置法や特定のカテーテルのデザインはない（グレードなし）[2]とされている。カテーテル挿入直前に抗菌薬の予防投与が推奨されており（グレード1A）[2]，PDOPPSにおいても各国でカテーテル留置直前の抗菌薬投与は高率に行われていた（日本は89%）[4]。また，カテーテル留置前に鼻腔内の黄色ブドウ球菌保菌についてスクリーニングを行うことについては弱く推奨されている（グレード2D）。

3 消毒薬の局所への塗布

カテーテル関連感染症の予防に優れていることが示された消毒薬はない（グレード2B）[2]とされている。PDOPPSによると消毒薬の使用は各国の状況が大きく異なり，アメリカやカナダなどで抗菌石鹸が多く使用されているのに対し，日本では通常の石鹸の使用が41%ともっとも多く，抗菌石鹸と通常石鹸（48%）とクロルヘキシジン（30%）とポビドンヨード（11%）の使用で89%を占めていた[4]。

4 抗菌薬の局所への塗布

PD患者の鼻腔内で黄色ブドウ球菌の保菌が確認された場合，ムピロシンを鼻腔内に投与することが推奨されている（グレード1B）[2]。しかしながらその根拠となった報告によると，ムピロシン鼻腔内投与により実際に低下していたのは出口部感染のみであり，トンネル感染や腹膜炎については有意差はなかった[5]。PDOPPSによると，日本は鼻腔内の黄色ブドウ球菌スクリーニング率はタイやアメリカと並んで低めであり，また鼻腔内除菌率もタイと並んで低い状況であった[4]。

また，カテーテル出口部に抗菌薬のクリームまたは軟膏を連日塗布することは高いグレード（グレード1A）で推

奨されている[2]。とりわけムピロシンの連日塗布が黄色ブドウ球菌による出口部感染を予防し得るとされたが、これらの根拠となったメタ解析の中には前述の鼻腔内塗布の報告[5]も含まれており、残念ながら質の高い解析とはいえない。またわが国では、ムピロシンは鼻腔内メチシリン耐性黄色ブドウ球菌(methicillin-resistant Staphylococcus aureus：MRSA)の除菌薬としてのみ保険適用となっており、1日1回0.15 g使用したとしても年間約3万円の実費がかかるため、その使用は現実的ではない。代替抗菌薬としてゲンタマイシンがあり、Pseudomonas属を含むグラム陰性菌に対して有用であるとされている[2]。PDOPPSの結果では、感染予防のための抗菌薬塗布(鼻腔含む)は、オーストラリア・ニュージーランドで89％、カナダで80％、イギリスで71％、アメリカで88％、タイで28％に行われていた[4]。しかしながら日本ではわずか4％(すべてゲンタマイシン)であり、わが国において抗菌薬の予防局所塗布は主流ではない。

その理由の一つは、ゲンタマイシン軟膏の出口部塗布により非結核性抗酸菌(non-tuberculous mycobacteria：NTM)の感染が増える可能性があることであろう。中国1施設からの報告ではあるが、NTM感染症の発生率がゲンタマイシン使用により0.102％から2.71％に増えた[6]とされており、またわが国のPD関連の学会報告でもNTM感染症は散見され、決してまれではない。NTMは水などの環境中に広く存在しており、通常、健常人に対しては無害であるが、PD患者のような易感染状態では起因菌となり得る。井戸水、シャワーヘッドや循環風呂などに潜んでいることもあり、注意が必要である。NTMによるカテーテル感染症は、Mycobacterium fortuitum, M. chelonae, M. abcessusが起因菌の大部分を占めており、多くの場合、治療としてカテーテル抜去や出口部変更術などの外科的処置を要する。なお、M. chelonae, M. abcessusは42℃以上では発育しないため温熱療法が有効である可能性があり、M. chelonaeによるカテーテル関連感染症が消毒＋抗菌薬内服＋温熱療法の内科的治療のみで改善した経験を筆者はもっている[7]。少なくとも起因菌の特性を知っておくことは重要である。

II 出口部感染の治療

1 出口部ケア

出口部感染の起因菌はさまざまであり、深刻かつ多く観察されるのが黄色ブドウ球菌と緑膿菌である。さらにしばしば腹膜炎に進展するため、積極的な加療が必要となる。臨床所見やトンネル部の超音波検査、そしてさまざまな培養検査を併用することが望ましい。膿性の滲出液や圧痛のない肉芽組織であれば、出口部ケアの強化と抗菌薬の塗布で十分と考えられており、出口部感染の発症中、少なくとも1日1回出口部を洗浄することが推奨されている(グレード1C)[2]。しかしながら、カテーテル関連感染症に対する治療として出口部ケア強化が有効であることは証明されていない。

2 抗菌薬による治療

出口部感染に対する経験的な経口抗菌薬投与が推奨されている(グレード1C)[2]。つまり、MRSAの既往があればグリコペプチド系抗菌薬、Pseudomonas属の既往があれば適切な抗緑膿菌薬、上記の既往がなければペニシリナーゼ抵抗性ペニシリンや第一世代セフェム系などの黄色ブドウ球菌をカバーする薬剤を使用する[2]。経口抗菌薬による治療は豊富な臨床経験に基づく有効性もあり利便性が高いが、海外の推奨投与量は日本のものよりも多くなりがちであり、成書での確認が必要である。なお出口部に肉芽組織を認めるがその他の感染所見がない場合、抗菌薬の投与は不要とされている。PDOPPSによると、出口部感染に対する初期治療としての経口抗菌薬投与は68〜85％で行われており(日本は68％)、主流と考えられる[4]。しかし、出口部感染に対する初期治療としての抗菌薬塗布は日本やカナダで25％に行われていたが、オーストラリア・ニュージーランドでは0％であった[4]。またトンネル感染の初期治療となると、オーストラリア・ニュージーランドやアメリカでは半数以上の患者で腹腔内投与が選択されていたが、日本ではわずか4％であり、経口抗菌薬が86％を占めていた[4]。これは、在宅治療としての抗菌薬の腹腔内投与が比較的難しいわが国の医療事情も関係していると思われる。

Pseudomonas属による出口部感染とすべてのトンネル感染では有効な抗菌薬で3週間以上の治療継続が、そして上記以外の出口部感染では有効な抗菌薬で2週間以上の治療継続が推奨されている[2]。

カテーテル出口部のモニタリングとして表[8]に示す出口部の評価スコアが存在するが、小児科医によってつく

表 出口部の評価スコア

	0点	1点	2点
腫脹	なし	< 0.5 cm	> 0.5 cm*
痂皮	なし	< 0.5 cm	> 0.5 cm
発赤	なし	< 0.5 cm	> 0.5 cm
疼痛	なし	軽度	重度
滲出液	なし	漿液性	膿性

＊：またはトンネル部を含むもの

Schaefer F, et al：Intermittent versus continuous intraperitoneal glycopeptide/ceftazidime treatment in children with peritoneal dialysis-associated peritonitis. The Mid-European Pediatric Peritoneal Dialysis Study Group (MEPPS). J Am Soc Nephrol 10：136-145, 1999[8]より引用、一部改変

られたものであり成人患者での正式な検証はない[2,8]。出口部感染を疑った際には培養検査を提出することが重要であり，時には抗酸菌や真菌，そして嫌気性菌などの培養も考慮する必要がある。また出口部感染の一部にはトンネル感染やカフ感染が隠れていることもあり，超音波検査による検出が有効となり得る。トンネル部の超音波検査の適応として，①トンネル感染が疑われる場合の初…

部ケアと手指衛生によるカテーテル関連感染症の発生率の抑制効果は証明されていない。同様にカテーテル固定も推奨されることが多いが，これを支持する臨床結果もない。また，術後早期の出口部保護としてのフィルム密閉とガーゼ保護についてもカテーテル関連感染症の発生率に変わりがなかったとする報告や，日常的にドレッシングをしない群のほうが出口部感染発症までの期間は短…

腹膜炎診療指針

Clinical Practice for Peritonitis in Peritoneal Dialysis Patients

寺脇 博之

Key words：腹膜炎，予防，培養，カテーテル感染

はじめに

腹膜透析（peritoneal dialysis：PD）の歴史は，その黎明期から腹膜炎との戦いの歴史であった。世界で最初にPDの施行が報告された1743年，PD液として使用されたのは赤ワインの希釈液であったが，これは赤ワインに対して抗菌作用を期待したからだとされている[1]。腹水貯留に対する腹腔穿刺は紀元前のギリシア・ローマ時代から行われていたため，合併症としての腹膜炎はすでに広く認識されていたのであろう。

日本透析医学会（Japanese Society for Dialysis Therapy：JSDT）は2009年に腹膜透析ガイドライン（JSDTガイドライン）を上梓したが，同ガイドラインでは標準的なPDのあり方を提示することが主目的とされたため，このなかで腹膜炎への具体的な対処法は提示されなかった。現在，JSDTガイドラインの改訂作業が行われているが，改訂JSDTガイドライン（2019年上梓予定）では「診療ガイド」としての教科書的な機能をもたせるとの編集方針が示されており，その一環として腹膜炎への対応，さらに腹膜炎予防としての出口部管理について新たに章を設け論説されている。

本稿では，この改訂JSDTガイドラインの「新たに設けられた章」における記載事項を反映させる形で，腹膜炎治療方針を概説する。

I 腹膜炎の発症機序

腹膜炎とは「腹膜に生じた炎症」であり，通常は細菌を主体とする病原体に対する生体防御反応として発症する。すなわち腹膜炎の発症は，通常は（ほぼ）無菌である腹腔内になんらかの経路で病原体が侵入することによって惹起される。

この病原体が侵入する経路の違いにより，腹膜炎は大きく「外因性感染」と「内因性感染」とに分けることができる。

まず「外因性感染」とは，病原体が体外から侵入するタイプの感染であり，経カテーテル感染と傍カテーテル感染とに分けられる。経カテーテル感染は病原体がカテーテルの内部から侵入する感染を指し，その典型はバッグ交換時の接続部汚染（touch contamination）である。傍カテー

表1 カテーテル関連感染症が成立する背景

1. 出口部における菌の繁殖	ダウングロースの存在 出口部の不潔
2. 皮膚感染の波及	掻き傷・湿疹 テープや消毒薬かぶれ
3. 免疫状態の低下	低栄養 ステロイドの使用

テル感染は病原体がカテーテルの外周から侵入する感染を指し，通常はそれに先行するカテーテル関連感染症（PDカテーテルの組織通過部分の外周囲における病原体感染：いわゆる出口部・トンネル感染）を基盤に発症する。

一方，「内因性感染」とは，体内に存在する微生物が腹腔内に移行して病原性を発揮するタイプの感染であり，経腸管感染・経腟感染・血行性感染に分けられる。腸管（特に大腸）の内部には通性・偏性嫌気性菌を主体とする細菌叢が存在し，腟の内部にもLactobacillus属（いわゆるデーデルライン桿菌）を主体とする細菌叢が存在する。ゆえに便秘や下痢，さらに大腸内視鏡や侵襲的婦人科関連手技などにより，腸管内や腟内の微生物が腹腔内に移行する（bacterial translocation）リスクが高くなる。また門脈血には腸管由来の微生物が存在し得るため，特に門脈圧の亢進を伴う症例では門脈血からの血行性感染に伴う腹膜炎（spontaneous bacterial peritonitis）を発症するリスクが高くなる。

II 腹膜炎の予防

前述した腹膜炎の発症機序を踏まえることにより，腹膜炎の発症は（外因性・内因性のいずれの場合においても）ある程度予防することが可能である。

まず外因性感染であるが，経カテーテル感染については，近年のバッグ接続デバイスの進歩に伴い，その発症頻度は減少していると推察されている。一方の傍カテーテル感染であるが，こちらは前述のように「カテーテル関連感染症」が先行するため，この「カテーテル関連感染症」をいかに回避し，またいかに早期に対応するかが予防のポイントとなる。カテーテル関連感染症が成立しやすくなる背景について，表1に示す。

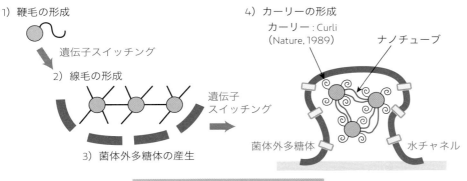

図 バイオフィルム形成と抗菌薬への耐性獲得
MIC：最小発育阻止濃度

表2 腹膜透析関連腹膜炎の診断基準

以下のうち，いずれか2項目を満たすこと。
(1) 腹膜炎の臨床徴候である腹痛および透析排液混濁，またはいずれか一方
(2) 透析排液中の白血球数が100/μL以上または0.1×10^9/L以上（最低2時間の貯留後）で，多核白血球が50%以上 *APDの場合は，白血球数が100/μL未満であっても，多核白血球が50%以上であれば陽性とする（改訂JSDTガイドライン）
(3) 透析排液培養陽性

Li PK, et al：ISPD Peritonitis Recommendations：2016 Update on Prevention and Treatment. Perit Dial Int 36：481-508, 2016[2]

表3 腹膜透析関連腹膜炎の臨床症候

腹痛	80%
37.5℃以上の発熱	30%
悪心・嘔吐	50%
排液混濁	80%
低血圧	20%

Oliveira LG, et al：Peritonitis in recent years：clinical findings and predictors of treatment response of 170 episodes at a single Brazilian center. Int Urol Nephrol 44：1529-1537, 2012[3]

　いったんカテーテル関連感染症が発症した場合であるが，感染が外部カフに及ばない場合は非観血的治療で対応する。なお，出口部およびトンネル部分に発赤・腫脹といった明確な炎症所見が確認される場合には，抗菌薬の投与を行うべきと考えられる。原則，抗菌薬の投与に先立ち，培養検体を採取する。抗菌薬の投与経路は経口が原則であり，投与期間は出口部感染では2週間，トンネル感染および緑膿菌感染では3週間を目安とする。ただし難治例，あるいは感染が外部カフよりも深部に及んだ場合には観血的治療を考慮する。このような症例では，外部カフないしカテーテル本体におけるバイオフィルムの形成が予想され，バイオフィルム内の菌では抗菌薬をtrapする遺伝子が共有されるため，その最小発育阻止濃度（minimum inhibitory concentration：MIC）が浮遊菌のおよそ100倍になり，臨床的な効果が期待しにくくなるからである。図にバイオフィルム形成と抗菌薬耐性の発現プロセスを示す。

　カテーテル関連感染症において観血的治療を行う場合には，アンルーフィング術・出口部変更術・カテーテル入れ替え術のいずれかが選択されることになる。いずれの方法にも一長一短があるため，どの方法で対処するかは患者の年齢・術者の技量などの条件で選択されることになる。ただし，出口部変更術における「チタニウムエクステンダ」の皮下留置は保険適用外使用となるため，注意を要する。なお，カテーテル関連感染症の進展度を正確に評価する手段としては，超音波検査が有用である。

　内因性感染についても，リスク因子に留意することによって，ある程度の予防は可能である。大腸内視鏡と侵襲的婦人科関連手技に先立つ予防的抗菌薬の使用，普段からの良好な排便コントロールなどがそのポイントとなる。

III 腹膜炎の診断と治療

　2016年に国際腹膜透析学会より上梓されたガイドライン[2]における，PD関連腹膜炎の診断基準を表2に示す。なお，Oliveiraらの報告[3]によると，腹膜炎患者のうち80%が腹痛・排液混濁を呈した（表3）とのことであり，腹痛および排液混濁は腹膜炎を疑ううえで極めて重要な

症候である状況が伺える。

Higuchiらはわが国における腹膜炎の現況を全国施設へのアンケート調査を通じて確認している[4]が、同調査によると、わが国における腹膜炎は特定のPD歴に偏ることなく発症し、3/4以上が腹膜炎発症経路である経カテーテルとは無関係に発症し、起因菌もブドウ球菌、連鎖球菌がともに25％、グラム陰性桿菌が20％とバラエティに富んでいたとの結果であった。さらに、腹膜炎の起因菌がバラエティに富む状況は国際的にも確認されている[5]。このことより、腹膜炎の初期治療においては、特定の病原体を狙って行うアプローチよりも「広くたたいて、しかるのちに、判明した起因菌を選択的にたたく」アプローチのほうが妥当であると考えられる。

改訂JSDTガイドラインに基づいた腹膜炎の初期治療方針を表4に示す。なお、表4のなかで示した処方例は筆者による一例である[6]。重要なポイントは以下の3点である。

　①治療前の培養検体採取
　②広い抗菌スペクトルでの治療
　③抗菌スペクトルのnarrow down（de-escalation）

以下、①〜③のそれぞれについて解説する。

まず「①治療前の培養検体採取」である。いったん抗菌薬を投与してしまうと、たとえその抗菌薬に対して起因菌が感受性を有しない場合であっても培養陽性率が大幅に低下すること、そして起因菌が判明しない場合にはPD中止に追い込まれるリスクが高い[5]ことから、培養に提出するPD排液は可能な限り抗菌薬の投与前に採取する。培養陽性率を向上させるため、PD排液は血液培養ボトル（好気性・嫌気性）に分注して提出することが推奨されている。なお、さらに培養陽性率を向上させるための手段として、PD排液を遠心処理し、その沈殿物を検鏡・培養する方法も紹介されているが、感染症診療の専門家から「遠心処理→沈殿物の採取」というプロセスにおけるcontaminationのリスク上昇に関しての懸念が指摘されている（第21回日本腹膜透析研究会学術集会シンポジウム『腹膜炎における科学と実践』にて）ことより、この方法は（行うとしても）血液培養ボトルでの検体提出と併用で行うべき、と筆者は考えている。

次に、「②広い抗菌スペクトルでの治療」である。腹膜炎はその治療失敗がPDからの離脱に直結する疾患であること、さらに前述したように腹膜炎の起因菌がバラエティに富む状況を勘案すれば、本方針の正当性は了解可能と考える。なお、抗菌薬の投与経路は腹腔内投与が弱く推奨されるのだが、腹腔内投与と静脈内投与との治療成績の差異は絶対的なものではない（改訂JSDTガイドラインpart2、CQ5参照）。

最後に「③抗菌スペクトルのnarrow down（de-escalation）」である。いたずらな広域抗菌スペクトルでの

表4　腹膜炎の初期治療

1. 抗菌薬の投与に先立ち、起因菌同定のための検体を採取する。 　・推奨：血液培養ボトルの使用 　・3,000 gで15分間の遠心処理→沈殿物を検鏡・培養
2. 経験的治療ではグラム陽性菌に対する第一世代セファロスポリンもしくはバンコマイシンとグラム陰性菌に対する第三世代セファロスポリンもしくはアミノグリコシドを投与する。 　＜Px処方例＞下記1)2)を同時に投与する。 　1）セファメジン®α注　1回1g　1日1回　腹腔内投与（保外） 　　（または点滴静注） 　2）アミカシン注　2 mg/kg体重/日　1日1回　腹腔内投与（保外）（または点滴静注）
3. 培養結果と感受性が判明したのちは、適切な抗菌薬に変更して適切な期間の薬剤投与を行う。

寺脇博之：腹膜透析（PD）の合併症、今日の治療指針―私はこう治療している、福井次矢、他（編）、医学書院、636-637、2019[6]

治療継続は、耐性菌の出現リスクを高める。腹膜炎の治療に限らず、広域抗菌スペクトルでの治療期間が14日を超えた場合に耐性菌の出現がほぼ不可避と考えられている状況を勘案すると、たとえ起因菌が同定されていない場合においても、なんらかの形でnarrow down（de-escalation）が図られるべき、と筆者は考えている。

初期治療の開始後は2日目・5日目にPD排液・血液・全身状態を評価し、5日以内に治療（抗菌薬投与）への反応がまったくみられない場合には、バイオフィルム形成の可能性を想定し、速やかなカテーテル抜去を考慮する必要がある。

おわりに

改訂JSDTガイドラインの「新たに設けられた章」における記載事項を軸に、腹膜炎に関する標準的な見解・対応について概説した。

腹膜炎の感染経路は大きく外因性と内因性とに分かれ、いずれも発症リスクの軽減が可能である。そして、起因菌の判明は治療成功率の向上につながることから、抗菌薬の投与前には必ず適切な方法での培養検体の採取を行うべきであることを、最後に強調しておく。

文献

1) Warrick C：An improvement on the practice of tapping: whereby that operation, instead of a relief for symptoms becomes an absolute cure for an ascites, exemplified in the case of Jane Roman, and recommended to the consideration of the Royal Society. Phil Trans Roy Soc 43：12-19, 1744
2) Li PK, et al：ISPD Peritonitis Recommendations：2016 Update on Prevention and Treatment. Perit Dial Int 36：

481-508, 2016
3) Oliveira LG, et al：Peritonitis in recent years: clinical findings and predictors of treatment response of 170 episodes at a single Brazilian center. Int Urol Nephrol 44：1529-1537, 2012
4) Higuchi C, et al：Peritonitis in peritoneal dialysis patients in Japan：a 2013 retrospective questionnaire survey of Japanese Society for Peritoneal Dialysis member institutions. Ren Rep Ther 2：2, 2016
5) Schaefer F, et al：Worldwide variation of dialysis-associated peritonitis in children. Kidney Int 72：1374-1379, 2007
6) 寺脇博之：腹膜透析（PD）の合併症．福井次矢，他（編），今日の治療指針－私はこう治療している，医学書院，636-637, 2019

被嚢性腹膜硬化症診療指針

Clinical Practice for Encapsulating Peritoneal Sclerosis in Peritoneal Dialysis Patients

川西 秀樹

Key words：被嚢性腹膜硬化症（EPS），外科治療，腹膜劣化

はじめに

被嚢性腹膜硬化症（encapsulating peritoneal sclerosis：EPS）は，腹腔内の炎症に伴い腸管が癒着・炎症性被膜によって覆われ腸閉塞症をきたすイレウス症候群である。古くは糖衣腸，腸間膜様包裹と称され，結核性腹膜炎，難治性腹水（肝硬変，卵巣莢膜細胞腫など），腹腔内出血などで発生するまれな疾患であった。しかし腹膜透析（peritoneal dialysis：PD）の普及に伴い，腹膜劣化の致死的合併症として症例数が増加した。現時点でのEPSの認識は，①長期PDに多く合併し透析液による腹膜劣化が主原因である，②発症には細菌性腹膜炎が関与する症例がみられる，③PD中止後に多く発症，④ステロイドが有効な症例がみられる，⑤腸閉塞が遷延する場合には開腹癒着剥離術が必要となる，である。

I 発症様式

長期にPD液に曝露されることにより腹膜中皮細胞が剥離・消失すると，線維化が進行し腹膜肥厚（劣化）が起こる。さらに腹膜細血管の変性（硝子様変性と内腔狭小化）が起こり，腹膜透過性が亢進する。この状態になんらかの炎症状態（多くは細菌性腹膜炎，その他の不明な因子）が加わると腹膜細血管が新生・増生し，さらに透過性が高まるとともに，アルブミン／フィブリンなどの大分子物質の透過が亢進し，肥厚線維化した腹膜表面にフィブリンの膜が形成される。このフィブリン膜がさらに変性硬化し，腸管全域を圧迫することにより症状が生じる。このフィブリン膜は壁側腹膜から臓側腹膜に連続しており，時に内部に腹水が貯留することにより腹部CTなどによる診断が容易となる。また腹膜劣化と被膜形成は必ずしも相関するものではなく，症例によって異なる。腹膜劣化が高度であれば軽度の炎症でも被膜は形成され，逆に高度の炎症では腹膜劣化が軽度であってもEPSとなり得る。この劣化と炎症のバランスが重要であり，これが比較的短期のPD症例でもEPSが発症する所以である。さらに被膜と変性腹膜の間にびまん性に石灰沈着が起こり，腸閉塞症状が進行する。

II 予防と治療

1 透析液の改良

現在，わが国ではすべての透析液は中性化（low GDP（ブドウ糖分解産物；glucose degradation product））透析液であり，臨床でも腹膜透過性亢進抑制効果が示されている。酸性透析液症例の腹膜病理の比較でも，中性液では線維化，血管硬化，終末糖化産物（advanced glycation end product：AGE）沈着の抑制が示されている[1]。わが国における多施設前向き観察研究において，酸性液使用下発症率は2.5％であったが[2]，中性液使用下では1.0％とEPS発症率の低下が示されている[3]。

2 腹腔洗浄

フィブリンを洗い流す目的で，PD中止後もカテーテルを残存し腹腔洗浄が行われる。しかし，腹腔洗浄で腹膜劣化の改善が望めるのか，または単に被膜が厚くなるまでの期間を延ばすだけであり，いずれEPSを発症するのか，またいつ洗浄を中止するのかの明確な基準がいまだ確定していないなど，今後のさらなる検証が望まれる。そのため現時点では，EPS発症リスクの高い症例は少なくとも一定期間洗浄を行い，その間，腹膜平衡試験（peritoneal equilibration test：PET），排液マーカー（CA125，interleukin（IL）-6，フィブリン分解産物（fibrin degradation product：FDP）など）を定期的に測定し，それらの改善がみられればカテーテルを抜去してよいとの治療戦略が考えられる。

III 治療

EPSの発症・進展は急進であり，診断と同時に治療を開始しなければならない。現在，行われている治療法としては，ステロイド，タモキシフェン，外科治療の3者があげられる。オランダのEPSガイドラインではそれを図1のようにまとめている[4]。

1 ステロイド治療

ステロイドの効果は炎症を抑え，腹水とフィブリン析出を防止することによるが，効果を発揮するためには発

症直後に使用しなければならない。炎症時期を逃すことなくステロイドが投与されると，炎症が終焉し腹水が減少，腸閉塞状態への進展が防げる。オランダEPSガイドラインでは初期投与量0.5～1.0 mg/kg/dayとし，効果があった場合は2～3カ月後に0.25～0.5 mg/kg/dayに減量し，その後10 mg/dayを1年間使用するとしている。

2 タモキシフェン

乳がんの治療薬として広く用いられている抗エストロゲン受容体であり，ヨーロッパを中心に腹膜線維化の予防を目的として投与が試みられている。早期からの投与によって腹膜劣化を防止する可能性も指摘されている。また確立したEPSに使用して死亡率が減少したとの後ろ向き研究もみられるが，反対に効果は不明確との報告もある。これら薬物療法についての検討は，ケースシリーズまたは小規模な症例対照研究であり，その最終的な臨床効果に関して，現時点では明確に結論づけることはできない。英国National Institute for Health and Care Excellence（NICE）–ガイドライン（GL）[5]では，薬物療法の有用性に関しては明確な証拠はないとし，その使用に関しては医師の判断に任せるとしている。

3 外科治療

われわれは1993年にEPSを発症し開腹癒着剝離術で完治した症例をはじめて経験して以来，2017年までに243例，再発例を含め318回の手術を行った。EPS関連死亡は61例（25.1%），EPS診断後の5年生存率は66%，50%生存期間は104カ月であった[6]。しかも生存率に関連したものは腹膜石灰化と腸管変性の程度であり，重症度が関連することが示された。EPSでは腸管が変性脆弱となっており，腸閉塞症状の持続によって腸管穿孔のリスクが高く，その場合には致死的となる。そのため，腸閉塞症状の高度なEPSではすべてが手術適応となり得る（図2）。

術式の基本は被膜と腸管癒着の鋭的剝離で手術自体は単純なものであり，被膜を切開・剝離（剝皮との表現が適切かもしれない）し，腸管を1本の管とすることである。しかし症例ごとに腸管壁の変性が異なるため，剝離面の決定が重要である。

なかには完全な小腸剝離が困難な症例も存在し，そのような場合には上部小腸と横行結腸の側々吻合を加えている。吻合位置の選択はTreitz靱帯より肛門側30～60 cmで腸管劣化の少ない場所としている。上部小腸で吻合するため短腸症候群は必発である。多くは数カ月で下痢は改善するが，持続する症例もみられる。

われわれの報告を契機に各所で外科治療が行われるようになり，ドイツ，イギリスより良好な成績が示されている。NICE–GLやISPD positive paper[7]でも，EPSを熟知した外科チームによる加療の医学的妥当性があるとしている。

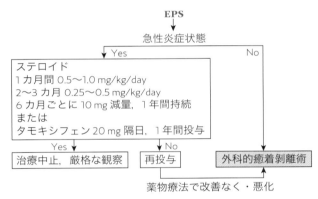

図1 被嚢性腹膜硬化症（EPS）治療ガイドライン
薬物療法で改善しないEPS症例は手術適応となる。
Habib SM, et al : Management of encapsulating peritoneal sclerosis : a guideline on optimal and uniform treatment. Neth J Med 69 : 500-507, 2011[4]より引用，一部著者改変

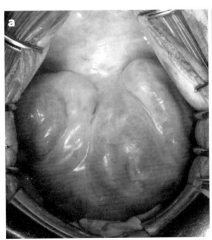 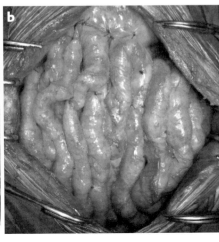

図2 被嚢性腹膜硬化症開腹時（a），剝離終了時（b）
厚い被膜で全腸管が覆われている（a）。被膜剝離により劣化した腸管表面が露出され腸閉塞が解除される。全小腸剝離術後，Noble法で小腸を固定している（b）。

おわりに

日本では1990年代にEPSの嵐を経験し，PD療法が危機に陥った。EPSに対する外科治療には当初は否定的な見解が多かったが，われわれが症例を重ねていくごとに理解が深まり，他の数施設でも外科治療が開始された。この活動により，日本においてはEPSに対する理解とその対策が広まり，致死的合併症であるとの認識は消失した。さらに生体適合性の良好な中性化透析液の導入により，EPS発症自体が減少している。すでにEPSは致死的合併症ではなく，的確な診断と治療によって改善可能と考える。

文献

1) Kawanishi K, et al：Neutral solution low in glucose degradation products is associated with less peritoneal fibrosis and vascular sclerosis in patients receiving peritoneal dialysis. Perit Dial Int 33：242-251，2013
2) Kawanishi H, et al：Encapsulating peritoneal sclerosis in Japan：a prospective, controlled, multicenter study. Am J Kidney Dis 44：729-737，2004
3) Nakayama M, et al：Encapsulating peritoneal sclerosis in the era of a multi-disciplinary approach based on biocompatible solutions：the NEXT-PD study. Perit Dial Int 34：766-774，2014
4) Habib SM, et al：Management of encapsulating peritoneal sclerosis：a guideline on optimal and uniform treatment. Neth J Med 69：500-507，2011
5) Woodrow G, et al：Renal Association Clinical Practice Guideline on peritoneal dialysis in adults and children. BMC Nephrol 18：333，2017
6) Kawanishi H, et al：Surgical Treatment for Encapsulating Peritoneal Sclerosis：24 Years' Experience. Perit Dial Int 39：169-174，2019
7) Brown EA, et al：Length of Time on Peritoneal Dialysis and Encapsulating Peritoneal Sclerosis - Position Paper for ISPD：2017 Update. Perit Dial Int 37：362-374，2017

かゆみ診療指針

Clinical Practice for Itch in Peritoneal Dialysis Patients

熊谷 裕生，中元 秀友，鈴木 洋通

Key words：κ受容体，μ受容体，ナルフラフィン，前向き二重盲検臨床試験，visual analogue scale（VAS）

はじめに

かゆみは維持血液透析（hemodialysis：HD）患者の約60％にみられ，難治性で患者を悩ませる重要な疾患である[1,2]。Naritaらは，2,500人のうち40％の患者が中等度～強度のかゆみを訴えていること，13％の患者に睡眠障害があることを報告した[3]。

「患者のかゆみの機序を解明し，なんとか治したい」という強い願いをもって，東レ社が創製した新しいカッパ（κ）受容体作動薬ナルフラフィン（レミッチ®；remission of itch）を，既存薬が効かないHD患者337人に2週間経口投与し，プラセボを置いた前向き二重盲検臨床試験においてプロスペクティブ（前向き）に追跡した。その結果，ナルフラフィンにより，プラセボと比較してvisual analogue scale（VAS）で表されるかゆみの強さは有意に抑えられた[4～6]。

2017年に腹膜透析（peritoneal dialysis：PD）患者のかゆみに対しても，ナルフラフィンは認可された。

I 腹膜透析患者のかゆみは血液透析患者より頻度が高く，重症である

これまでの予想に反して，PD患者のかゆみのほうがHD患者よりも重大であることがわかってきた。223人のPD患者と425人のHD患者とを比較した大規模調査において，かゆみの有病率（prevalence）はPD患者のほうがHD患者よりも有意に高かった（62.6％ vs. 48.3％）[7]。かゆみの強さを患者に0 mmから100 mmの間の数値で表わしてもらうVASでも，21.1 vs. 16.5でPD患者のほうが有意に強かった。週あたりのKt/Vが1.7未満のPD患者にかゆみを感じる人が有意に多いことから，十分な透析量をとることがかゆみ治療となる。

PD患者のかゆみのほうがHD患者よりも重大である原因として，ハイパフォーマンスのダイアライザではβ_2ミクログロブリンと同程度の大きい分子量の，かゆみを起こす尿毒症物質を除去できるが，PDではそれらを除去できないためと考えられる。

2018年のメタ解析において，474人のPD患者のかゆみの有病率56％に対し，11,326人のHD患者では55％

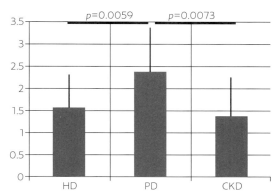

図1 血液透析（HD），腹膜透析（PD），慢性腎臓病（CKD）患者のかゆみによる不眠状況

不眠の状況を強い順に4，3，2，1で4段階評価した。かゆみによる不眠はHDおよびCKD患者よりもPD患者において有意に強かった。

前園道子，他：透析患者のかゆみの現状と看護．中元秀友（監），小川智也，他（編），これまでがワカる．これからがカワる．透析療法最前線，東京医学社，226-235，2018[9]

であり，差がなかった[8]。PD患者の男女間でも差はなかった。PD歴が長い（40カ月以上）ほど，かゆみの有病率が低かった。

前園らは，PD患者（12人），HD患者（123人），透析に至っていない慢性腎臓病（chronic kidney disease：CKD）患者（37人）のかゆみの実態を比較した[9]。かゆみの有病率はPD患者61.5％，HD患者61.8％で同等であったが，CKD患者の43.2％より高かった。VASで評価したかゆみの強さは平均30 mm前後であり，3群間で差がなかった。

しかしながら，かゆみによる不眠の程度はPD患者がHD患者より有意に強かった（図1）[9]。PD患者の50％，HD患者の60％がかゆみ治療に満足していなかった。

野上らは2018年日本透析医学会学術集会・総会において，117人のPD患者（平均35±27カ月継続）のかゆみの実態を報告した[10]。かゆみのあるPD患者は77.8％と高率で，部位は背中が66％と多かった。VASは，平均40±30 mmであった。かゆみの有無と相関する要因はPD歴と血清クレアチニン値であった。睡眠が障害されるほど重症のかゆみを訴える者もおり，PD患者に対してもかゆみのケアが必要であることが明らかにされた。かゆ

表1 オピオイド・ペプチドの分類とその作用

受容体タイプ	μ（ミュー）	κ（カッパ）	δ（デルタ）	ノシセプチン（ORL-1）
内因性ペプチド（アゴニスト）	βエンドルフィン	ダイノルフィン	エンケファリン	ノシセプチン
作動薬（アゴニスト）	モルヒネ フェンタニル ブプレノルフィン	ナルフラフィン U50448H	DPDPE	—
拮抗薬（アンタゴニスト）	ナロキソン ナルトレキソン	NorBNI	NTI	ノシセプチン誘導体
作動薬の主な作用	鎮痛，鎮静 かゆみを生じる 依存性あり 便秘，呼吸抑制	鎮痛，鎮静 かゆみを抑制 依存性なし 水利尿	鎮痛 呼吸抑制	痛覚過敏 学習・記憶障害

みの対策として，40%の患者は保湿薬を含む外用薬を用いていた。160人を対象とした野上の別のアンケートによると，投与されている内服薬は，ナルフラフィン（レミッチ®，後述）20人，ベポタスチン（タリオン®）7人，フェキソフェナジン（アレグラ®）4人であった。

II 腹膜透析患者のシャワー・入浴とスキンケア

カテーテル出口部が固定テープや消毒液でかぶれることがあり，かゆみの原因になる。出口部は感染症を起こしやすく強く掻けないので，保湿薬やかゆみ止めの外用薬でかゆみを止めることが必要である。保湿薬として，尿素クリームまたはローション（ウレパール®），ヘパリン類似物質軟膏（ヒルドイド®），セラミド（キュレル®）などが有用である。ステロイド外用薬は感染の危険を高めるので避ける。

皮膚の乾燥は，かゆみをもたらす。PD患者はカテーテル出口部や皮下トンネルを傷つけないように，また濡らさないようにするため，カテーテル保護用のカバーを貼ってシャワーや入浴をすることが多い。ゆっくりと湯船につかれないので，皮膚に十分に湿気を与えていないことが多い。PD患者もゆったりと湯船に入り，シャワーも十分に使うことを指導する。シャワー・入浴後10分以内に保湿薬を用いることが重要である[9]。石鹸の使い過ぎやナイロンタオルの使用は避ける。

III かゆみの強い透析患者におけるμオピオイド・ペプチドの優位

かゆみの原因であるオピオイド系として，表1のように皮膚，リンパ球表面，中枢神経系などにはμ（ミュー），δ（デルタ），κ，ORL-1の4つの受容体が同定されている。外因性μ受容体作動薬であるモルヒネの鎮痛作用は有用であるが，かゆみを誘発する副作用があることから，かゆみ発症機序としてμ受容体の役割が注目されてきた。

HD患者における筆者らの臨床試験から，「血清のβエンドルフィン対ダイノルフィンAの比」，すなわち「内因性μペプチド対κペプチドの比」を計算すると，かゆみの強い患者ほど「μアゴニスト対κアゴニストの比」が大きいことが示された[11,12]。この結果から，「μペプチドはかゆみを誘発し，κペプチドはかゆみを抑制する」という仮説を立てた。

IV 血液透析患者337人を対象とする大規模前向き二重盲検臨床試験

前述の仮説を検証するために，東レ社が創薬したκ受容体作動薬ナルフラフィンを，かゆみの強いHD患者に投与した[4,13,14]。全国の透析施設の患者と医師参加のもと，前向き二重盲検臨床試験を繰り返した。かゆみの強いHD患者337人を，プラセボ，2.5μg/日のナルフラフィン，5μg/日のナルフラフィンの3群にランダムに割り付け，前向き二重盲検臨床試験を行った。ナルフラフィンまたはプラセボは，2週間毎日，夕食後または帰宅後に経口投与した。その結果，ナルフラフィン投与群は2.5μgでも5μgでも平均23 mmと，プラセボと比較して有意に大きくVASの値を減少させた。プラセボでも15 mmという大きなVAS減少が得られた[4]。プラセボでも大きなVAS減少が得られたので，かゆい部分に湿気を与える，冷やすなどのていねいなケアはより強い効果があるはずであり，ぜひ続けるべきである。

V 発売後9年の現況

この試験の結果を受け，また依存性など重要な副作用がないこと[5]が認められ，2009年に厚生労働省からナルフラフィンはHD患者のかゆみに適応があると認可さ

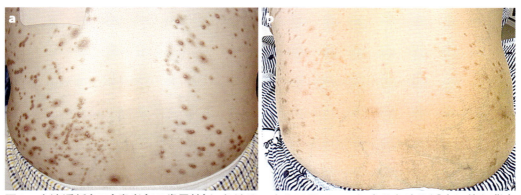

図2 血液透析(HD)患者(65歳男性)における，ナルフラフィンによるかゆみ減少に伴う背中の痒疹の改善(海部医院(高松市)臨床工学士 小野茂男先生よりご提供)
a：ナルフラフィン開始前　b：ナルフラフィン経口2カ月

表2 腹膜透析(PD)患者37人のかゆみに対するナルフラフィンの効果を調べた臨床試験のプロトコール

前観察期間	ナルフラフィン投与期間(28日間)		後観察期間
(14日間)	14日間	14日間	(8日間)
	ナルフラフィン2.5μg(1日1回，夕食後)	ナルフラフィン5μg(1日1回，夕食後)	
ナルフラフィン2.5μgを14日間，5μgを次の14日間投与した。 かゆみに対するヒスタミンH₁受容体拮抗薬などのベース治療(種類および用法・用量は一定)			

Nakamoto H, et al：Nalfurafine hydrochloride for refractory pruritus in peritoneal dialysis patients：a phase III, multi-institutional, non-controlled, open-label trial. RRT 3：51, 2017[15]より引用，一部改変

れた。図2は65歳男性のナルフラフィン投与前後の皮疹である。強いかゆみとつねに掻くことによる刺激により背中の痒疹が消えず，感染や出血を繰り返していた。ナルフラフィンを2カ月内服したところ，かゆみが消失し，感染，痒疹も改善した。また114の透析施設への全国調査で，ナルフラフィンがかゆみを減らしたことにより，多くの病院で外用および内服ステロイド，注射薬，外用薬などを中止・減量することができた。

2010～2015年に行った約3,000人のHD患者を対象とした市販後調査で，ナルフラフィンを内服した患者の「かゆみ改善の満足度」は70～85%と極めて高率であった。

VI 腹膜透析患者へのナルフラフィン認可

PD患者もHD患者と同等，またはそれ以上の強いかゆみを訴えるが，臨床データがないためナルフラフィンを投与できなかった。そのためNakamotoらが中心となり，37人のPD患者にナルフラフィンを2週間毎日投与して，VAS値を追跡した(表2)[15]。プラセボのデータはHD患者のもの[4]を使用することを，医薬品医療機器総合機構から認められた。

ナルフラフィン2.5μg投与2週間後の来院時のPD患者のVAS減少量の平均値は24.93 mm[90%信頼区間：18.67-31.19]であった(図3)[15]。90%信頼区間の下限(18.67)が，HD患者のプラセボ投与2週間後のVAS減少量(15.24)と差があったので，ナルフラフィンの有効性が認められた[15]。投与4週間後のVAS減少量はさらに大きくなり，32.13 mmであった。PD液の内容や自動腹膜透析(automated peritoneal dialysis：APD)の有無によってVAS減少量に違いはなかった。これらの結果に基づいて厚生労働省は2017年に，PD患者のかゆみにもナルフラフィンは適応があることを認可した。

厚生労働省は2016年に，慢性肝疾患や胆道閉塞の患者のかゆみに対してナルフラフィンの適応を認可した。尿毒症物質と同様，肝臓で代謝されない，または胆汁に分泌されない多様な原因物質がμ受容体を刺激し，これに対してナルフラフィンがκ受容体に結合することによってμ受容体系全体を抑制していると推測している。

おわりに

1. 全国で約3万2千人のHD患者がナルフラフィンを内服しており，そのうちの70～85%の患者でかゆみ止め効果が認められている。New England Journal of Medicineでその効果が高く評価された[16]。
2. ナルフラフィンは，PD患者のかゆみにも認可された。
3. ナルフラフィンでかゆみ止め効果が認められる患者には，ステロイド外用薬，注射薬，睡眠薬・鎮静薬

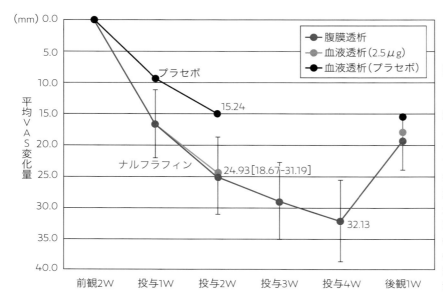

図3 腹膜透析(PD)患者37人における，VAS(visual analogue scale)の減少量
濃い緑線はPD患者に対するナルフラフィン投与，黒線は血液透析(HD)患者に対するプラセボ投与，薄い緑線はHD患者に対するナルフラフィン投与を表す。PD患者へのナルフラフィン投与2週間後のVAS減少量は，HD患者へのプラセボ投与のVAS減少量(文献4の値)よりも有意に大きかった。
Nakamoto H, et al : Nalfurafine hydrochloride for refractory pruritus in peritoneal dialysis patients : a phase III, multi-institutional, non-controlled, open-label trial. RRT 3 : 51, 2017[15]より引用, 一部改変

はなるべく減量，中止するのが望ましい。

4. 2017年に発売されたナルフラフィンの口腔内溶解錠（OD錠）は小さくて溶けやすく，水分摂取制限のある透析患者には有用な薬剤である[6]。
5. ナルフラフィンは，カリウム値を低下させるケイキサレート®ドライシロップなどに吸着されてしまい，便とともに排出されてしまうので，高カリウム血症改善薬を服用する場合，2時間経ってから，ナルフラフィンを内服すべきである。

文献

1) Yosipovitch G, et al : Itch. Lancet 361 : 690-694, 2003
2) Pisoni R, et al : Pruritus in haemodialysis patients : international results from the Dialysis Outcomes and Practice Patterns Study (DOPPS). Nephrol Dial Transplant 21 : 3495-3505, 2006
3) Narita I, et al : Etiology and prognostic significance of severe uremic pruritus in chronic hemodialysis patients. Kidney Int 69 : 1626-1632, 2006
4) Kumagai H, et al : Effect of a novel kappa-receptor agonist, nalfurafine hydrochloride, on severe itch in 337 haemodialysis patients : a Phase III, randomised, double-blind, placebo-controlled study. Nephrol Dial Transplant 25 : 1251-1257, 2010
5) Kumagai H, et al : Efficacy and safety of a novel κ-agonist for managing intractable pruritus in dialysis patients. Am J Nephrol 36 : 175-183, 2012
6) 熊谷裕生，他：慢性腎臓病・透析患者の慢性瘙痒～血液透析患者のかゆみの機序と，κ受容体作動薬ナルフラフィン（レミッチ®）の臨床効果～．薬局69：2387-2398，2018
7) Hu X, et al : Prevalence of chronic kidney disease-associated pruritus among adult dialysis patients. A meta-analysis of cross-sectional studies. Medicine(Baltimore) 97 : e10633, 2018
8) Min JW, et al : Comparison of uremic pruritus between patients undergoing hemodialysis and peritoneal dialysis. Kidney Res Clin Pract 35 : 107-113, 2016
9) 前園道子，他：透析患者のかゆみの現状と看護．中元秀友（監），小川智也，他（編），これまでがワカる。これからがカワる。透析療法最前線，東京医学社，226-235，2018
10) 野上昌代，他：腹膜透析患者の皮膚瘙痒感に関する実態調査．透析会誌 演題番号 P-1-115，2018神戸
11) Kumagai H, et al : Prospects for a novel κ-opioid receptor agonist, TRK-820, in uremic pruritus. In : Yosipovitch G, et al(eds), Itch : Basic Mechanisms and Therapy, CRC Press, 279-286, 2004
12) 熊谷裕生，他：透析治療における新しい薬物(2)透析患者のかゆみに対するκ-アゴニストTRK-820．臨牀透析 22 : 763-772, 2006
13) Nagase H, et al : Discovery of a structurally novel opioid kappa-agonist derived from 4,5-epoxymorphinan. Chem Pharm Bull 46 : 366-369, 1998
14) Togashi Y, et al : Antipruric activity of the kappa-opioid receptor agonist, TRK-820. Eur J Pharmacol 435 : 259-264, 2002
15) Nakamoto H, et al : Nalfurafine hydrochloride for refractory pruritus in peritoneal dialysis patients : a phase III, multi-institutional, non-controlled, open-label trial. RRT 3 : 51, 2017
16) Yosipovitch G, et al : Clinical practice. Chronic pruritus. N Engl J Med 368 : 1625-1634, 2013

横隔膜交通症診療指針

Clinical Practice for Pleuroperitoneal Communication in Peritoneal Dialysis Patients

月田 真祐子，植木 嘉衛

Key words：横隔膜交通症，胸腔鏡下瘻孔閉鎖術，療法選択

はじめに

横隔膜交通症は腹膜透析（peritoneal dialysis：PD）固有の合併症であり，1967年にはじめて報告された[1]。腹腔内に透析液が貯留されることで腹腔内圧が上昇し，胸腔内に透析液が移行する合併症である。

I 疫学と病因

PD患者の横隔膜交通症の合併頻度は報告により差異はあるが，おおよそ1.6〜10％と報告されている。海外では女性に多いとされ症例報告も多いが，わが国では明らかな性差はない[2]。

胸水貯留の原因として，①先天的または後天的な欠損の存在，②横隔膜の脆弱部に生じたblebの破綻，③腹膜，横隔膜，胸膜を介する拡散，④大動脈周囲に発達したリンパ管を介する移行，が推定されている。

交通部位は右側が88％と多いが[2]，左側や両側にも起こり得る。右側に多い理由として，①解剖学的に右横隔膜下のほうが左側より腹水が貯留しやすい，②横隔膜欠損部が右に多い，③脆弱な腱様部の左側は心膜で裏打ちされている，④横隔膜リンパ系が右側に豊富，といったことが考えられている。

発症時期は約半数がPD開始直後から1カ月以内とされており，約80％が1年以内に発症するとされ[2]，比較的導入早期に認められる合併症である。しかしながら，約20％は透析開始1〜8年後に発症していることもあり，PD治療継続中はつねに念頭におくべき合併症である。

II 臨床症状と検査

臨床症状は胸水貯留量が多くなれば咳嗽，胸痛，胸部圧迫感，呼吸困難，起坐呼吸などが認められることもあるが，無症状で定期の胸部X線で指摘されることもある。除水量が少ないことにより気づかれることも多い。鑑別診断として，肝硬変，うっ血性心不全，肺水腫，低蛋白血症，胸膜炎などの胸水をきたす疾患の可能性はあるが，PD導入後に胸水を認めた場合には，まずは本疾患を考慮すべきである。

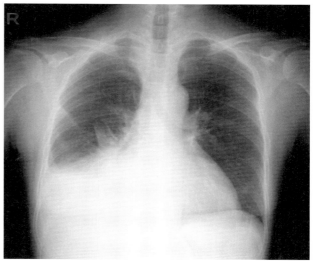

図　横隔膜交通症の胸部X線所見
右肺に多量の胸水を認める。症例は60歳代女性。全身性エリテマトーデス（SLE）を原疾患とする慢性腎不全である。

図に当院での症例を示す。症例は60歳代の女性で，全身性エリテマトーデス（systemic lupus erythematosus：SLE）による慢性腎不全のためPD導入となった。導入当初より排液量が少なく胸部X線を確認したところ，右肺に胸水貯留を認めた。経過から横隔膜交通症として治療について相談し，血液透析（hemodialysis：HD）への移行を希望されPDから離脱したところ，胸水は消失した。

診断方法としては，胸水穿刺にて漏出性の性状で，胸水中の糖濃度が血糖値より高値であれば横隔膜交通症の可能性が高い。しかし，胸水中の糖濃度が高くない症例の報告もあり，糖尿病患者では解釈が困難な場合もある。胸水中のアルブミン値は一般的に低値である。

ほかに胸腔と腹腔の交通を証明するため，メチレンブルー，インジゴカルミンなどの色素の腹腔内注入や造影剤を用いる方法があるが，胸腔穿刺を必要とすることや，色素の胸腔刺激による化学性腹膜炎を起こし得るため，現在はあまり用いられない。

最近はアイソトープ検査の有用性も報告されている。^{99m}Tc-macroaggregated albumin（MAA），^{99m}Tc-human serum albumin（HSA），^{99m}Tc-Sn-colloidなどの放射性同位元素を腹腔内に投与し，胸腔内への移行をシンチグラ

フィで確認する方法である[3]。この方法は組織刺激性がなく安全で，非侵襲的，^{99m}Tcの半減期は6時間と短いため繰り返し検査が可能であり，治療効果判定にも使用できる。また技術的に簡便であり，経時的なデータを得られるなどの利点がある。

III 治療

治療はPDを中断すれば改善する合併症であり，PD継続の意思確認が重要である。そのうえで治療選択を行うこととなる。治療には保存的治療と外科的治療がある。

保存的治療としては，時間経過とともに治癒する報告もあることから，PDを一時中断しHDを施行する，透析液の1回注入量を減量することにより腹腔内圧を減少させ，自然治癒を待つといった方法がある。また，改善しない場合は，自己血，フィブリン糊，ミノサイクリン，タルク，N-CWS（Nocardia rubra cell wall skeleton），ピシバニール®などによる胸膜癒着術がなされるが，これらの治療での成功率は50％程度と報告されており，癒着剤の腹腔内逆流による腹膜線維化などの合併症発症の危険性がある。

外科的治療としては，1984年にテフロンパッチを用いて欠損孔を胸腔側から閉鎖する開胸手術が報告されたが，侵襲が大きく一般的な治療とならなかった。1996年に胸腔鏡下瘻孔閉鎖術が報告されて以後[4]，胸腔鏡下手術（video-assisted thracoscopic surgery：VATS）が多く行われるようになってきている。利点は，胸腔全体を詳細に観察できるため直接交通部位を確認し，切除，縫縮できる点であるが，術中に交通部位を確認できない場合は瘻孔を閉鎖できずに再発をきたす可能性が高い。適応としては，①保存的加療が無効であったもの，②両肺および横隔膜に高度な病変を有さないもの，が考えられている。しかし全身麻酔での手術であり，心肺機能低下など多くの合併症がある場合は手術困難なこともある。交通部位の確認には色素注入法や気腹法が多く行われ，脆弱化や菲薄化したbleb，または明らかな欠損孔として確認できる。治療方法は欠損孔やblebの縫縮に加え，メッシュやポリグリコール酸（polyglycolic acid：PGA）シートによる補強や癒着の有効性が報告されている[5]。

IV 予後

横隔膜交通症自体はPDを中止することにより改善するため，重篤な合併症ではない。しかしながら，合併により半数以上の患者でPDが継続困難となる可能性があり，療法選択のうえでは重要な病態である。患者の希望，治療の侵襲性などを十分に考慮し対応することが重要である。

文献

1) Edwards SR, et al：Acute hydrothorax—a new complication of peritoneal dialysis. JAMA 199：853–855，1967
2) Nomoto Y, et al：Acute hydrothorax in continuous ambulatory peritoneal dialysis—a collaborative study of 161 centers. Am J Nephrol 9：363–367，1989
3) 森下繁美，他：^{99m}Tc-Sn-colloidシンチグラフィーで診断し胸腔鏡下修復術を施行したCAPD横隔膜交通症の2例. 日鏡外会誌 21：579–585，2016
4) Di Bisceglie M, et al：Videothoracoscopic obliteration of pleuroperitoneal fistula in continuous peritoneal dialysis. Ann Thorac Surg 62：1509–1510，1996
5) Kubokura H, et al：Communication Site Ligation and Polyglycolic Acid Sheet Use for the Treatment of Hydrothorax in Patients Undergoing Continuous Ambulatory Peritoneal Dialysis. Ann Thorac Cardiovasc Surg 24：259–262，2018

カテーテルトラブル診療指針

Clinical Practice for Catheter Trouble in Peritoneal Dialysis Patients

内山 清貴，鷲田 直輝

Key words：カテーテルトラブル，quality of life (QOL)，トンネル感染 (tunnel infection)，注・排液不良

はじめに

腹膜透析 (peritoneal dialysis：PD) は患者の生活に根づいた治療であり，quality of life (QOL) が血液透析 (hemodialysis：HD) よりも優れるとする報告がある一方[1]，PDカテーテルトラブルはPD患者に往々にしてみられ，そのQOLを大きく損ねる。また，PD継続期間が英語でcatheter survivalと表記されるように，カテーテルの良好な管理はPD患者の良好な管理に直結するため，PDに従事する医療者はつねにカテーテルトラブルに注意を払う必要がある。

本稿ではカテーテルトラブルとして，特にトンネル感染 (tunnel infection：TI) および注・排液不良に着目し，TIについては「ISPDカテーテル関連感染症に関する勧告：2017年度版」[2]も参考にしながら私見を述べる。なお，出口部管理については「出口部診療指針」(p.84) に譲る。

I　トンネル感染 (TI) の診療指針

TIでは，皮下トンネル部に発赤，腫脹，硬結，圧痛を認め，通常は出口部感染 (exit-site infection：ESI) に続発する。よって，そもそもの出口部管理の重要性は言うまでもないが，こちらは別稿に譲る。TIから腹膜炎に至った場合，カテーテルの抜去および（少なくとも短期的な）HDへの移行を余儀なくされるため，TIにおいて最重要のエンドポイントは腹膜炎の予防であるといえる。

まず早期発見・早期介入が重要であるが，出口部はともかく，皮下トンネルの観察を怠っているか，または観察方法を理解しておらずTIの診断が遅れてしまう患者も散見されるため，外来にて随時教育が必要である。一方，患者にとってTIの観察が容易となるよう，皮下トンネルを適切な深さに作製することが術者の務めといえる。また，ESIの一部にはTIが隠れているとされ，その場合はカテーテル抜去に至る可能性が高いとされることから，ESIの際にも適宜，皮下トンネルの超音波検査を追加する必要があると考える（表）[2]。

TIの診断に至った場合に重要なのは，抗菌薬による経験的治療の速やかな開始およびTIの深達度評価となる。まず経験的治療については，経口抗菌薬による外来治療

表　カテーテルトンネル部の超音波検査の適応

・トンネル感染の初期評価
・トンネル感染が疑わしい場合の初期評価（発赤，圧痛を伴わないトンネル部の腫脹，出口部感染の臨床所見を伴わない場合など）
・トンネル感染の臨床評価が認められない出口部感染の初期評価（特に起因菌として黄色ブドウ球菌や緑膿菌が疑われる場合）
・抗菌薬投与後の出口部，トンネル感染の経過観察および治療効果判定
・再燃性のトンネル感染および腹膜炎のエピソード

Szeto CC, et al：ISPD Catheter-Related Infection Recommendations：2017 Update. Perit Dial Int 37：141-154，2017[2]より引用，一部改変

が一般的だが，基本的に腹膜炎やESIと同様であり，黄色ブドウ球菌を含めたグラム陽性菌のカバー（アモキシシリン／クラブラン酸など）と，緑膿菌を含めたグラム陰性菌のカバー（レボフロキサシンなど）が必要とされる。過去にメチシリン耐性黄色ブドウ球菌 (methicillin-resistant *Staphylococcus aureus*：MRSA) が検出された場合はバンコマイシンなどの使用を検討すべきであり，緑膿菌による感染を繰り返している場合は，耐性を生じやすいためキノロン系抗菌薬に加えアミノグリコシド系抗菌薬などの投与を検討する。なお，過去の起因菌から的を絞った治療を行う手もあるが，TIにおける余談を許さない状況を鑑みると，むしろスペクトラムを広げた抗菌薬治療が望ましいと考える。むろん，ESI感染培養結果により，速やかにde-escalationを行う。ガイドラインでは最低3週間の治療継続が推奨されている[2]。

深達度の評価には，皮下トンネルの超音波検査および腹部CTが用いられるが，超音波検査がより簡便で感度も高いと考えられ，ガイドラインにも治療への反応性評価を中心に有用との記載がなされている（表）[2]。治療前，カフ周囲に低エコー領域がみられる場合は感染の波及が示唆されるが，抗菌薬治療後も低エコー領域が残存する場合は臨床転機不良に関連し，カテーテル抜去が必要となる可能性が高いとされる[3,4]。感染が残存したカフは除去すべきであり，その部位に応じてアンルーフィング，

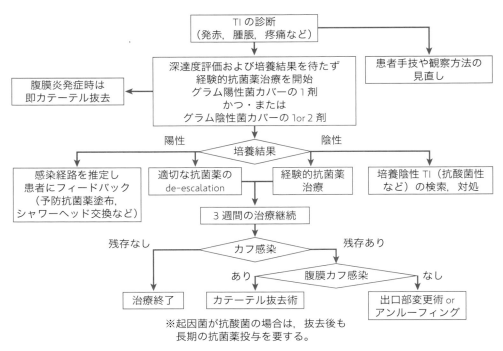

図1 トンネル感染(TI)診断からのアルゴリズム(私案)

出口部変更術やカテーテル抜去といった外科的介入を考慮する。なお、ESIおよびTIの治療前後で皮下トンネルの超音波評価を行う有用性については論を待たないが、やはり感度も特異度も100%ではない。よって、治療後に低エコー領域が消失した場合も油断はできず、TIが再燃する場合や腹膜炎が続発した場合は、カテーテル抜去を逡巡すべきでない。特に黄色ブドウ球菌や緑膿菌、また抗酸菌を起因菌とする場合などは、予想以上に炎症が進展、残存している可能性があるため、積極的に外科的介入を考慮すべきである[4,5]。特に抗酸菌の場合は、カテーテル抜去後も抗菌薬の長期投与を要する。また、カテーテル抜去時には旧出口部トンネル周囲の入念なデブリードマンを行うことが望ましい。TI診断からの流れを図1に示す。

II 注・排液不良の診療指針

注・排液不良とはその名のとおり、注液および排液時間が通常より長くなる(またはできなくなる)か、注・排液量の減少がみられることを示す。致死的になることはまずないが、PD患者のQOLを大きく損ない、PDの継続自体を左右する重要な合併症である。排液不良の原因としては、カテーテル位置異常、大網や卵管采などによる巻絡、凝血塊やフィブリンなどによるカテーテル内腔の閉塞、またカテーテルの折れ曲がりによる閉塞などがあげられ、後二者の場合は注液不良を併発することも多い。

加えて、糖尿病患者で神経因性膀胱を合併している場合などは、緊満した膀胱によるカテーテル圧排も鑑別にあげるべきである[6]。なお、体液貯留をきたした場合など、腹膜透過性の亢進から単純に除水量が低下している可能性もある。腸管浮腫による物理的なカテーテル圧迫・巻絡を併発している可能性も否定はできないが、除水強化のみを行うことで排液量が改善してくることはしばしば経験される。

カテーテルの位置異常、折れ曲がりに関しては、単純X線で容易に診断可能である。位置異常に対して、まずは(特に貯留中の)体位変換や便通コントロール、またガイドワイヤーを用いたα整復といった保存的加療を検討するが、改善を認めない場合も多く、示指挿入矯正法(catheter repair by a forefinger：CRF)や腹腔鏡での位置整復といった外科的介入が考慮される。その際、カテーテルを腹壁に固定する手技(peritoneal wall anchor technique：PWAT)を併用する場合もある。膀胱によるカテーテル圧排はCTにて診断可能であり(図2)[6]、導尿のみで改善する[6](図3)。一方、大網や卵管采による巻絡はCTでも診断困難であり、これらは基本的に外科的介入の適応となる。

また、そもそも位置異常や大網巻絡をきたさないよう「適切な位置」へのカテーテル挿入が肝要であり、盲目的に挿入する場合でも、カテーテルからの「線」での排液を必ず確認する。さらに、膀胱底へのカテーテル先の固定や[7]、腹腔鏡による直視下の挿入が位置異常を減少させ

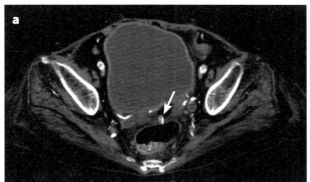
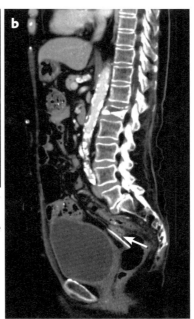

図2 神経因性膀胱を背景とする膀胱緊満に伴うカテーテルの圧排（a：横断，b：矢状断）

Uchiyama K, et al：Importance of Neurogenic Bladder as a Cause of Drainage Failure. Perit Dial Int 36：232–233，2016[6]より引用，一部改変

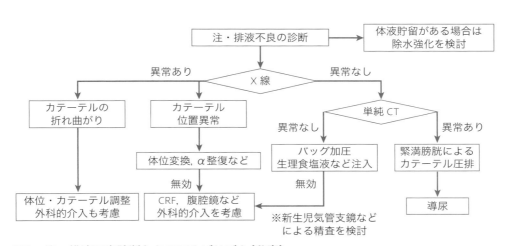

図3 注・排液不良診断からのアルゴリズム（私案）
CRF：示指挿入矯正法

たという報告も散見される[8]（これについては，近々，われわれのシステマティックレビュー結果が2019年発行予定の腹膜透析ガイドラインに収載される予定である）。カテーテル挿入の際に大網が目立つ場合は先行して部分切除を行うこともあるが，これらの工夫を行ったとしても卵管采による巻絡は回避が困難である。

凝血塊やフィブリンによるカテーテル閉塞に対しては，治療的診断として透析液バッグの加圧，生理食塩液の急速注入，またヘパリンやウロキナーゼの注入などを行う。さらに，新生児用の気管支鏡をカテーテル内腔に挿入することで，カテーテル閉塞の原因検索および閉塞解除につながったという報告もされており[9]，今後そのような特異的デバイスの開発が期待される。

おわりに

本稿では，カテーテルトラブルとしてTIおよび注・排液不良に着目し，エビデンスを交えつつ私見を述べた。いずれもカテーテルの抜去からPD離脱にもつながり得る重大な合併症であり，患者の腎不全ライフを大きく左右する。

したがって，PD患者がカテーテルを必要とする以上，つねにカテーテルトラブルは念頭におくべきであるが，医療者とカテーテルトラブルとの闘いは挿入時点からすでにはじまっている。まずは患者が触知しやすいトンネル作製，「カテはね」しにくいカテーテル挿入を行い，トラブルの予防および早期発見における患者啓発を外来診療で継続し，そしてトラブルが生じた場合は迅速かつ無

	高い確実性（最良の選択肢が1つ）	低い確実性（代替案が2つ以上）
高リスク	A 領域：高いリスク，高い確実性 同意の型：informed consent SDM：なし 例：腹部銃創への開腹手術	B 領域：高いリスク，低い確実性 同意の型：informed consent **SDM：あり** 例：早期乳がんに対する拡大乳房切除 or 乳房温存＋放射線
低リスク	C 領域：低いリスク，高い確実性 同意の型：simple consent SDM：なし 例：低カリウム血症に対する利尿薬の減量	D 領域：低いリスク，低い確実性 同意の型：simple consent **SDM：あり** 例：脂質異常症に対する生活習慣の改善 or 薬物療法

図4 医療における4タイプの意思決定
SDM：shared decision making
Whitney SN, et al：A typology of shared decision making, informed consent, and simple consent. Ann Intern Med 140：54-59, 2004[10]より引用，一部改変

駄のない対応を心がける。

また，いずれの合併症においても外科的介入は最終手段であるが，いたずらに手術を先延ばしにすることは，TIから腹膜炎に至ってしまったり，注・排液不良の場合も患者の時間をより長く犠牲にしてしまうなど，必ずしも患者のためにならない。一方で，最良の選択肢が1つとは限らない，すなわち確実性の低い分野であることから（**図4**）[10]，医療者と患者の双方向での情報交換および両者による最終決定，すなわち shared decision making（SDM）が望ましい分野であるともいえるだろう。

文献

1) Juergensen E, et al：Hemodialysis and peritoneal dialysis：patients' assessment of their satisfaction with therapy and the impact of the therapy on their lives. Clin J Am Soc Nephrol 1：1191-1196, 2006
2) Szeto CC, et al：ISPD Catheter-Related Infection Recommendations：2017 Update. Perit Dial Int 37：141-154, 2017
3) Kwan TH, et al：Ultrasonography in the management of exit site infections in peritoneal dialysis patients. Nephrology (Carlton) 9：348-352, 2004
4) Vychytil A, et al：New criteria for management of catheter infections in peritoneal dialysis patients using ultrasonography. J Am Soc Nephrol 9：290-296, 1998
5) Inoue H, et al：Non-Tuberculous Mycobacterial Infections Related to Peritoneal Dialysis. Perit Dial Int 38：147-149, 2018
6) Uchiyama K, et al：Importance of Neurogenic Bladder as a Cause of Drainage Failure. Perit Dial Int 36：232-233, 2016
7) Kume H, et al：Peritoneal fixation prevents dislocation of Tenckhoff catheter. Perit Dial Int 31：694-697, 2011
8) Jwo SC, et al：Prospective randomized study for comparison of open surgery with laparoscopic-assisted placement of Tenckhoff peritoneal dialysis catheter—a single center experience and literature review. J Surg Res 159：489-496, 2010
9) Kawabata C, et al：Correction of peritoneal catheter obstruction using a neonatal bronchoscope. Perit Dial Int 35：101-103, 2015
10) Whitney SN, et al：A typology of shared decision making, informed consent, and simple consent. Ann Intern Med 140：54-59, 2004

併用療法診療指針

Clinical Practice for Combination Therapy (Peritoneal Dialysis and Hemodialysis)

浅井 昭雅, 伊藤 恭彦

Key word：併用療法

はじめに

1990年代前半から，腹膜透析（peritoneal dialysis：PD）の除水不全や透析不足に対して，わが国独自の血液透析（hemodialysis：HD）との併用療法が行われるようになった。2009年版日本透析医学会「腹膜透析ガイドライン」に併用療法の適応例・治療モード・中止・禁忌例が記載され，2010年には週1回のHDとの併用が保険適用となった。今日ではPD患者の約20%がHDとの併用療法を選択している。併用療法により，クレアチニン値の低下，β_2ミクログロブリン（β_2-microglobulin：β_2MG）の低下，腹膜機能の改善，体液貯留の改善，エリスロポエチン（erythropoietin：EPO）抵抗性の改善などの報告がわが国を中心に発信されている。しかし，長期PDでは腹膜劣化に伴う被嚢性腹膜硬化症（encapsulating peritoneal sclerosis：EPS）が危惧されるため，今後，併用療法からの離脱タイミングの検討が必要となる。

I 歴史・現状

残存腎機能が損なわれていく時期になると除水不全や透析不足による尿毒症症状などが出現するが，これらを補うPD/HD併用療法（併用療法）について1990年代前半からわが国を中心に数多く報告されるようになった。

2009年版日本透析医学会「腹膜透析ガイドライン」で併用療法の項目が設けられた。併用療法の適応例は，「（PD単独療法では）適正透析を維持できない例，もしくは適正透析量（総Kt/Vが1.7以上）を確保されているが腎不全症候を呈する例」とされた。また併用療法の中止・禁忌例として，「腹膜平衡試験でHighを呈する例，EPSが疑われる例，週に2回以上のHDを必要とする例」とされた[1]。一般的な治療モードにも言及があり，「週に5〜6日のPDと週1回のHD（時間4〜5時間，high-flux透析器使用）」と記載された。

保険診療の面でも2010年度診療報酬改定から，原則，同一施設で行う併用療法に対し，週1回までのHD併用に関してはHD療法の管理料請求が可能になった。

前述のようなガイドラインの記載や保険適用の現状を踏まえると，実臨床での併用療法の方法にはさまざまなものがあるが，一般的に週に6日間PDと1日HDという方法（週1日PDを行わない）が行われることが多い。また，週に5日間PDを行い，6日目にHDを行い7日目にはどちらの治療も行わないという方法（週2日PDを行わない）も行われている。

併用療法はPD単独療法によって確保されていた患者のquality of life（QOL）を維持する面でも有益であり，PDに慣れた患者が併用療法を望むことが多い。また，ガイドラインや保険診療が整備されたことから医療者側からも積極的にすすめ，併用療法を選択する患者は増加した。日本透析医学会によると，2016年の併用療法患者は全PD患者の20.3%[2]と集計された。この集計でPD歴別の併用状況をみると，PD歴が長くなるにつれPD単独の患者比率は低下し，HDまたは血液透析濾過（hemodiafiltration：HDF）を併用している患者の割合が増加した。HDの併用回数については週1回がもっとも多く，PD歴8年以上になると，PD患者の53.1%がHDを併用していた。これは永続的な腎代替療法として，最初にPDを選択した患者の多くが，将来的には併用療法を選択していることを示している。腎代替療法選択の際に，「PDの終了＝HDへの移行（移植）」と患者に認識させるのではなく，「併用療法」という選択肢の提示が「包括的腎代替療法」の概念でのshared decision making（SDM）の前提になると考えられる。

II 利点

現在までに報告されている併用療法の医療的な利点を列挙する。

1 併用療法による容易な透析効率の増加

たとえば無尿症例のPD単独Kt/V：1.68に対し，週1回のHD併用によりHD単独でKt/V：0.8確保できるとすると，週6日あたりのPD Kt/V：1.35と0.8を合わせ，Kt/V：2.1と計算できる[3]。この方法は単純で簡便な計算方法である一方，主に腎相当クリアランス（equivalent renal clearance：EKR）の透析量を過大評価する可能性があるとして，PD・残存腎機能・HDの全流出物（the total effluent：ef）をサンプリング法で計算し，Kt/V efを作成してクレアチニンクリアランス（creatinine clearance：Ccr）

表1 併用療法の現在考えられているメリット

- 透析効率の増加 [3～5]
- 体重の減少，収縮期血圧の低下，PD除水量の増加 [6]
- 血清アルブミンの増加，血清クレアチニンの低下，血清 β_2MGの低下 [6]
- 血清intact-PTH濃度の改善 [7]
- EPO抵抗性貧血の改善 [6]
- 心負荷の軽減（LVMIの改善，降圧薬の服用の減少 [7]，hANP濃度の低下 [8]）や心血管イベントの減少 [14]
- 腹膜機能の保持 [8～11]
- 腎機能の保護 [13]
- 臨床症状の改善（食欲不振，レストレスレッグス症候群，浮腫の改善）[6]

PD：腹膜透析，β_2MG：β_2ミクログロブリン，PTH：副甲状腺ホルモン，EPO：エリスロポエチン，hANP：ヒト心房性ナトリウム利尿ペプチド，LVMI：left ventricular mass index

表2 併用療法が適応と考えられる患者

- 透析量を増やしたいがライフスタイルや注液量増への耐容が困難である患者
- 溶質除去量を増やしたい患者
- 体液管理をよくしたい患者
- 腹腔内容量・ヘルニア・横隔膜交通症などの理由で液量増加ができない患者
- 精神的ストレス緩和のためにPDホリデーを設けたい患者
- 腹膜機能温存や改善を目的に腹膜休息をしたい患者

Kawanishi H, et al：Combination therapy with peritoneal dialysis and hemodialysis. Perit Dial Int 26：150-154, 2006 [6]

を計算する方法 [4] も提唱された。この計算方法でも，PD単独療法に比べ併用療法でCcr ef 42.0±7.7 L/1.73 m^2 から60.3±9.2 L/1.73 m^2 へ有意差をもって改善（Kt/V efの増加は1.55±0.4 から2.27±0.43 へ増加）した [5]。

2 併用療法による臨床症状や臨床検査値の改善

Kawanishi らの報告によると，併用療法を開始後に体重の減少，収縮期血圧の低下，除水量の増加，血清アルブミンの増加，血清クレアチニンの低下，血清 β_2MGの低下，EPO抵抗性貧血の改善が臨床検査値の変化として示され，食欲不振，レストレスレッグス症候群，浮腫の改善が臨床症状の変化として有意差をもって示された [6]。また，血清intact-PTH（parathyroid hormone；副甲状腺ホルモン）濃度が有意に改善することも報告された [7]。心血管に関しての利点は後述するが，left ventricular mass index（LVMI）の改善などが報告されている [7, 8]。

3 併用療法による腹膜機能温存の可能性

PDの施行期間が長い患者にEPSの発症が多いことから，PD液に腹膜が曝露される期間が長く，曝露される量が多いことがEPSのリスクと考えられている。併用療法は週1回（もしくは2回）の腹膜休息が可能であり曝露される期間と量を減らすことから，腹膜の保護に有用であると考えられる [9]。また，除水不足に対して透析液のブドウ糖濃度を上げることになれば腹膜の劣化を促すが，代わりにHDを併用することにより腹膜機能を温存し得る [10]。また併用療法は，残存腎機能の低下によりPD処方のみでは十分に補うことができない β_2MGなどの中分子が長期間蓄積することで発症する尿毒症性腹膜炎の発症を防ぐことが期待される。組織学的にも腹膜中皮細胞を用いた検討で，腹膜を休息させることで腹膜中皮細胞の活性が回復する可能性が示唆されている [9]。実臨床でも，併用療法を行ったことで腹膜クレアチニン透過率（D/P Cr）が開始後6カ月目で低下し，12・18カ月目でも増加しないという報告 [8] や，腹膜機能がHigh average群ではD/P Crが有意に低下し，LowおよびLow average群では低下傾向があると報告された [11]。

4 血液透析単独療法完全移行に比べ併用療法の残存腎機能低下が遅い可能性

併用療法では，HD後のサイトカインの湧出や酸化ストレスの増強，HDでの短時間の除水による体液の急激な変化に伴う残存腎機能低下が懸念されていた。しかし，high-flux透析膜とウルトラピュア透析液を用いた併用療法では残存腎機能の低下はPD単独療法と同等 [12] と示され，最近のUedaらの報告でも併用療法のほうがHD単独療法よりも残存腎機能を保てたという報告 [13] がある。したがって前述のガイドラインでも推奨されるように，併用療法のHDではbiocompatibilityの高い透析膜を使用することで残存腎機能低下の予防になると考えられる。

5 併用療法が心負荷の軽減や心血管イベントの減少につながる可能性

Tanakaらは，併用療法によりLVMIの有意な低下と併用する降圧薬の数が観察期間中，変化がない状況でも，収縮期血圧が有意に低下すると報告した [7]。その後Kandaらも，ヒト心房性ナトリウム利尿ペプチド（human atrial natriuretic peptide：hANP）やLVMIの低下を報告した [8]。男性患者においては心血管イベントが減ったという報告もある [14]。

併用療法の現在考えられている利点のまとめ（表1）と併用療法が適応と考えられる患者を表2 [6] にまとめる。

III 問題点と今後の課題

1 長期腹膜透析患者の増加による被嚢性腹膜硬化症発症増加の危惧

前述の併用療法の利点を享受することで，今後ますま

す併用療法を行いながらの長期PD患者の増加が予想される。すでに現在でもPD歴8年を超える患者の半数以上が併用療法を行っている。長期PD患者の増加により，腹膜劣化に伴うEPSの発症増加が危惧される。

2 併用療法の確定した中止基準がなく，エビデンスも乏しい

溶質除去不全（β_2MG高値，栄養障害，赤血球造血刺激因子製剤（erythropoiesis stimulating agent：ESA）低反応性貧血，レストレスレッグス症候群の出現など）や体液貯留傾向（高血圧，胸水貯留・心拡大，全身浮腫など）などの基本的なPD中止の指標に加え，EPS予防の面からはPD期間の長期化，頻回の連続携行式腹膜透析（continuous ambulatory peritoneal dialysis：CAPD）関連腹膜炎の既往，腹膜劣化（D/P Cr高値）が併用療法中止の指標になると考えられる。

3 併用療法が生存期間延長に寄与するエビデンスに乏しい

前述の利点がどこまで実際の生存期間に寄与するかどうかの明確なエビデンスは乏しい。2000年から併用療法を導入した単施設の後ろ向きコホート研究で，1995～2002年にPDを開始した患者と2003～2010年にPDを開始した患者の3年および5年生存率が，後者（併用療法の制度導入後）で有意に延長した[15]とする報告や，男性患者の生存期間を延ばした報告（女性患者では有意差が出ていない）[14]があるものの，報告数が少ない。

4 標準的な透析量算出法がない

前述したように，併用療法で透析効率の増加が得られることは確実であると予想される。しかし，さまざまな透析量算出法が示されているため，単純に臨床研究を比較するのが困難となっている。今後，標準的な透析量算出法の作成が期待される。

5 その他の併用療法の問題点

HDを併用することによるバスキュラーアクセスのトラブル，通院回数の増加，時間的制約による日常生活動作（activities of daily living：ADL）の制限などがあげられる。

おわりに

残存腎機能が十分なうちはPD単独療法で，残存腎機能が低下または廃絶したのちはHDを併用，または徐々にHD単独に移行するという「包括的腎代替療法」の概念の先駆けがPD/HD併用療法である。併用療法により継続的な腎代替療法を必要とする患者に選択肢が広がり，PDによる利点を享受できる期間をより長くすることが可能になる。一方，長期PD歴を有する患者が増えることで，今後EPSの発症増加に対しての懸念もある。個々の患者での併用療法離脱のタイミングの検討とSDMがより重要となってくる。

文献

1) 日本透析医学会：2009年版腹膜透析ガイドライン．透析会誌 42：285-315，2009
2) 日本透析医学会：わが国の慢性透析療法の現況—2017年末の透析患者に関する集計 https://docs.jsdt.or.jp/overview/index.html 2019.03.18アクセス
3) Kawanishi H, et al：Clinical effects o combined therapy with peritoneal dialysis and hemodialysis. Perit Dial Int 27（Suppl 2）：S126-S129，2007
4) Dell Aquila R, et al：PD and HD in combination. Nefrologia 28（Suppl 6）：67-70，2008
5) Kawanishi H, et al：Evaluation of dialysis dose during combination therapy with peritoneal dialysis and hemodialysis. Adv Perit Dial 23：135-139，2007
6) Kawanishi H, et al：Combination therapy with peritoneal dialysis and hemodialysis. Perit Dial Int 26：150-154, 2006
7) Tanaka M, et al：Effects of combination therapy with peritoneal dialysis and hemodialysis on left ventricular hypertrophy. Perit Dial Int 31：598-600，2011
8) Kanda R, et al：Evaluation of Long-Term Combination Therapy With Peritoneal Dialysis and Hemodialysis. Ther Apher Dial 21：180-184，2017
9) Tomo T, et al：The effect of peritoneal rest in combination therapy of peritoneal dialysis and hemodialysis：using the cultured human peritoneal mesothelial cell model. J Artif Organs 8：125-129，2005
10) Kawanishi H, et al：Complementary use of peritoneal and hemodialysis：therapeutic synergies in the treatment of end-stage renal failure patients. Kidney Int Suppl：S63-S67，2008
11) Moriishi M, et al：Impact of combination therapy with peritoneal dialysis and hemodialysis on peritoneal function. Adv Perit Dial 26：67-70，2010
12) MaKane W, et al：Identical decline of residual renal function in high-flux biocompatible hemodialysis and CAPD. Kidney Int 61：256-265，2002
13) Ueda A, et al：Combination Therapy with Peritoneal Dialysis and Hemodialysis from the Initiation of Renal Replacement Therapy Preserves Residual Renal Function and Serum Albumin. Adv Perit Dial 33：74-78，2017
14) Suzuki H, et al：Early start of combination therapy with hemodialysis and peritoneal dialysis prolongs survival and reduces cardiovascular events in male patients. Adv Perit Dial 28：68-73，2012
15) Suzuki H, et al：Long-term survival benefits of combined hemodialysis and peritoneal dialysis. Adv Perit Dial 30：31-35，2014

離脱診療指針

Clinical Practice for Peritoneal Dialysis Withdrawal

伊東　稔

Key words：被囊性腹膜硬化症(EPS)，体液過剰状態，腹膜炎，チーム医療

はじめに―離脱理由，離脱時の状態

わが国で患者が腹膜透析(peritoneal dialysis：PD)を離脱する原因について複数の報告がある[1〜3]。そのほとんどは，①被囊性腹膜硬化症(encapsulating peritoneal sclerosis：EPS)の発症もしくはEPSの予防目的，②体液過剰・透析不足，③腹膜炎，に集約される。EPS回避のためのPD離脱の条件については日本透析医学会のガイドラインに記載があり[4]，長期PD例や腹膜炎後の腹膜劣化の進行が疑われる場合および，腹膜平衡試験(peritoneal equilibration test：PET)の結果から腹膜劣化が疑われる場合とされている。現在ではEPS予防意識が高まり，その発症率が低下している[2]ことから，①の患者の多くはEPS予防のために離脱した患者であると考えられる。体液過剰・透析不足についての離脱条件は明確に規定されているわけではない。一般的に，残存腎機能とPDによって週あたりの尿素標準化透析量(Kt/V)1.7が維持できない症例や限外濾過が十分に得られず高度浮腫，肺うっ血がコントロールできない症例は離脱を検討することになる。腹膜炎について「何回まで許容される」などの基準はないが，頻回に腹膜炎を繰り返す症例や腹膜炎によってEPSリスクが高くなるような症例では離脱をすすめることになる。以上から，PD離脱患者の多くはEPSハイリスク状態，体液過剰・透析不足状態，腹膜炎治癒後の状態が単独または併存している状態ということになる。

本稿では，これらの患者の腎代替療法移行時の患者管理について検討したい。

I 被囊性腹膜硬化症(EPS)予防目的の移行

EPS予防目的にPDを離脱した患者の場合，EPSのリスクを評価することが重要である。特に5年以上の長期PD症例や過去に酸性透析液を使用した経過のある患者はハイリスク群と考えられる。

EPSリスクとなる腹膜劣化の状況を把握できる方法はPETであり，日本透析医学会のガイドラインでも定期的なPET施行を奨励している。PETの結果からPDの長期化に伴う透過性の亢進(D/P Cr；腹膜クレアチニン透過率)，中皮細胞の減少の程度(CA125AR)を知ることができる。しかし，わが国で定期的にPETが行われている患者は60%強であり[5]，PETの重要性について啓発が必要である。また，腹膜中皮細胞診による腹膜中皮細胞面積の評価がEPS発症リスクの評価に有効であるという報告がある[6]。すべてのPD離脱患者にこれらの検査を行う必要性については議論が必要だが，筆者の施設ではEPS発症のリスクが高いと考えられる患者には，PD離脱時にこれらの検査を行っている。他にも腹膜生検や排液バイオマーカーによるリスク評価が可能であるという報告もある。単一の検査に頼らず，自施設で施行可能な複数の項目からEPSリスクを評価することが肝要と考える。EPSリスクが高いと判断された症例については，PDを離脱後も定期的に慎重な経過観察が必要とされる。

PD離脱後の腹腔洗浄について，その有効性(EPS予防効果)に明確なエビデンスはない。腹腔洗浄を継続するということは，PDカテーテルを抜去せず残すことを意味する。そのため離脱後もPETを行うことが可能であり，腹膜中皮細胞診を適宜行うことができるというメリットがある一方で，PD手技を継続することで腹膜炎のリスクが持続するというデメリットもある。中性透析液，低ブドウ糖分解産物(glucose degradation product：GDP)透析液の使用によってEPSリスクは低下しているというデータが出てきているが，発症がゼロになったわけではない[2]。中性透析液によって腹膜中皮細胞の形態が長期に維持されるという報告[7]もあり，今後の経過が期待される。

II 体液過剰，透析不足からの移行

PD離脱原因において，体液過剰や透析不足はもっとも頻度が高い状態である。このようなケースでは，計画的な血液透析(hemodialysis：HD)への移行を行うように心がけたい。適正な体液管理は心血管系合併症の予防にも関連する。HDの導入と同様に計画的にバスキュラーアクセスを作製し，HD用カテーテルを用いた緊急移行はできるだけ避けるべきと考えられる[8]。HDの条件については，患者の自覚症状，透析時の血行動態の安定性，採血データ，体格などを勘案し決定することになる。患者の状況に合わせた透析方法(HD/血液透析濾過)の選択，ダイアライザ(ヘモダイアフィルタ)の選択，ドライウエ

表1 腹膜透析(PD)離脱患者管理のポイント

1. EPS予防	PD離脱時のリスク評価,腹膜炎治療後フォロー
2. 体液過剰の是正	適正ドライウエイト設定,心血管系合併症予防
3. 患者マネジメント	栄養状態管理,メンタルサポート 計画的療法移行

EPS:被囊性腹膜硬化症

表2 慢性腎臓病(CKD)ステージによる食事療法基準

ステージ5D	エネルギー (kcal/kgBW/day)	たんぱく質 (g/kgBW/day)	食塩 (g/day)	水分	カリウム (mg/day)	リン (mg/day)
血液透析 (週3回)	30〜35 注1,2	0.9〜1.2 注1	<6 注3	できるだけ少なく	≦2,000	≦たんぱく質(g)×15
腹膜透析	30〜35 注1,2,4	0.9〜1.2 注1	PD除水量(L)×7.5 +尿量(L)×5	PD除水量 +尿量	制限なし 注5	≦たんぱく質(g)×15

注1)体重は基本的に標準体重(BMI=22)を用いる。
注2)性別,年齢,合併症,身体活動度により異なる。
注3)尿量,身体活動度,体格,栄養状態,透析間体重増加を考慮して適宜調整する。
注4)腹膜吸収ブドウ糖からのエネルギー分を差し引く。
注5)高カリウム血症を認める場合にはHD同様に制限する。
日本腎臓学会:慢性腎臓病に対する食事療法基準2014年版.日腎会誌 56:553-599,2014 [11]

イト・透析時間の決定が重要である。併用療法からの離脱についても同様の検討を要する。

III 腹膜炎後の移行

腹膜炎を原因としたPD離脱の場合,腹膜炎治療のためにPDカテーテル抜去を要するケースと,腹膜炎治癒後にPDカテーテルを抜去するケースがある。前者では,HD移行後も腹膜炎治療を継続することになり,後者では腹膜炎の影響を残している可能性がある。腹膜炎を起こしている場合は腹膜透過性が亢進するため[9],腹腔への蛋白漏出が増加し低蛋白血症を呈する可能性が高く,栄養状態の評価が重要となる。また,抗菌薬の使用により各薬剤の副作用にも注意する必要がある。

また,腹膜炎はEPSの発症リスク因子でもあることから[10],腹膜炎からのPD離脱症例はHDへの移行後も定期的かつ慎重な経過観察を継続すべきであろう。

おわりに―離脱後のケア

本稿では,PDを離脱しHDへ移行する患者の医学的状態をもとに,その管理上の注意点について述べた。表1にそのポイントを示す。PDからの離脱を患者の立場から考えると,治療方法が変わることでさまざまな対応が求められることになる。在宅治療であったものが週3回の通院治療となり,通院方法の確保,日々のスケジュールの変更,バスキュラーアクセスの管理などが必要になる。また,多くの場合は希望しない治療変更を強いられることになり,精神的に大きなストレスを受けることが想像できる。連続治療から間欠的治療への変更によって食事療法の内容が変わることも重要である(表2)[11]。

PD離脱の際には,医学的問題に対処しながら,患者の生活やメンタルへの影響にも注意が必要である。単一の職種のみで対応することは困難であり,多職種によるチームで患者をケアしていくことが望ましい。

注:腎臓移植のためのPD離脱については,より慎重な患者評価を要することになると考えられ今回は言及しなかった。

文献
1) Kikuchi K, et al: Multicenter study of pegylated interferon α-2a monotherapy for hepatitis C virus-infected patients on hemodialysis: REACH study. Ther Apher Dial 18: 603–611, 2014
2) Nakayama M, et al: Encapsulating peritoneal sclerosis in the era of a multi-disciplinary approach based on biocompatible solutions: the NEXT-PD study. Perit Dial Int 34: 766–774, 2014
3) Mizuno M, et al: Recent analysis of status and outcomes of peritoneal dialysis in the Tokai area of Japan: the second report of the Tokai peritoneal dialysis registry. Clin Exp Nephrol 20: 960–971, 2016
4) 日本透析医学会:2009年版腹膜透析ガイドライン.透析会誌 42:285-315,2009
5) 日本透析医学会 統計調査委員会:腹膜平衡試験(PET)と

D/P Cr比．図説 わが国の慢性透析療法の現況，2016 https://docs.jsdt.or.jp/overview/pdf2017/p035.pdf 2018.11.30アクセス

6) 山本忠司，他：腹膜透析中止後腹腔洗浄中の被囊性腹膜硬化症予防についてのコホート研究．透析会誌 40：491-500，2007
7) Ayuzawa N, et al：Peritoneal morphology after long-term peritoneal dialysis with biocompatible fluid: recent clinical practice in Japan. Perit Dial Int 32：159-167，2012
8) 維持血液透析療法ガイドライン作成ワーキンググループ：日本透析医学会 維持血液透析ガイドライン：血液透析導入．透析会誌 46：1107-1155，2013
9) Rubin J, et al：Peritoneal abnormalities during infectious episodes of continuous ambulatory peritoneal dialysis. Nephron 29：124-127，1981
10) Hansson JH, et al：Update on Peritoneal Dialysis: Core Curriculum 2016. Am J Kidney Dis 67：151-164，2016
11) 日本腎臓学会：慢性腎臓病に対する食事療法基準2014年版．日腎会誌 56：553-599，2014

腹腔鏡診療指針

Clinical Practice for Laparoscopic Approach in Peritoneal Dialysis Patients

丹野 有道

Key words：生体適合性，被嚢性腹膜硬化症，腹腔鏡，極細内視鏡

はじめに

　腹膜透析(peritoneal dialysis：PD)を安全に継続するうえで，被嚢性腹膜硬化症(encapsulating peritoneal sclerosis：EPS)へと進展しうる腹膜傷害の有無を見極めることは極めて重要な命題である。PD継続に伴う生理的な腹膜の経年変化なのか，EPSへの進展を予防するためにPDを中止すべき腹膜の変化(腹膜傷害)が起こっているのかを判断しなくてはならない。

　今世紀初頭からはじまったPD液の改良により，酸性PD液時代のような重篤な腹膜傷害例は減少しているため，腹膜平衡試験(peritoneal equilibration test：PET)，PD排液中脱落中皮細胞の形態評価やサロゲートマーカー(炎症・線維化関連分子)の測定，腹膜病理組織検査などでは，腹膜傷害の程度を十分に捉えきれなくなってきている。

　これら従来の指標の臨床的有用性が以前に比べ低下しているといわざるを得ない状況のなか，特に臓側腹膜の腹膜劣化を早期に，かつ確実に判定する手法が求められている。現在，わが国の一部の施設では腹腔鏡による腹膜観察が行われており，EPSの病態に関連すると想定される腹膜血管系の変化，腸管癒着，被嚢形成などを明瞭に捉えることができ，従来の指標では同定不能な腹膜傷害の観察が可能であることが示されている。

　本稿では，本来評価されるべき対象である臓側腹膜の早期変化を診うる現時点で唯一の手法といえる腹腔鏡検査の有用性と，その肉眼所見の診かたについて概説する。また，繰り返し行うことが困難であるという腹腔鏡の欠点を補うべく開発された，PD専用極細ディスポーザブル・ファイバースコープ(極細内視鏡)を紹介する。

I　腹腔鏡検査による臓側腹膜観察の有用性

　「腸管の癒着と被嚢形成という臓側腹膜の病変こそがEPSという病態の本質」であるにも関わらず，現在，日常臨床で広く行われているのは，主に壁側腹膜を評価する方法である。腹膜透過性やPDカテーテル挿入部近傍の壁側腹膜の病理組織といった従来の指標では，臓側腹膜に起こるEPSの早期病変に対して正しい評価を行うことは難しく，現時点で唯一これを可能とし得るのが腹腔鏡による臓側腹膜を含む腹膜全体の観察である。

　EPSに対する癒着剥離術を施行した症例の検体を用いた病理組織学的検討において，PD液の曝露に対する反応が，臓側腹膜と壁側腹膜では異なることが示されている[1]。筆者らは，臓側と壁側の肉眼所見には乖離がみられることから，腹腔鏡によって腹膜全体を肉眼的に評価することが，EPS発症へとつながる腹膜傷害を診断するうえで有用であると報告した[2]。加えて，腹腔鏡検査は形態評価のみならず，新生被膜の硬さ・臓側腹膜との癒着の程度・腸管蠕動へ与える影響などの機能的な情報も得られるという利点がある。

　また，臨床的にEPS前期あるいは炎症期EPSの疑いと診断され，従来ステロイド治療が選択されていた症例に対し，腹腔鏡検査を行うことで過剰なステロイド治療を回避できたとする報告も散見される。ステロイドの抗炎症効果を適用し得る炎症所見が本当に腹腔内に存在するのかを確認することは，臨床家にとって極めて重要であり，その適応決定のみならず治療効果の評価にも用いることができる。

　PD液の生体適合性改善に伴い，臓側腹膜の変化はより軽微で不均一な傾向となり，酸性PD液時代と比べて壁側腹膜の所見との乖離も増しているため，腹膜全体を観察できる腹腔鏡検査の有用性はさらに高まっているものと考えられる。

II　腹腔鏡検査の実際

　筆者が所属する東京慈恵会医科大学(慈恵医大)では，1990年代に多発したEPS症例に対して腹腔鏡検査を開始するなかで，その有用性に着目した。1997年以降は，PD歴5年以上を経過した例，あるいは腹膜炎の既往がある例を対象として，PD離脱時に腹腔鏡検査を実施している。

　当施設における腹腔鏡検査は，PDカテーテル抜去術を施行した際，その抜去孔から単孔式ポートを挿入して行う単孔式での観察(図1)を基本術式としている。この手法は検査のために新たなポート創を追加する必要がなく，通常のPDカテーテル抜去術と術創が変わらないため，

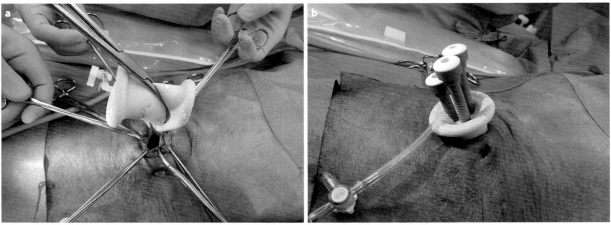

図1 腹腔鏡検査に用いる単孔式ポート（腹膜透析カテーテル抜去孔からの挿入）

表　腹腔鏡による腹膜透析（PD）患者の腹膜肉眼所見

A. 腹膜の色調の変化	①赤色化（注：出血を除く） ②褐色化（注：褐変化・カラメル化は糖化変性に限定する用語であるため，本表記を用いる） ③白色化・白濁化（注：平坦かつ限局性の所見に対しては白斑という表記も用いられる）
B. 腹膜表面構造の変化	①白苔形成（注：隆起が認められるが，境界は明瞭とは限らない） ②新生被膜形成 ③顆粒状変化 ④波状変化 ⑤敷石状変化
C. 腹膜の血管の変化	臓側腹膜（腸管表面）・壁側腹膜・新生被膜の血管変化を対象にする （注：毛細血管から後毛細管細静脈が観察対象，新生被膜は小・中動静脈も評価対象に含める） ①蛇行 ②拡張（注：血流量増加を反映した全体的拡張） ③出血・出血斑・しみ出し ④蜘蛛状変化（vascular spider） ⑤瘤状変化
D. 癒着性変化	①癒着 ②索状変化

患者としては受け入れやすいものと思われる。コスメティックな利点を重視して単孔式での観察に努めているが，必要時にはPDカテーテル出口部創からのポート挿入により，新たな皮膚切開を加えることなくポートを追加することも可能である。

われわれは，観察中にイレウスバンドになりうる癒着性索状物などが同定された際には積極的に腹腔鏡下癒着剥離術を施行し，その有用性を報告しているが，これらの癒着剥離術に際しても，ポートの追加を要した例はこれまで経験していない。

III　腹腔鏡検査による腹膜肉眼所見の診かた

これまで，わが国では，PD症例に対する腹腔鏡検査を行っている各施設により独自の基準を用いた腹膜肉眼所見の評価が行われていた。そこで統一した評価基準を設けるべく，2017年に日本腹膜透析医学会（Japanese Society for Peritoneal Dialysis：JSPD）腹膜病理検討委員会から「腹腔鏡によるPD患者の腹膜肉眼所見」（表）が提唱された〔策定メンバー：中山昌明（聖路加国際病院），本田一穂（昭和大学），濱田千江子（順天堂大学），丹野有道（慈恵医大）〕。このJSPD案では，PD継続に伴う腹膜の変化を，（A）色調の変化，（B）表面構造の変化，（C）血管の変化，（D）癒着性変化，の4カテゴリーで捉えるが，臓側腹膜と壁側腹膜では所見に乖離がみられる例が多いため，壁側と臓側で分けて評価することが望ましく，臨床的には臓側腹膜の変化の意義が大きいものと考えられる。代表的な所見を図2に示す。

なお，このJSPD評価基準案は腹膜の形態評価にとどまっており，新生被膜の硬さや臓側腹膜との癒着の程度，腸管蠕動へ与える影響などの機能的な評価には言及されておらず，今後の課題といえる。加えて，局所的な被囊

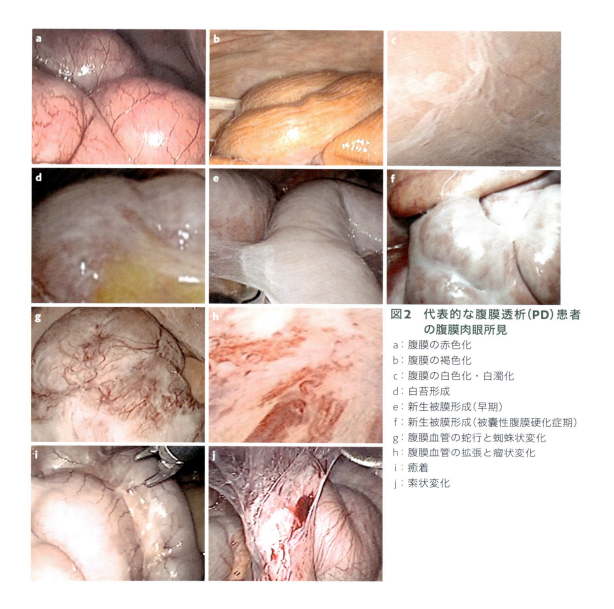

図2 代表的な腹膜透析（PD）患者の腹膜肉眼所見
a：腹膜の赤色化
b：腹膜の褐色化
c：腹膜の白色化・白濁化
d：白苔形成
e：新生被膜形成（早期）
f：新生被膜形成（被嚢性腹膜硬化症期）
g：腹膜血管の蛇行と蜘蛛状変化
h：腹膜血管の拡張と瘤状変化
i：癒着
j：索状変化

形成や腸管の癒着を呈する例が，必ずしもEPSを発症するわけではないことも強調したい。通過障害をきたす病変へと進展しなければ狭義のEPSには至っておらず，どの程度の腹膜変化までが許容範囲なのか，現行の中性PD液を使用したPDの適切な継続期間を設定するうえで重要な問題であり，さらなる検討が必要である。

IV 腹膜透析（PD）専用極細ディスポーザブル・ファイバースコープ

1 被嚢性腹膜硬化症（EPS）回避をめぐる現状

現在に至るまでEPSの原因そのものが完全には解明されていないため，その治療法もいまだ確立していない。したがって現実的な対応策として，わが国の臨床現場では，一定のPD継続期間をもってPDを終了し，血液透析（hemodialysis：HD）に移行するのが一般的になっている（計画的離脱）[3]。現在，わが国のPD継続期間の平均は5年未満であり，長期継続例は減少している。このような状況のなかで臨床現場を悩ませている問題は，安定して長期にPDを継続し得ている患者の取り扱いである。酸性PD液時代の知見をもとに設定され，わが国において広く普及している5年というPD継続期間の上限は，中性PD液時代にあるわが国においては医学的妥当性が乏しくなってきているからである。少なくとも一部の患者では，腹膜劣化が軽度で治療継続に問題がないにも関わらず，PDを中止させている可能性が指摘されている。

2 腹膜透析（PD）専用極細ディスポーザブル・ファイバースコープの開発

このような背景のなかで開発が進んでいるのが，非侵襲型のPD専用極細ディスポーザブル・ファイバースコープである（図3）。腹腔鏡検査は腹膜全体を詳細に観察で

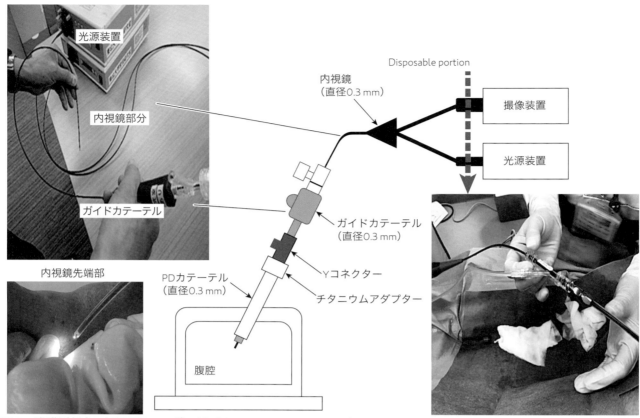

図3 腹膜透析（PD）専用ディスポーザブル・ファイバースコープ

きるという利点を有する一方で，全身麻酔下で行う必要があるなど，その侵襲性の高さから頻回・定期的に実施することは困難である．本機器はポータブルかつディスポーザブルな内視鏡であり，挿入部の外径は1.3 mmであるため，PDカテーテル内腔に挿入することが可能である．これにより，同一患者に繰り返し，最低限の侵襲で腹膜表面の観察を実施することができる．すでに非臨床試験を経て，順天堂大学と慈恵医大において医師主導治験として臨床試験が終了し，本内視鏡で腹膜表面の状態や血管系の形態を確認することが十分可能であることが確認されている．またカテーテル内腔の観察も可能であることから，カテーテル閉塞機転の原因確認やバイオフィルムなどの内腔異常の確認も容易に行える．近い将来，本機器が臨床現場で広く使用されるようになれば，腹膜劣化を判定する有力な検査機器となりうるため，安全性を担保したPDの治療体系が整備できるものと期待している．

おわりに

わが国では2015年から，重炭酸塩・乳酸塩混合中性PD液と中性化イコデキストリン含有PD液という生体適合性がより改善されたPD液が使用されはじめ，長期PDを可能とする腹膜保全効果が期待されている．PD液の生体適合性改善により腹膜傷害の程度は低減傾向にあるものの，PD継続に伴い一定の腹膜変性を呈する例は存在するため，腹腔鏡で本来の評価対象である臓側腹膜の変化を診ることは，PDの安全性を担保し，PD継続の是非を決定するうえで極めて有用である．

文献

1) Yaginuma T, et al：Increased lymphatic vessels in patients with encapsulating peritoneal sclerosis. Perit Dial Int 32：617-627，2012
2) Tanno Y, et al：Laparoscopic approach for the evaluation of peritoneal injury. Kidney Int 82：244-245，2012
3) 日本透析医学会腹膜透析ガイドライン改定準備ワーキンググループ：腹膜透析ガイドライン改定準備委員会報告．透析会誌44：1199-1204，2011

高齢者診療指針

Clinical Practice for Peritoneal Dialysis in the Elderly

平松　信

Key words：高齢者腹膜透析，超高齢社会，腹膜透析ガイドライン，認知症，アシストPD

はじめに

腹膜透析（peritoneal dialysis：PD）は，血液透析（hemodialysis：HD），腎移植とともに末期腎不全医療の3本柱の一つとされて，多くの患者に貢献してきた。しかし，PDの透析液やデバイスなどの改良，基礎的研究ならびに臨床研究の多さに比較して，わが国におけるPDの普及率は3％未満と低迷している。

2017年の日本人の平均寿命は，男性が81.09歳，女性が87.26歳で，ともに過去最高を更新している。透析患者の高齢化は急速に進行しており，現在そして将来も増加する透析導入年齢層は後期・超高齢者であることから，高齢者における療法選択は重要である。

高齢者，特に後期・超高齢者におけるPD療法は，必要最小量の透析で余生を自然に過ごせることから，最初に導入を推奨されるべき療法である。

本書においてPDの役割を再考し，さらなる超高齢社会を展望することにより，PD療法のなお一層の普及を期待したい。

I　腹膜透析ガイドラインと高齢者の透析導入基準

わが国の透析医療環境に即した2009年度版「腹膜透析ガイドライン」[1]は，2つのことを重要課題として作成された。第一は，末期腎不全医療におけるPD療法の位置づけと治療の標準化を図ることである。PD療法の基本的な位置づけを，慢性腎臓病（chronic kidney disease：CKD）ステージ5に対する包括的腎代替療法の初期治療であるとしている。さらに，PDの支柱となる5つの重要項目，すなわち「透析導入」「適正透析の維持」「良好な栄養状態の維持」「腹膜機能の評価」「被嚢性腹膜硬化症の回避を目的とした中止基準」についての指針を示している。第二は，PD療法の利点を最大限に引き出しながら医学的不利益を最小とする治療体系を整備することである。

「腹膜透析ガイドライン」では，導入に関しては，十分な説明と同意のもと計画的に導入すること，また，糸球体濾過量（glomerular filtration rate：GFR）が15 mL/min/1.73 m² 未満で治療抵抗性の腎不全症候が認められれば透析導入を考慮し，GFRが6 mL/min/1.73 m² 未満では透析を導入することが推奨されている。これは欧米のガイドラインとほぼ同じ考え方であり，クレアチニンが上昇しにくい高齢者や女性の透析導入時期の決定には特に有用である。

II　高齢者における腹膜透析療法の普及—高齢者腹膜透析研究会—

高齢社会の到来によって長期にケアを必要とする高齢者が増加し，すべての国民が安心して老後の生活を送れるような国家的規模の対策として，2000年から介護保険制度が施行された。一方で，入院医療，外来医療の施設医療に加えて，自宅で生活を続けながら継続的な医療を受けることのできる在宅医療が注目されてきた。長年住み慣れた居宅での生活を人生の最期まで続けることは，多くの高齢者の望みである。

高齢者の腎機能は加齢とともに低下し，また複数の共存症により腎機能に影響する因子が増加することから，長寿社会になればなるほど高齢者における腎不全の頻度が高くなってくる。

PD療法は，自立した高齢者のみならず要支援の高齢者にも適していることから，介護保険制度を在宅医療の追い風として，高齢者のPD療法の導入が徐々に増えてきた。

2002年9月21日，少しでも多くの高齢者にPD療法を提供するために，太田和夫会長を中心に高齢者腹膜透析研究会（ゼニーレPD研究会）が設立された[2]。当時は，高齢者をPD療法の対象とは考えていなかった透析施設が多かったが，研究会の活動により高齢者に対するPD療法への認識が次第に高まってきた。高齢者のPD療法のポイントとして，①早期からの腎臓専門医によるケア，②高齢者にとって適切な時期での導入，③若年者とは異なる適切な透析量，④透析に関して高齢者は最高の目標を目指す必要はなく，良好な生活の質と今後に大きな問題がないことを保証すること，などを高齢者腹膜透析研究会として全国の参加者と共有した。

2010年にEuropean Renal Best Practice（ERBP）よりPD適応に関する臨床アドバイス[3]が発表された。それによると，PDの禁忌と考えるべきではないとされている臨床

表 高齢者における腹膜透析(PD)のメリットとデメリット

1. 高齢者におけるPDのメリット
1) 身体的因子
①心循環器系の負担が少ない。
②シャントが不要である。
③血圧の変動が少ない。
④体内環境が一定に保たれる。
⑤残存腎機能が保持されやすい。
⑥食事の制限が少ない。
2) 精神的因子
①生きることの尊厳を保てる。
②自立能力を活かせる。
③PDを受容しやすい。
3) 社会的因子
①環境の変化が少ない(在宅医療)。
②家族の支援が得られやすい。
③通院の回数が少ない。
2. 高齢者におけるPDのデメリット
1) 身体的因子
①多くの合併症をもっている。
②低栄養になりやすい。
③身体的能力が次第に失われていく。
④指導に時間と根気が必要である。
⑤本来の寿命がある。
2) 精神的因子
①家族や介護者の負担に対する遠慮がある。
②年齢に対する不安感がある。
3) 社会的因子
①自立できない場合の支援システムが確立されていない。
②在宅医療に対する社会的理解が乏しい。

平松 信:高齢者のCAPD. 腎と透析 52:739–745, 2002[4]より引用, 一部改変

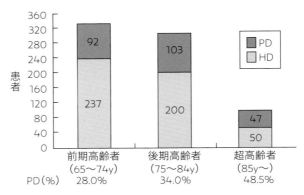

図 高齢者の透析療法選択(岡山済生会総合病院, 2000年1月〜2017年12月, n=729)
PD:腹膜透析, HD:血液透析

状態のなかに,"高齢"であることが含まれている。また,身体的・精神的に困難と考えられる患者,治療に対してアドヒアランス／コンプライアンスが低い患者においても,肥満,うっ血性心不全,多発性嚢胞腎,憩室炎,腹部ヘルニア,門脈圧亢進,肝移植とともに,PDの禁忌と考えるべきではないとして記載されている。このことは,認知症などさまざまな病態の患者に対してもPD療法がもっともよい療法であるならば導入を考慮することの重要性を指摘している。

高齢者におけるPD療法には,表に示すようなメリットとデメリットがある[4]。一般に,身体的因子,精神的因子,社会的因子におけるPD療法のメリットは高齢者においてより意義が大きく,PD療法のデメリットは高齢者においてより意義が小さいと考えられる。高齢者のPD療法のデメリットは高齢者本来の弱点(加齢による機能低下,合併症,共存症)に起因するものであり,その弱点を補充するための支援が高齢者のPD療法においては重要となる。

高齢透析患者の総合的機能評価(comprehensive geriatric assessment:CGA)に関しての当院の検討[5]では,改定長谷川式簡易知能評価スケール(HDS-R)と日常生活動作(activities of daily living:ADL)としてのPSMS (physical self-maintenance scale)において有意にPDがHDよりも高スコアであり,手段的日常生活動作(instrumental activities of daily living:IADL)においてもPDがHDよりも高い傾向であった。そして最近の大規模なUSRDS(The United States Renal Data System)レジストリーの透析療法別の累積認知症発症率は,HDに比してPDで有意に低いと報告[6]されている。

高齢者が抱える認知症の課題は,高齢者,なかでも後期・超高齢者にはPDが第一選択となるという認識のうえで高齢PD患者を増やしながら,わが国全体の社会的問題として解決されるべきである。

III さらなる超高齢社会に向けた透析医療のあるべき姿

介護保険制度が始まった2000年1月から2017年12月までに岡山済生会総合病院において透析を導入した高齢者729人の療法選択を,65〜74歳(前期高齢者),75〜84歳(後期高齢者),85歳以上(超高齢者)の年齢別に分けてみると,PD療法選択の割合は,前期高齢者28.0%(92/329),後期高齢者34.0%(103/303),超高齢者48.5%(47/97)であり,加齢とともにPD療法の選択率が高くなっている(図)。高齢者全体では33.2%(242/729),すなわち1/3がPD療法を選択している。わが国の透析導入患者を年間36,000人とすると,その2/3(24,000人)が高齢者であることから,もし3人に1人の高齢腎不全患者がPD療法を選択することになれば,年間8,000人の

高齢者がPDを導入することになる[7]。

高齢者のPD療法は，残存腎機能(尿量)が保持されやすいことがメリットの一つである[5]。

透析患者，特に高齢透析患者においては，透析導入後の残存腎機能が生命予後，合併症，quality of life(QOL)などに影響を及ぼす。そのため，残存腎機能を保持している高齢PD患者は，必要最小限のバッグ交換回数と透析液量で良好な生き方が可能であり，医療経済性の高いことが示唆される。すなわち，残存腎機能が保持されている高齢PD患者においては，透析不足の症状がなければ，透析処方は1日1～3回透析液貯留の必要最小量の透析処方で維持可能である。さらに，自動腹膜透析(automated peritoneal dialysis：APD)やイコデキストリン透析液を使用することで，患者・家族の負担が軽減できる。ADLの低下した高齢者のためにバッグ交換などを支援するPD療法(アシストPD；assisted PD)が，今後増加すると考えられる。

透析医療は本来，保存期腎不全医療の延長線上にあるべきものであり，住み慣れた居宅での自然な生き方を保障するために，高齢者が安心して在宅医療としてのPD療法を選択できる社会的支援体制の構築が望まれる。

おわりに

わが国の医療保険制度は，あらゆる人々に手をさしのべる世界に誇るべきものであるが，限りある医療財源のなかで透析医療費の増大が問題となっている。今後さらに増え続ける高齢透析患者においては，医療経済的な面からも透析療法を評価することが求められている。

2018年の診療報酬改定から，地域包括ケア病棟，回復期リハビリテーション病棟で，HD療法のみならずPD療法も包括外で算定できるようになったことで，高齢者のPD療法選択に順風となっている。

高齢PD患者が増えることで，高齢者が抱える諸問題は，わが国全体の社会的課題として解決されることになり，在宅医療としての高齢者のPD療法が，さらなる超高齢社会に向けて透析療法のパラダイムシフトになると期待される。

文献

1) 日本透析医学会：2009年度版腹膜透析ガイドライン．透析会誌42：285–315，2009
2) 平松 信：「ゼニーレPD研究会の歩み」総論．平松 信，中山昌明(編)，テキストブック高齢者の腹膜透析，東京医学社，8–10，2008
3) Covic A, et al：Educating end-stage renal disease patients on dialysis modality selection：clinical advice from European Renal Best practice(ERBP)Advisory Board. Nephrol Dial Transplant 25：1757–1759，2010
4) 平松 信：高齢者のCAPD．腎と透析52：739–745，2002
5) Hiramatsu M：How to improve survival in geriatric peritoneal dialysis patients. Perit Dial Int 27：S185–S189，2007
6) Wolfgram DF, et al：Risk of dementia in peritoneal dialysis patients compared with hemodialysis patients. Perit Dial Int 35：189–198，2015
7) 平松 信：腹膜透析の歴史と将来への展望．透析会誌50：677–683，2017

小児診療指針

Clinical Practice for Peritoneal Dialysis in Children

三浦 健一郎，服部 元史

Key words：小児，栄養，成長，腹膜透析関連腹膜炎，被囊性腹膜硬化症

はじめに

腹膜透析(peritoneal dialysis：PD)は小児，とりわけ幼少児の末期腎不全に対する腎代替療法としてもっとも多く選択されており，非常に重要な位置を占めている[1]。診療指針に関しては，国際的には2000年に国際腹膜透析学会(International Society for Peritoneal Dialysis：ISPD)からPD関連感染症および腹膜炎の治療のためのガイドラインが発表され[2]，2012年に改訂された[3]。わが国では2004年に，小児PD研究会(現・日本小児PD・HD研究会)により「小児PD治療マニュアル」が作成された[4]。また2009年には日本透析医学会によって「腹膜透析ガイドライン」が作成され，小児の項目が「付記」として記載された[5]。2018年にその改訂作業が行われ，筆者らも参画している。

本稿では，これらのガイドラインおよび，その改訂作業をもとに，小児PDの診療指針について概説する。

I 導入

1 治療方針の決定

【ポイント】腎代替療法を開始する際にはPD，血液透析（hemodialysis：HD），腎移植に関する十分な情報を患者・家族に提供し，時間をかけて治療方針を決定する必要がある。

小児の腎代替療法の選択に際しては成長や社会性の発達などを考慮することが重要であり，遅くとも糸球体濾過量(glomerular filtration rate：GFR)30 mL/min/1.73 m²で専門医療施設に紹介することが望ましい[6]。小児では在宅治療および連日透析が可能で就学面でも有利なPDが選択されることが多く，特に低体重児ではPDがほぼ唯一の透析療法である。

2 導入時期

【ポイント】推定糸球体濾過量(estimate GFR：eGFR)10～15 mL/min/1.73 m²を導入のめどにするが，成長障害や運動発達遅滞などの症状も併せて導入時期を決定する。

導入時期の目安の一つである腎機能の評価には，小児の推算式によるeGFRを用いる[7]。維持血液透析ガイドラインの小児の項では，無症候であったとしてもGFRが10 mL/min/1.73 m²未満に低下したら透析導入を考慮するとしている[6]。K/DOQI(Kidney Disease Outcomes Quality Initiative)ガイドラインではeGFR 9～14 mL/min/1.73 m²で検討し，8 mL/min/1.73 m²では開始すべきとしている[8]。European Paediatric Peritoneal Dialysis Working Groupでは，症状がないのであればeGFR 10～15 mL/min/1.73 m²ではじめるべきとしている[9]。栄養不良や成長障害，内科的コントロールができない合併症があれば，より高いeGFRでも透析導入が推奨される。

II 適正透析

1 物質除去からみた適正透析

【ポイント】Week Kt/V ureaは1.8以上が望ましいが，明確な目標値は明らかにされていない。

小児では成長のために必要な体重あたりのたんぱく質摂取量が多く，透析量の目標値は成人で推奨される値よりも大きい。「小児PD治療マニュアル」ではweek Kt/V ureaを2.5(乳幼児では3.0)としており[4]，K/DOQIでは残存腎機能と合わせて1.8を呈示している[8]。ただし，これらの数値の根拠となるエビデンスは乏しく，成長についてはweek Kt/V ureaよりも残存腎機能のほうが重要とする報告もある。Week Kt/V ureaは適正透析の指標のうちの一つと捉えるべきである。

2 循環動態からみた適正透析

【ポイント】心血管予後ならびに長期生命予後改善には適正な体液管理が重要である。

わが国のPD小児の死亡原因の38%は心血管疾患であり，PDからHDへの治療変更原因の21%は除水不全である[10]。このため，循環動態の適正化は小児においても重要である。体液量の適正化のためには，血圧，心胸比，超音波での下大静脈径，心房性ナトリウム利尿ペプチド(atrial natriuretic peptide：ANP)・脳性ナトリウム利尿ペプチド(brain natriuretic peptide：BNP)をもとにドライウエイト設定を行う。高血圧は体液過剰を示唆する重要な所見であり，左室肥大の独立した予測因子であること

表1　推定エネルギー必要量（kcal/day）

	男性	女性
0〜5カ月	550	500
6〜8カ月	650	600
9〜11カ月	700	650
1〜2歳	950	900
3〜5歳	1,300	1,250
6〜7歳	1,550	1,450
8〜9歳	1,850	1,700
10〜11歳	2,250	2,100
12〜14歳	2,600	2,400
15〜17歳	2,850	2,300

注：身体活動レベルⅡ（ふつう）として記載
厚生労働省：「日本人の食事摂取基準（2015年版）策定検討会」報告書．2014 http：//www.mhlw.go.jp/stf/shingi/0000041824.html[15]

表2　小児腹膜透析患者におけるたんぱく質摂取推奨量

年齢	たんぱく質摂取推奨量
0〜1歳	3.0 g/kg/day
2〜5歳	2.5 g/kg/day
6〜10歳	2.0 g/kg/day
11〜15歳	1.5 g/kg/day

小児PD研究会：小児PD治療マニュアル．小児PD研究会誌18：27-63，2005[4]より引用，一部改変

が報告されている[11]。日本高血圧治療ガイドラインの小児高血圧判定基準以下を降圧目標の参考値とする[12]。

Ⅲ　栄養管理

1　栄養管理の基本

【ポイント】低栄養は成長や神経発達に重大な影響を及ぼすため，2歳以下の患者における摂食障害に対しては，経腸栄養を積極的に考慮する必要がある。

　小児PD患者において栄養状態の評価は非常に重要であり，低栄養は成長や神経発達に重大な影響を及ぼす[13]。成長障害は単に標準的な最終身長を獲得できないというだけでなく，死亡の独立した危険因子となることが報告されている。一方，小児PD患者では食欲低下や嘔吐がみられ，しばしば十分な栄養摂取を行うことが困難である。したがって，特に2歳以下の患者における摂食障害に対しては，強制的な栄養，すなわち経鼻胃管あるいは胃瘻による経腸栄養を積極的に考慮する必要がある。

2　栄養管理の実際

【ポイント】エネルギー摂取推奨量は健常児と同等である。たんぱく質はPDで失われる量を含めて適切に摂取する必要がある。先天性腎尿路異常などでナトリウムが尿中に失われる場合，食塩の補充が必要になる。

　PD患者においても健常児と同等の十分なエネルギーを摂取することが必要であり[13, 14]，摂取量は「日本人の食事摂取基準」に準じる[14]（表1）[15]。

　たんぱく質についても食事摂取基準量を摂取する必要がある。これにPDで失われる量を補う必要があり，「小児PD治療マニュアル」でPD中の小児におけるたんぱく質摂取推奨量が示されている（表2）[4]。

　先天性腎尿路異常を原疾患とする場合など，自尿が保たれ尿中にナトリウムが喪失される傾向があれば，食塩の補充が必要である。また無尿でも，乳児などで体重に比して多くの除水量を必要とする場合，限外濾過によりナトリウムが喪失され，容易に低ナトリウム血症をきたすため，食塩の補充が必要である。

Ⅳ　腹膜機能

【ポイント】わが国では小児における腹膜平衡試験（peritoneal equilibration test：PET）が標準化されており，小児用の評価基準が設けられている。PETによる腹膜機能評価は定期的に行うことが望ましい。

　小児患者においても，腹膜機能の評価のためにPETが広く活用されている。わが国では郭らにより，175名の患者データをもとにPETが標準化された[4]。わが国の小児におけるPETの評価基準（240分貯留時の値）を表3-1，表3-2に示す[4]。標準化PETの具体的な方法は「小児PD治療マニュアル」のPETの項を参照されたい[4]。

　腹膜炎の既往があると腹膜透過性が高まり，PETカテゴリーが高くなると報告されている。腹膜透過性の亢進は除水不全に関連し，除水不全は被嚢性腹膜硬化症（encapsulating peritoneal sclerosis：EPS）で高率にみられる重要な症候であることから[16, 17]，PETによる腹膜機能評価を定期的に行うことが望ましい。

Ⅴ　被嚢性腹膜硬化症（EPS）の対策

【ポイント】長期間のPD治療はEPSのリスクであるため，PETを定期的に評価し，治療継続についてはリスクとベネフィットを検討し，漫然とした治療継続を避ける。

　わが国を含めた小児PD患者のレジストリーでは，EPSの有病率は1.5〜2.0％と報告されており[16〜18]，PD治

表3-1 小児の腹膜平衡試験(PET)評価基準(D/D₀ glu比)

D/D₀ glu比	PETカテゴリー
0.51-0.76	Low
0.42-0.51	Low average
0.32-0.42	High average
0.13-0.32	High

小児PD研究会:小児PD治療マニュアル. 小児PD研会誌18:27-63, 2005[4]をもとに著者作成

表3-2 小児の腹膜平衡試験(PET)評価基準(D/P Cr比)

D/P Cr比	PETカテゴリー
0.77-1.00	High
0.64-0.77	High average
0.51-0.64	Low average
0.25-0.52	Low

小児PD研究会:小児PD治療マニュアル. 小児PD研会誌18:27-63, 2005[4]をもとに著者作成

表4 出口部のスコアリングシステム

	0点	1点	2点
腫脹	なし	出口部のみ(<0.5 cm)	トンネル部を含む
痂皮	なし	<0.5 cm	>0.5 cm
発赤	なし	<0.5 cm	>0.5 cm
圧痛	なし	わずか	強い
分泌物	なし	漿液性	膿性

注:2点以上かつ出口部培養で有意菌が検出されるか,4点以上で出口部感染と診断する

Warady BA, et al:Consensus guidelines for the prevention and treatment of catheter-related infections and peritonitis in pediatric patients receiving peritoneal dialysis:2012 update. Perit Dial Int 32(Suppl 2):S32-S86, 2012[3]より引用,一部改変

療期間が長いほどEPSのリスクが高い。中性透析液による発症頻度の減少は小児では確認されていない。EPS発症時には除水不良を高頻度に認め[17,18],PETでも全例がHighであったとする報告[17]もあることから,定期的にPETで評価することが望ましい。また,PDからHDまたは腎移植に治療変更後もEPSは発症するため,PD中止後もEPSの腹部症状に注意して経過観察する必要がある[16,17]。

VI 腹膜炎管理

【ポイント】腹膜炎は,①腹痛あるいは透析排液混濁,②透析排液中の白血球数が100/μL以上(最低2時間の貯留後)で多核白血球が50%以上,③透析排液培養陽性,のうちの少なくとも2つを満たす場合に診断する。

経験的治療では,グラム陽性菌に対する第一世代セファロスポリンもしくはバンコマイシンと,グラム陰性菌に対する第三世代セファロスポリンもしくはアミノグリコシドを投与する。

PD関連腹膜炎は,PD離脱(透析方法変更)の主要因である。小児PD患者における腹膜炎発症率は成人より高頻度で,低年齢であるほどリスクが上昇する[3,19]。

診断は成人と同様で,前述のポイントのとおりである[20]。PD排液培養は遠心分離した沈渣を培養するか,血液培養ボトルを使用する。血液培養,PD排液培養を採取後,速やかに経験的治療を開始する[3]。小児で使用される抗菌薬および投与量はISPDのガイドライン[3]を参照されたい。持続投与では初回loadingは3〜6時間,間欠投与では6時間以上が推奨される。培養結果と感受性が判明したのちは,適切な抗菌薬に変更して適切な治療期間の投与を行う[3]。

VII カテーテル・出口部管理

1 カテーテル挿入

【ポイント】可能な限りダブルカフを用い,上向きの出口部は避ける。

カテーテルは患者の体格や出口のデザインに合わせて選択する。カフは,感染のリスクを減らし,またカテーテルを固定し安定させるため,可能な限りダブルカフとする[3]。SCOPE(The Children's Hospital Association's Standardizing Care to Improve Outcomes in Pediatric ESRD)の報告では,腹膜炎発症は出口部が上向きの症例に有意に多かった[19]。皮下トンネル部を長くとり,皮下カフと出口部は2 cm以上離すようにする[3]。カテーテル挿入から透析開始までは2〜3週間開けるようにする。

2 出口部・皮下トンネル管理

【ポイント】出口部感染の診断にはスコアリングシステムを使用する。出口部感染の治療は成人に準じるが,抗菌薬は小児量に換算して用いる。

腹膜炎の発症を抑えるため,カテーテル挿入時だけではなく,外来通院後も継続した患者教育,出口部ケア管理が重要である。出口部の客観的な評価としてスコアリングシステムを使用し(表4)[3],2点以上かつ有意菌が培養で検出されるか,4点以上で出口部感染と診断する[3]。出口部感染の治療は,非観血的,観血的(アンルーフィング,出口部変更,カテーテル入れ替え)ともに成人に準じるが,抗菌薬の投与量は年齢,体重,体格により調整し,

投与期間は培養結果に応じ2～3週間とする[3]。

おわりに

小児のPD管理では栄養，体液・血圧管理，出口部感染・腹膜炎予防に関する継続的な指導とともに，成長，発達を注意深くフォローする必要がある。特に腎移植を予定している場合など，適応があればヒト成長ホルモンを積極的に導入することや，計画的な予防接種が必要である。また，日々の食事制限やPD手技の負担，治療による身体的拘束のため，患者・家族ともに精神的なケアを要する場合も多く，多職種のスタッフと連携をとりながら診療を行うことが重要である。

謝辞　日本透析医学会「腹膜透析診療ガイドライン」の小児の項の改訂作業に参画し，本稿の執筆にご協力いただいた東京都立小児総合医療センター総合診療科 幡谷浩史先生，同腎臓内科 濱田陸先生，有澤総合病院血液浄化センター 中倉兵庫先生，九州大学小児科 西山慶先生に深謝いたします。

文献

1) Hattori M, et al：End-stage renal disease in Japanese children：a nationwide survey during 2006-2011. Clin Exp Nephrol 19：933-938，2015
2) Warady BA, et al：Consensus guidelines for the treatment of peritonitis in pediatric patients receiving peritoneal dialysis. Perit Dial Int 20：610-624，2000
3) Warady BA, et al：Consensus guidelines for the prevention and treatment of catheter-related infections and peritonitis in pediatric patients receiving peritoneal dialysis：2012 update. Perit Dial Int 32(Suppl 2)：S32-S86，2012
4) 小児PD研究会：小児PD治療マニュアル．小児PD研究会誌 18：27-63，2005
5) 日本透析医学会：2009年版腹膜透析ガイドライン．透析会誌 42：285-315，2009
6) 日本透析医学会：維持血液透析ガイドライン：血液透析導入．透析会誌 46：1107-1155，2013
7) Uemura O, et al：Creatinine-based equation to estimate the glomerular filtration rate in Japanese children and adolescents with chronic kidney disease. Clin Exp Nephrol 18：626-633，2014
8) Peritoneal Dialysis Adequacy Work Group. National Kidney Foundation Kidney Disease Outcomes Quality Initiative：NKF-K/DOQI Clinical practice recommendation for guideline 6：pediatric peritoneal dialysis. Am J Kidney Dis 48(Suppl 1)：S146-158，2006
9) European Paediatric Dialysis Working Group：Guidelines by an Ad Hoc European Committee for Elective Chronic Peritoneal Dialysis in Pediatric Patients. Perit Dial Int 21：240-244，2001
10) Honda M：Peritoneal dialysis prescription suitable for children with anuria. Perit Dial Int 28(Suppl 3)：S153-S158，2008
11) Bakkaloglu SA, et al：Cardiac geometry in children receiving chronic peritoneal dialysis：findings from the International Pediatric Peritoneal Dialysis Network(IPPN)registry. Clin J Am Soc Nephrol 6：1926-1933，2011
12) 日本高血圧学会高血圧治療ガイドライン作成委員会（編）：高血圧治療ガイドライン2014，ライフサイエンス出版，2014
13) KDDQI Work Group：KDOQI clinical Practice Guideline for Nutrition in Children with CKD：2008 update. Executive summary. Am J Kidney Dis 53(3 suppl 2)：S11-S104，2009
14) 日本腎臓学会（編）：慢性腎臓病に対する食事療法基準2014年版，東京医学社，2014
15) 厚生労働省：「日本人の食事摂取基準（2015年版）策定検討会」報告書．2014 http：//www.mhlw.go.jp/stf/shingi/0000041824.html　2019.01.21アクセス
16) Vidal E, et al：Encapsulating peritoneal sclerosis in paediatric peritoneal dialysis patients：the experience of the Italian Registry of Pediatric Chronic Dialysis. Nephrol Dial Transplant 28：1603-1609，2013
17) Shroff R, et al：Encapsulating peritoneal sclerosis in children on chronic PD：a survey from the European Paediatric Dialysis Working Group. Nephrol Dial Transplant 28：1908-1914，2013
18) Hoshii S, et al：Sclerosing encapsulating peritonitis in pediatric peritoneal dialysis patients. Pediatr Nephrol 14：275-279，2000
19) Sethna CB, et al；SCOPE Investigators：Risk factors for and outcomes of catheter-associated peritonitis in children：The SCOPE Collaborative. Clin J Am Soc Nephrol 11：1590-1596，2016
20) Li PK, et al：ISPD Peritonitis Recommendations：2016 Update on Prevention and Treatment. Perit Dial Int 36：481-508，2016

腹膜透析関連手術指針

Clinical Practice for Peritoneal Dialysis-Related Surgery

窪田　実

Key words：腹膜透析カテーテル，合併症，教育プログラム

はじめに

　腹膜透析（peritoneal dialysis：PD）のカテーテルはPD液の注液・排液を役割とし，PDの維持に必要不可欠なものである。ゆえに，カテーテル機能が十分に発揮されるカテーテルの留置はPD療法のもっとも重要なファーストステップであり，予後を決定するといっても過言ではない。また，カテーテルの合併症によってPDの良好な継続は困難になり，療法の中止を余儀なくされることも多い。

　本稿では，適正なカテーテル留置手術，合併症に対する外科的手術を中心としたPD関連手術について解説を加える。

I　腹膜透析関連手術

　PD関連手術は大別して，①カテーテルの留置と抜去，②カテーテルの閉塞や感染に対する手術と，③カテーテルに関連しないPDの合併症に対する手術，に分かれる。被嚢性腹膜硬化症（encapsulating peritoneal sclerosis：EPS）の際に行われる腸管癒着剥離術などのような熟練した消化器外科のテクニックを必要とする手術をルーチンに施行している施設は，わが国では数少ない。

　王子病院で2017年に経験したPD関連手術を表1に示す。PD導入の際のカテーテル留置手術97件のうち，段階的腹膜透析導入法（stepwise initiation of PD using moncrief and popovich technique：SMAP）が19件，PD開始時のSMAPの出口作製が9件であった。SMAPではなく，カテーテル留置時にカテーテルを体外に出す，いわゆるnon-SMAPは19件であった。合併症の手術としてのカテーテル皮下経路変更術（subcutaneous pathway diversion：SPD）が16件，カテーテル閉塞に対する示指挿入矯正法（catheter repair by a forefinger：CRF）が9件，カテーテル入れ替え術が7件，カテーテル抜去などが18件であった。腹腔内癒着などのため腹腔鏡を使用した鏡視下手術は3件であった。

　PD関連手術の施行にあたっては，PDと関連手術に対する十分な知識を有している必要がある。Crabtreeの報告[1]では，アメリカのPDを施行している1,768施設のうち，PD患者20人以下の施設は80％，1年のPD導入患者は5人以下が55％，5～10人が22％と，PDのセンターサイズは著しく小さい。また日本の施設も同様に，患者20人以下の施設は85％とセンターサイズはさらに小さい（図1）。

表1　王子病院における腹膜透析（PD）関連手術（2017年，計97件）

SMAP（腹腔鏡）	出口作製	non-SMAP（腹腔鏡）	SPD	CRF	入れ替え	抜去その他
19(2)	9	19(1)	16	9	7	18

SMAP：段階的腹膜透析導入法，SPD：カテーテル皮下経路変更術，CRF：示指挿入矯正法

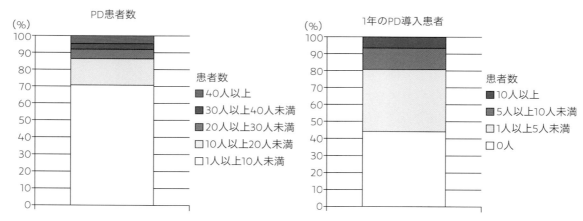

図1　日本の施設はセンターサイズが小さい（バクスター社サーベイ，2016年，全1,028センター）

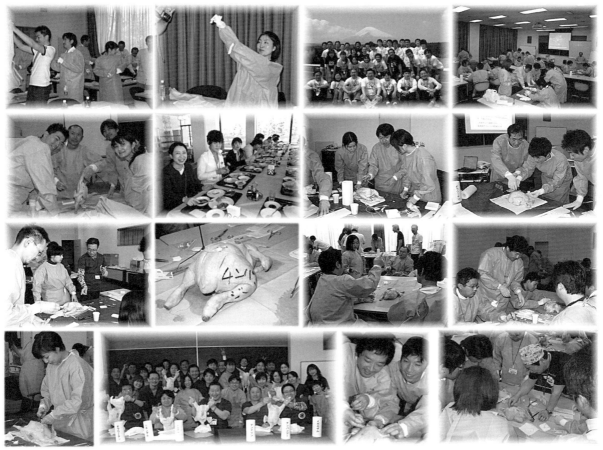

図2　APES CAMP 風景

このことから，PD関連手術に携わるには，intervention教育プログラムへの参加や，経験豊富な施設，医師に指導を委ねることが必要である。

II 腹膜透析関連手術のトレーニング

筆者らは腎臓内科医を対象に，APES(Aska Peritoneal Dialysis Educational Society)と称したPDカテーテル留置CAMPを2009年から全国的に展開している（図2）。CAMPでは，PDをはじめカテーテル留置と合併症，PD関連手術について学習し，ニワトリにカテーテルを留置するハンズオントレーニングを実施している。過去23回に870人の腎臓内科医が参加している。その効果は絶大で，腎臓内科医によるPD関連手術数，所属施設のPD導入数はCAMP前と比較して著しく増加している。腎臓内科医が外科手技をマスターして経験を積むことによってPDカテーテル合併症の治療成績も向上し，PDの継続期間も延長することが容易に想像できる。

アメリカでは，外科医のためのカテーテル留置講習会(Peritoneal Dialysis University for Surgeons)が2010～2014年に7回開催されている[2]。対象は外科のレジデントで，134人が参加し，PDの理論を含め，カテーテル留置，合併症の治療の実際をトレーニングしている。アメリカではPDカテーテルの80％が外科医によって留置されているが，それを担うことの多いレジデントのPDカテーテルの留置経験は著しく少なく，カテーテル留置の経験が5本以下のレジデントが61％であるという。Crabtreeは，このコースは少ない経験とそれゆえの稚拙な手技を是正するためのプログラムであると述べている。

III 腹膜透析関連手術の担い手

PDカテーテル留置は外科医・泌尿器科医が担当する施設が多いが，PDの導入，入院治療，外来管理は腎臓内科医が携わることが多い（腎臓内科医76.5％，他内科医5.2％，外科医2.3％，泌尿器科医12.4％，小児科医2.3％，他科医1.2％；バクスター社リサーチ）。そのため，多くの患者を導入，管理する腎臓内科医がPDカテーテルを留置する役割を担うのは至極当然のことと考えられる。Asifら[3]は，大規模3病院で腎臓内科医がPDカテーテル留置を行うようになる前と後を比較し，腎臓内科医がカテーテルを留置することによって施設のPDプログラム

表2 腎臓内科医によるカテーテル留置前後の患者数の比較

	前	後
センター1 (大学病院)	20〜43人 1993〜2001年	101人 2001年〜
センター2 (私立病院)	70〜78人 1988〜1990年	125人 1991年〜
センター3 (大学病院)	20〜30人 1988〜1991年	97人 1991〜2001年〜

Asif A, et al：Does catheter insertion by nephrologists improve peritoneal dialysis utilization? A multicenter analysis. Semin Dial 18：157-160, 2005[3]

が明らかに活性化することを示した(表2)[3]。

アメリカでは，カテーテル留置は多くが外科医の役割であり(73.2％)，血管外科医(14.0％)，放射線科医(5.3％)に次いで腎臓内科医はわずか2.3％である。外科医の留置は69.3％が小開腹，30.7％が腹腔鏡を使用している。トレーニングされた外科医が腹腔鏡で留置したカテーテルの成績が優れていることから，Crabtreeは腹腔鏡によるカテーテル留置を推奨している[1]。

おわりに—執刀医への提言

腎臓内科医によるカテーテル留置がPDのプログラムを活性化させることは疑いのないところである。APES CAMPの参加者は，多くの腎臓内科医がPDカテーテルの留置を外科医や他院に委ねることはPD導入の阻害因子であると考えている。外科手技であるPDカテーテルの留置を含む，すべてのPD治療過程を熟知することが，PDを希望した患者への責任であるとの意識を抱く腎臓内科医が増えている。"しっかり入れてしっかり直す" 多くの腎臓内科医が，メッサーに頼らないPDのスペシャリストを目指して鍛錬を積んでいくことに期待したい。

文献

1) Crabtree JH：Who should place peritoneal dialysis catheters. Perit Dial Int 30：142-150, 2010
2) Crabtree JH, et al：Peritoneal Dialysis University for Surgeons：A Peritoneal Access Training Program. Perit Dial Int 36：177-181, 2016
3) Asif A, et al：Does catheter insertion by nephrologists improve peritoneal dialysis utilization? A multicenter analysis. Semin Dial 18：157-160, 2005

腎移植術指針

Clinical Practice for Renal Transplantation in Peritoneal Dialysis Patients

吉田 一成

Key words：腎移植，透析再導入，在宅医療

はじめに

日本では腎代替療法の多くが血液透析（hemodialysis：HD）であり，腎移植や腹膜透析（peritoneal dialysis：PD）は少ない。しかし，腎移植もPDも在宅の腎代替療法であり，互いに補完し合う療法としての期待は大きい。最近は在宅血液透析（home hemodialysis：HHD）も増加しているが，まだまだ少数である。

本稿では，PDにおける腎移植について述べる。PDを行っている患者が腎移植になる場合と腎移植患者が移植腎機能の低下に伴いPDを導入（再導入）する場合があるので，それぞれについて記述する。

I 腹膜透析から腎移植へ

現在，日本におけるPDは透析患者の3％に満たない少数派であるが[1]，在宅透析であり，治療に対してより能動的な患者が選択する傾向があるので腎移植に至る割合がHDより多いといわれている。Snyderらの報告では，PD患者のほうがHD患者より腎移植を受ける傾向が約2.3倍高いことが示されている[2]。PDでは残存腎機能の減少に従ってPD処方を変え透析量を増やしていくインクリメンタルPDが多く行われているが[3]，残存腎機能を完全に失うと，PDの透析量は正常腎機能の7％程度なので透析不足に陥りやすい。そこで，HDとの併用，HHDや長時間HDなどのHDへの変更，そして腎移植が考慮される。また小児では，バスキュラーアクセス作製や穿刺の問題からPDの導入が多いため，PDからの腎移植が多い。PD開始前に行われるPDカテーテルの挿入術では，どこに出口部を作製するかが重要になる。出口部の位置には主に下腹部，上腹部，胸骨部があるが，将来の腎移植を考慮して腎移植創の妨げにならないようなPDの手術創および出口部の部位を考慮する必要がある。われわれの施設では上腹部出口部（upper abdominal exit site：UAE）を推奨し，これを行っている[4]。

2017年のわが国の腎移植前の透析療法として，移植患者の13.6％がPDであった[5]。腎移植後の生存率あるいは生着率はPDとHDの間で差が認められていないとの報告がある[2,6]。しかし，腎移植に至るまでの透析期間が長いほど腎移植の生着率が悪化することが示されている[7]。なお，透析の質が高い日本では，5年未満の透析であれば生存率，生着率とも先行的腎移植（pre-emptive kidney transplantation：PEKT）と変わらない。ただし，透析期間が1年未満のほうが腎移植の成績はよいとの結果が出ている[5]。

PDから腎移植に移行する場合，残存腎機能が十分にあれば，そのままのPDスケジュールから移植手術を行ってもよいが，腎移植直前の入院中に施行するPDは頻回に（1日6回程度）行い，透析の血液浄化効率を上げている。手術リスクが高いと考えられるほど透析不足が著明な場合は，HD用カテーテルなどのバスキュラーアクセスにより1～2回のHDを行うことも考慮する。なお，血液型不適合移植で血漿交換が必要な場合はバスキュラーアクセスを利用して行うので，この場合はHDに変更することが多い。これらの場合も腹膜炎やカテーテル関連感染症が起きないように十分な注意が必要である。

腎移植手術前日には，シャワー浴などにより出口部の清潔を十分心がける。PDカテーテルは術後の感染の危険性を考慮して，基本的には移植手術時に抜去する。腎移植手術では消毒後にサージカルドレープで腹部全体を覆い，移植手術創と出口部あるいはカテーテルが触れないように注意する。移植腎機能の発現が不十分な場合はPDカテーテルを残してPDを暫時行うという選択肢もあるが，術後のカテーテル関連感染症の予防を考えて，できる限りPDカテーテルは腎移植時に抜去するべきである[8]。なお，PDカテーテル抜去は腎移植手術が終了して，その手術創を閉創し，被覆してから施行する。出口部は特に閉じる必要はなく，細いドレーンを挿入し，1～3日後にこれも抜去する。必要に応じて，PD終了後の被囊性腹膜硬化症（encapsulating peritoneal sclerosis：EPS）発症のリスク評価の参考に，腎移植手術創から腹膜生検を行う。腎移植後もPDが必要な場合（移植腎機能発現遅延の場合）も感染症のリスクを考慮して，PDカテーテル抜去は早めに行ったほうがよい[9,10]。PDカテーテルを抜去して腎移植後に腹水がたまることがあるが，移植腎機能の改善とともに消失することが多いので経過を観察する。

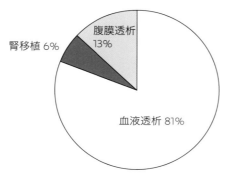

図1 北里大学病院における腎移植再導入症例の割合（1990～2014年）

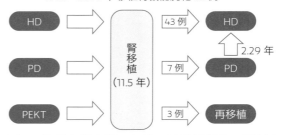

図2 北里大学病院における腎移植前後の透析方法の内訳（1990～2014年）
HD：血液透析，PD：腹膜透析，PEKT：先行的腎移植

腹水が遷延する場合には穿刺して腹水を抜くこともあるが，その場合は感染に十分に留意して行う。

II 腎移植から腹膜透析へ

近年，腎移植の生着率は改善し，10年で85%以上になっている[5, 11]。しかし慢性拒絶反応などにより20年以上の生着はまだ多いとはいえず，透析再導入や再移植が必要になり，大半はHDへの再導入となる。PDは残存腎機能の温存がHDより有利といわれているが，移植腎は単腎であり残存腎機能の長期存続は難しい。移植腎機能が低下し，半年から1年以内に透析再導入となることが予想された場合は，早めに透析療法の選択を行う。移植腎機能が推定糸球体濾過量（estimate glomerular filtration rate：eGFR）10 mL/min/1.73 m^{2}を下回った時点でこの選択を行い，PDを選択した場合には段階的PD導入法，いわゆるSMAP法（stepwise initiation of PD using moncrief and popovich technique）[12]でPDカテーテルの埋め込み手術を行い，PD導入の用意をしたほうがよいと考える。eGFRが6 mL/min/1.73 m^{2}より低下，あるいは血清クレアチニン値が8 mg/dLを超えた場合は無理をせずにPDを緩徐にはじめたほうがよい[13]。ただし，透析再導入に対する患者の精神的ストレスは初回導入よりかなり強い場合が多く，時間をかけた十分な説明により，患者とともに治療法を選択する，いわゆるshared decision makingが必要である。また，この時期には精神科や臨床心理士の協力が欠かせない。移植医は腎臓内科医やレシピエント移植コーディネーターとともに，患者に寄り添って再導入を行うことが重要である。

移植腎機能廃絶後にPDを選択する患者の割合は，カナダで20%，アメリカで8%，スペインで5%との報告がある[14]。しかし日本ではPD自体が少なく，腎移植から再導入でのPDの割合のデータがない。われわれの施設で1990～2014年に移植腎機能が廃絶した53例のうちPDが導入されたのは7例（13%），HDが43例（81%），再移植が3例（6%）だった（図1）。また，1990～2014年に腎移植から透析を再導入した53例のうち7例がPDを選択し，そのうち3例はSMAP法でPDカテーテル挿入を行った。7例中5例は腎移植前にHDを行っており，1例が腎移植前にPDを経験していた。腎移植前の透析期間は平均2.7（0～9.7）年で，1例は腎移植前に透析を経験していないPEKT症例であった。7例中5例は慢性移植腎機能低下（interstitial fibrosis and tubular atrophy：IFTA）による腎機能廃絶で，移植腎生着期間は平均11.5（2～20）年であった。PD導入時の尿量は平均1,066.6（400～1,600）mL/dayとほとんどの症例で1Lを超しており，再導入時のweek Ccrは45.8（29～67）mL/min/1.73 m^2，week Kt/Vは1.77（0.86～2.49）であった。この7例のPDのうち4例はその後，自動腹膜透析（automated PD：APD）に移行したが，平均2.29年でHDへの移行を余儀なくされた（図2）。この7例中2例で出口部，トンネル感染があったが腹膜炎には至らなかった。免疫抑制薬は徐々に減量していき，全員が中止となった。

当院ではカルシニューリン阻害薬を最初に中止し，次に代謝拮抗薬，最後に漸減したステロイドを中止するようにしているが，中止の順番は移植施設により異なり，決まったものはない。腎移植後のPDに関しては免疫抑制薬の使用により腹膜の線維化が起こりやすく，PDの優位性が高いとはいえない[15]という報告のほかに，免疫抑制薬やステロイドがPD中止後のEPSの予防に効果があるという報告もある[16, 17]。なお，腎移植後の透析再導入はHDでもPDでも予後に差がないと報告されている[18]。

PDを導入したのち移植腎の拒絶が繰り返し起こり，血尿，発熱，違和感などが続く場合には移植腎摘出を考慮する。再移植が予定されている場合はPDカテーテルの挿入，抜去の手間やリスクを考えてHDを選択するほうがよいといえる。

PDの弱点としてPDカテーテル感染や腹膜炎などの感染症のリスクがあるが，腎移植からPDへの移行時，免疫抑制療法が弱いながらも続いている時期の感染リスク

は問題で，感染防止対策の徹底が重要である．

おわりに

PD患者が腎移植に関する知識をもつことは重要であり，PDから腎移植へのスムーズな導入が望まれる．しかし腎移植にはドナーの問題があり，この障壁を乗り越えるのは簡単ではない．包括的腎代替療法が円滑に行えるよう，それぞれの治療法の長所，短所，特長を理解することは重要である．腎移植後，透析を再導入した場合は透析クリニックなどで経過を診ることになるが，その場合も移植病院への定期受診を続行するべきである．腎移植患者は悪性腫瘍の発生率が高く，十分ながん検診を続ける必要がある．透析クリニックのスタッフはある程度，腎移植の知識を有して患者に接するべきであるし，移植施設のスタッフもHD，PD両方の透析の知識をもつ必要がある．特に透析再導入にあたっての療法選択には十分な時間とていねいな説明を患者に寄り添って行うことが重要である．

文献

1) 日本透析医学会 統計調査委員会：わが国の慢性透析療法の現況 https://www.jsdt.or.jp/dialysis/2227.html 2018.11.29アクセス
2) Snyder JJ, et al：A comparison of transplant outcomes in peritoneal and hemodialysis patients. Kidney Int 62：1423-1430, 2002
3) Mendelssohn DC, et al：Reformulating the integrated care concept for the new millennium. Perit Dial Int 22：5-8, 2002
4) Yoshida K, et al：Peritoneal dialysis catheter insertion surgery and management. J Vasc Access, 2018 doi: 10.1177/1129729818762989
5) 日本臨床腎移植学会・日本移植学会：腎移植臨床登録集計報告(2018) 2017年実施症例の集計報告と追跡調査結果．移植53：89-108, 2018
6) O'Donoghue D, et al：Continuous ambulatory peritoneal dialysis and renal transplantation：a ten-year experience in a single center. Perit Dial Int 12：242, 245-249, 1992
7) Goldfarb-Rumyantzev A, et al：Duration of end-stage renal disease and kidney transplant outcome. Nephrol Dial Transplant 20：167-175, 2005
8) Warren J, et al：Should peritoneal dialysis catheters be removed at the time of kidney transplantation? Can Urol Assoc J 6：376-378, 2012
9) Dombros N, et al：European best practice guidelines for peritoneal dialysis. 9 PD and transplantation. Nephrol Dial Transplant 20(Suppl 9)：ix 34- ix 35, 2005
10) Issa N, et al：Peritoneal dialysis immediately after kidney transplantation. Adv Perit Dial 30：83-86, 2014
11) 日本移植学会：ファクトブック2017 http://www.asas.or.jp/jst/pdf/factbook/factbook2017.pdf 2018.11.29アクセス
12) 窪田 実，他：腹膜透析の新しい導入法；"Moncrief and Popovichのカテーテル挿入法"を用いた段階的導入．透析会誌35：1279-1285, 2002
13) 日本透析医学会：2009年版腹膜透析ガイドライン．透析会誌42：285-315, 2009
14) 渕之上昌平：再透析導入時の問題点．髙橋公太(編)，腎移植のすべて，メジカルビュー社，476-478, 2009
15) Maluccio M, et al：Tacrolimus enhances transforming growth factor-beta1 expression and promotes tumor progression. Transplantation 76：597-602, 2003
16) Junor BJ, et al：Immunosuppression in sclerosing peritonitis. Adv Perit Dial 9：187-189, 1993
17) 志々田将幸，他：腎移植後に被囊性腹膜硬化症を発症し，外科的治療にて治癒した3例．腎と透析 66(別冊 腎不全外科2009)：51-54, 2009
18) Perl J, et al：Impact of dialysis modality on survival after kidney transplant failure. Clin J Am Soc Nephrol 6：582-590, 2011

周術期管理指針

Clinical Practice for Perioperative Management in Peritoneal Dialysis Patients

吉田 克法

Key words：周術期管理(perioperative management)，手術(surgical operation)

はじめに

末期腎不全の病態では多くの代謝産物が蓄積し，尿毒症性老廃物自体による合併症や水分貯留で全身状態の悪化を招き，手術自体が困難となる。一方，透析療法が導入された場合は，透析導入早期では透析療法による尿毒症症状の改善により，手術による侵襲の影響も少なく周術期管理は比較的容易であるが，透析療法が長期になるに従い透析療法独特の合併症が出現することとなる。かつては末期腎不全に対する透析療法に関して，透析機器や透析技術が発達していないこともあり，侵襲の大きい手術は非常にリスクが高く，透析患者の生命予後は悪いものとされていた。また，手術が必要な症例も透析患者特有の循環器系合併症などにより手術適応外であることが多くみられた時期もあった。特に全身麻酔が必要となるような侵襲の大きい手術に際しては，術前・術中・術後の周術期管理が重要となり，その成否により手術後の患者の改善状態が大きく関わってくる。腹膜透析(peritoneal dialysis：PD)患者の周術期の尿毒症症状の管理は，術前からの腹膜機能にのみ影響されることから，血液透析(hemodialysis：HD)患者の周術期管理とは幾分異なる。

本稿では，末期腎不全の透析患者の周術期管理について，またPD患者についても述べる。

I 透析患者の周術期

主に外科領域においては，手術目的で入院した患者に対して周術期中の処置の流れがある。これは患者の速やかな術後回復に重要なチーム医療であり，術前・術中・術後を通して管理が行われる。最近は内視鏡手術を含めた低侵襲手術治療の発展，高度な手術手技の取得，手術器具の発達ならびに麻酔技術の発展により周術期は比較的安全に経過しているが，やはりすべての手術において周術期管理は依然として重要である。特に透析患者においては高齢化や透析の長期化に伴う種々の合併症が認められ，さらに近年，糖尿病を原疾患とする透析導入患者が増加しており，その対策が困難となっている。PD患者においては腹膜を利用した腎不全治療であり，手術に際しては腹部手術と腹部外手術で周術期管理が大きく異なることとなる。

II 手術時にみられる問題点

透析患者の高齢化や透析歴の長期化に伴い透析自体による合併症は増加・増悪傾向にあり，このことが透析患者の周術期管理を困難にしている。さらに，透析療法が影響する種々の代謝不全や免疫不全などの病態が存在する[1]。

1 術後創傷の治癒遅延

透析患者の手術後の創傷治癒遅延はよく経験することである。一般患者は術後約1週間で抜糸することになるが，透析患者ではその時期の抜糸は創部哆開がまれではない。要因として，尿毒症による血小板機能低下，アミノ酸代謝異常や低栄養状態により組織の脆弱性が増し，創傷の接着性が弱まることが原因となっている。

2 出血傾向

透析患者は術中，術後に出血傾向がみられるが，問題となるのは大出血より組織からの広範囲におよぶ微小出血である。しみ出すような出血であり，原因としては血管内皮細胞壁の傷害，血小板粘着能や凝固能の低下，ならびに透析患者特有の腎性貧血などがあげられる。対応としては，手術時に電気メスでの凝固より慎重な結紮糸による止血操作が望まれる。

3 感染

透析患者は尿毒症状態での低栄養や貧血がみられ，皮膚粘膜の異常により細菌バリアが低下している。また，液性因子としての抗菌・抗ウイルスの関与する補体・サイトカイン異常がみられ，またマクロファージやNK(natural killer)細胞の液性因子としての感染防御機能が低下しており，感染傾向が増加している。対策としては，手術時に感染の原因となる手術部位のていねいな操作や閉創前の創部洗浄がすすめられる。皮下脂肪の多い患者の閉創時には皮下ドレーンを留置することも感染対策となる。

4　腹膜透析患者特有の問題点

PD患者の術前のPD効果は患者固有の腹膜機能に左右されるため，体重の管理や電解質の管理が困難となる。手術に際してのPDの継続については，腹部手術と腹部外手術によって分けられることとなる。腹部外手術ではPDは継続することになるが，腹部手術では一時的でもPDは継続不可となる。また腹部手術のうち腹腔内手術では，PDの長期化に伴う被嚢性腹膜硬化症（encapsulating peritoneal sclerosis：EPS）や，腸管癒着による術中の腹部内臓器の損傷が起こり，術後のPDが困難になる可能性が高い。さらに腹部手術でなくても，手術の侵襲の程度によって，それまでの残存腎機能が障害されて腎機能が廃絶する可能性もある。

III　術前評価

透析患者の一般的な術前評価として，精神状態や透析状態が安定しており，透析効率も良好な状態にあることが理想的である。なお，術前透析は手術直前に施行することが望ましい。また，術後は高カルシウム血症を認めて骨変化がみられることもあるため，二次性副甲状腺機能亢進症の有無を確認しておくことも重要である。術直前確認で重要な点は透析患者特有の止血機能異常の評価と心機能の評価であり，手術中のトラブルを未然に防ぐのに役立つ。

1　チェック項目

術前には胸部X線写真で心胸比増大や肺うっ血の有無を確認し，心電図や心臓超音波などで心機能の評価を行う。体液管理に関しては，補液による肺水腫を懸念して，術前に体重測定を行いドライウエイトに近い状態で管理する必要があるが，症例によっては術中の血圧低下や梗塞予防のためにウェットな状態にして管理することもある。貧血に関しては，胸部手術，腹部手術ならびに関節置換術など出血が予測される侵襲的な手術では，それぞれHt値で30％以上が必要となる。

2　手術前の検査成績

手術前の検査におけるおおよその目標として，全身所見では胸部X線で心胸比は50％以下，総蛋白は6.5 g/dL以上が望ましい。血液検査所見ではHt値30％以上，赤血球数300×10^4/mL，BUN値50 mg/dL，Cr値5 mg/dL以下，カリウム値3.0〜4.0 mEq/Lが目標である。

IV　術中の管理

1　麻酔法の注意点

手術を要するような透析患者のほとんどは心血管系の合併症があり，術前・術中・術後は手術侵襲に応じた種々のモニターが必須である。硬膜外麻酔や脊椎麻酔は透析患者の血管脆弱性や止血機能異常により穿刺部位からの出血が危惧されることから，頻回の穿刺は避けるべきである。全身麻酔においては，腎排泄性のパンクロニウムやスキサメトニウムなどは使用できない。また術後の麻酔覚醒も遅延することが多く，抜管は十分な筋弛緩が回復していることを確認してから施行すべきである。術中はカリウムの排泄が遅延しているため，輸血が必要な場合は高カリウム血症に十分注意する必要がある。

2　術前・術中の補液管理

補液投与は術前・術中を通じて必要であり，補液内容や補液注入方法には注意が必要である。補液内容としてはカリウムを含まない製剤を選択し，補液量は一般的な手術では1,000〜2,000 mL程度とする。術中に血圧低下が認められる場合でも，肺うっ血の可能性も考慮して急速な補液注入はできるだけ避けるべきである。術前からの絶食などの影響で異化亢進による高カリウム血症を予防するためにブドウ糖100〜150 g/dayの投与がすすめられる。術中・術後にやむを得ず輸血が必要とされる場合は，照射赤血球保存用添加液（MAP液）と新鮮凍結血漿が望ましく，カリウム吸着フィルターを使用して高カリウム血症を回避することが大事である。

V　術後管理

1　術直後ICU入室の判断

心血管合併症を有していることが前提となっている透析患者にとって，術後管理時に心肺機能の突然の急変の危険性があることを念頭において，全身麻酔を必要とする透析患者は一般患者よりも慎重に管理する必要があり，ICU管理が望ましい。開腹手術，開胸手術，開頭手術，術後に輸血が必要な症例に加えて，術前より心肺機能が不良な症例や透析コントロールが困難な症例などはICU管理が無難である[2]。

2　一般病棟帰室時の管理

ICU管理後に一般病棟へ帰室する場合や比較的低侵襲な術後で直接一般病棟へ帰室する場合でも，透析患者特有の合併症があるため，心電図，血圧測定，SpO$_2$の経時的モニターで管理することが重要である。また，術後もPDが持続可能な場合，連続携行式腹膜透析（continuous ambulatory peritoneal dialysis：CAPD）は状態が安定するまで透析液量を少なくして管理する。また，自動腹膜透析（automated peritoneal dialysis：APD）でも術後安定するまではCAPDで管理し，全身状態が安定した時点でAPD再開とすることが望ましい。

3 輸液栄養管理

術後は十分なカロリーと適当なたんぱく源の投与で，異化亢進による体内のたんぱく質の崩壊を予防し，同時に尿毒性物質の蓄積を抑制することが透析患者の食事栄養管理の基本である．カロリーとして1日に35〜50 kcal/kgの十分なエネルギーを投与することが望ましい．最近では，術後早期の臥床離脱や早期経口摂取の傾向となっているが，経口摂取があまりすすまない患者が多く，十分なエネルギー補給ができない．このような場合は，可能であればアミノ酸添加の高カロリー輸液での管理が望ましい．最近ではICU管理が必要な重篤な術後状態でも，経管栄養注入により栄養管理がなされるようになってきている．また透析患者であるため，水分補給に関しては術後のドレーンからの排液量などを考慮し必要最小限の輸液を投与すべきで，1日1,200〜1,500 mLは必要である．同時に血清カリウム濃度を測定し，カリウムの投与を慎重に行うことも重要である[3]．

4 抗菌薬投与（特にメチシリン耐性黄色ブドウ球菌に対するバンコマイシン投与）

免疫能の低下している透析患者の術後感染症の罹患率は高く，慎重かつ十分な抗菌薬の使用がすすめられる．ただし，長期の使用は耐性菌の発生につながり，十分な注意が必要である．PD患者で術後もPDを継続使用する場合，術直後は一時的にPDを中止しているため，腹腔内が感染源となる可能性もある．そのため，術後にPDを再開する場合はPD液で数回洗浄したのち，本来のPDを開始することが望ましい．

感染症のなかでもメチシリン耐性黄色ブドウ球菌（methicillin-resistant *Staphylococcus aureus*：MRSA）感染症は，抵抗性の低い透析患者が一度感染すると重症化する可能性もある．透析患者へのバンコマイシンの投与は血中濃度を測定する必要があり，投与後のピーク値と投与前のトラフ値で調整して投与することが推奨される．ピーク値は40 μg/mL以下，トラフ値は10 μg/mL以下とする．

5 周術期の精神障害管理

一般の患者と同様，手術に際しては不安感など精神的な障害がみられる．とくに透析患者は長期の透析療法による既存の精神障害が存在していることが多い．術前は透析療法による心因性の精神障害や，骨病変による疼痛性の不眠などがみられるため，十分な精神管理が必要とされる．さらに術後も既存の精神障害に加えて術後せん妄などがみられる可能性もあり，術後の精神管理も重要である．予防対策としては，精神障害の原因の除去，睡眠と覚醒リズムの是正，環境因子の調整や薬物療法が考慮される．最近では臨床心理士が勤務している施設も多く，治療介入が効果のある場合も多い[4]．

おわりに

PD患者を含めた透析患者の周術期管理は，下記の項目が重要であると考える．
①術前は透析状況が万全な状態に調整する．
②術前血液検査に注意して，特に貧血，血清カリウム値などをチェックする．
③術中の止血は慎重に処置し，感染予防のために創傷管理を行う．
④麻酔は腎機能が廃絶していることを念頭において施行する．
⑤ICU入室は躊躇せずに依頼する．
⑥低侵襲手術後でもモニターは必須である．
⑦術後の補液量管理，電解質管理は慎重に行う．
⑧状況に応じて各職種のチーム医療管理を確認する．

文献

1) 日本透析医学会専門医制度委員会：Ⅹ．腎移植，手術　2)手術．専門医試験問題解説集改訂第7版，日本透析医学会，359-363，2012
2) 七戸康夫，他：第3章　血液浄化法の選択，心肺管理および術後精神障害　周術期の心肺管理．大平整爾（監），維持透析患者の周術期管理，診断と治療社，64-68，2007
3) 鈴木正司：第Ⅷ章 透析患者の外科手術　1.外科手術時の患者管理．鈴木正司（監），信楽園病院腎センター（編），透析療法マニュアル 改訂第8版，日本メディカルセンター，445-450，2014
4) 磯谷俊明，他：手術と精神障害．三好功峰（編），臨床精神医学講座7巻，総合診療における精神医学，中山書店，287-292，2000

腹膜透析の開始と継続に関する意思決定プロセス指針

Clinical Practice for Shared Decision-Making Process Regarding Initiation and Continuation of Peritoneal Dialysis

岡田 一義

Key words：透析中止，意思決定，事前指示書

はじめに

治療の選択は患者に決定権がある。生命維持治療の透析を実施しない場合には数週間以内に死亡することが明らかであり，法律で事前指示書による尊厳死が規定されていないわが国では，患者が意思決定した透析の見合わせについては，医療チームが社会に許容される範囲内で，患者の自己決定を尊重し，尊厳，生活/生命の質，医学的適応，家族の意向，説明と同意，セカンドオピニオン，周囲の状況を考慮し，正しい倫理観をもって慎重に対応しなければならない（図1）[1]。

日本透析医学会は，学会員から終末期における血液透析（hemodialysis：HD）指針を示すことを求められ，2010年にその指針づくりに着手した。透析の適応基準を満たしたすべての患者に透析を開始して継続しなければならないが，医療技術的な理由や患者または家族の拒否などにより，開始や継続をできないこともある[2]。透析を開始しない，または継続を中止するという意味よりも，実施を一時的にやめて，様子をみながら実施するという意味合いが強い「見合わせ」を適切な言葉と考え使用し[3]，尊厳生[注1,4)]の立場で「維持血液透析の開始と継続に関する意思決定プロセスについての提言」を2014年に公表した[5]。

本稿では，この提言を参考に，腹膜透析（peritoneal dialysis：PD）の開始と継続に関する意思決定プロセスについて，私見を述べる。

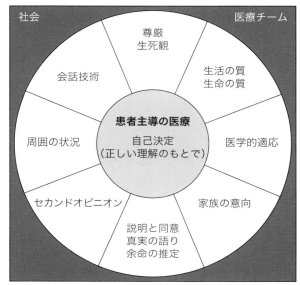

図1　医療における倫理的配慮
岡田一義：これからの終末期医療―現状と未来―．腎と透析 73：421-426，2012[1]より引用，一部改変

I　厚生労働省「人生の最終段階における医療の決定プロセスに関するガイドライン」

厚生労働省は，よりよい終末期医療を実現し，最善の医療とケアをつくり上げるために，医師の十分な説明を基盤として，医療者による適切な情報の提供と説明，医療者と患者との話し合い，患者本人による意思決定（意思確認できない場合は家族による意思推定），医療・ケアチームによる医療行為の開始・不開始・変更・中止の判断，合意内容の文書化，医療・ケアチームによる緩和ケアを重要な原則として，2007年に「終末期医療の決定プロセスに関するガイドライン」を公表し，その後，2015年に「人生の最終段階における医療の決定プロセスに関するガイドライン」に名称を変更した。治療とケアの方針を決定する指針であるが，事前指示書による尊厳死に対する医師の刑事訴追免責基準は明記されていない。

II　「維持血液透析の開始と継続に関する意思決定プロセス」から考える腹膜透析意思決定プロセスとの相違点

1　透析見合わせについて検討する状態

透析を安全に施行することが困難であり，患者の生命を著しく損なう危険性が高い場合，HD実施がかえって生命に危険な病態は存在するが，PDはそれに該当する病態がほとんどない。実施のたびに器具による抑制および薬物による鎮静をしなければアクセスと透析回路を維持して安全に体外循環を実施できない病態は，PDでも存在する。

患者の全身状態が極めて不良であり，かつ「見合わせ」

表　腹膜透析見合わせについて検討する状態

1) 腹膜透析を安全に施行することが困難である場合	腹膜透析実施のたびに，器具による抑制および薬物による鎮静をしなければ，ペリトネアルアクセスと透析回路を維持して安全に体外循環を実施できない
2) 患者の全身状態が極めて不良であり，かつ「腹膜透析の見合わせ」に関して患者自身の意思が明示されている場合，または，家族が患者の意思を推定できる場合	①脳血管障害や頭部外傷の後遺症など，重篤な脳機能障害のために腹膜透析や療養生活に必要な理解が困難な状態 ②悪性腫瘍などの完治不能な悪性疾患を合併しており，死が確実にせまっている状態 ③経口摂取が不能で，人工的水分栄養補給によって生命を維持する状態を脱することが長期的に難しい状態

日本透析医学会：維持血液透析の開始と継続に関する意思決定プロセスについての提言．透析会誌 47：269-285，2014[5]より引用，一部改変

に関して患者自身の意思が明示されている場合，または家族が患者の意思を推定できる場合に見合わせを検討するのは，PDでも同じである。

HD医療チームは，担当医師，看護師，臨床工学技士などで構成するが，PDでは臨床工学技士の関与がない施設が多い。

2　透析見合わせ時の意思決定プロセス

HDとPDでは同様である。

III　「腹膜透析の開始と継続に関する意思決定プロセス」私案

提言1　患者への適切な情報提供と患者が自己決定を行う際の支援

医療チーム[注2]は，患者教育を実施し，患者が診断・合併症・予後の予測・治療の選択肢の有益性と危険性を理解できるように医学情報をわかりやすい言葉で説明し，十分な情報を提供し，納得を得る。

医療チームは，患者の話を傾聴し，患者から十分な情報を収集する。効果的な会話手法により，患者が自身の病態と治療選択肢の長所および短所を正確に理解できるまで質疑応答を繰り返し，患者が意思決定する過程を共有し，尊重する。

提言2　自己決定の尊重

医療チームは，患者に事前指示書を作成する権利があることを説明し，PDの開始・継続・見合わせに関する患者による意思表示が記載された事前指示書の内容を尊重し，患者が望む治療とケアを継続する。

わが国における現行の法律では，患者の自由意思による死の選択に従う医師の免責はないが，日本国憲法第13条を根拠とした患者の自己決定権やエホバの証人輸血訴訟事件の最高裁判決による自己決定権を尊重することが重要である。判断能力および自己決定能力に問題のある高齢PD患者は少なくはなく，医療チームは，PD開始時期に事前指示書を作成する権利があることを説明し，将来認知症を合併しやすい透析患者が自己決定の重要性を認識して，遅くても基本的日常生活動作に支障が出現したときには，終末期に本人が希望する治療とケアの内容を明確にしておくことが重要である。

提言3　同意書の取得

治療の選択は患者ならびに家族に決定権があり，医療チームはPDの開始前に治療開始の同意書を取得する。

提言4　腹膜透析の見合わせを検討する状況

PDの見合わせを検討する状況（表）[5]と意思決定プロセス（図2）を示す。患者，家族[注3]と医療チームのなかで十分な話し合いをもっても合意を形成できない場合には，複数の専門家からなる委員会[注4]を別途設置し，その助言により医療およびケアのあり方を見直し，合意形成に努める。

医療チームは，十分な理解に達していない高齢者には家族とも協力して説明を繰り返し，正しく理解できるように努める。意思決定能力の評価が難しい高齢者には，より十分な時間をかけて，意思疎通の能力・情報提供内容を再現する能力・すすめられた治療を拒否した理由の説明能力・治療とケアを自己決定した理由の説明能力などを評価し，意思決定能力を判断する。

提言5　腹膜透析見合わせ後のケア計画

医療チームは，PDを見合わせた患者の意思を尊重したケア計画を家族とともに策定し，効果的な緩和ケアを提供する。

おわりに

わが国における現行の法律では，患者の自由意思による死の選択に従った医師の免責はないが，その意思決定過程を共有し，日本国憲法第13条を根拠とした患者の自己決定権やエホバの証人輸血訴訟事件の最高裁判決による自己決定権を尊重することが重要である。自己決定能力に問題のある高齢者は少なくはないため，患者が，自

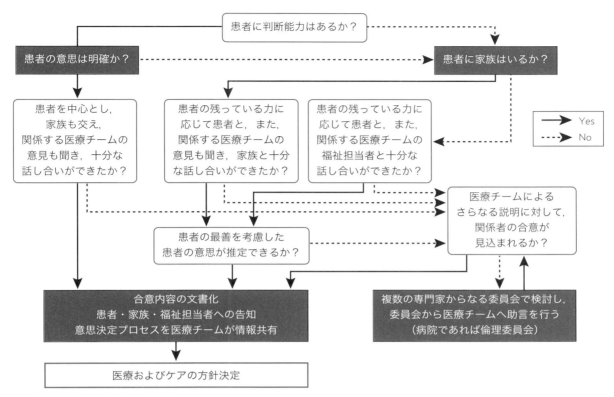

図2 腹膜透析見合わせ時の意思決定プロセス
日本透析医学会：維持血液透析の開始と継続に関する意思決定プロセスについての提言．透析会誌 47：269–285，2014[5] より引用，一部改変

己決定の重要性を認識し，若いとき（遅くても基本的日常生活動作や手段的日常生活動作に支障が出現したとき）には尊厳生の立場で事前指示書を作成しておき，終末期に本人が希望する治療とケア内容を明確にしておくことが重要である。

終末期では，医療チームと家族は，残された貴重な時間にやりたいことを患者から引き出し，その人らしい日々の実現を支援し，質を重視した患者が望む治療とケアを提供し，全人的苦痛に対しても適切な援助を行うことが重要である。

提言の内容は，厚生労働省が2018年に公表した「人生の最終段階における医療・ケアの決定プロセスに関するガイドライン」に記載されている，協働意思決定（shared decision making：SDM）と人生会議（advance care planning：ACP）の概念や緩和ケアの記載が十分ではなく，さらに同年に公表した「認知症の人の日常生活・社会生活における意思決定支援ガイドライン」に記載されている認知症が対象外とされていた。医師が療法選択時に非導入，HD，PD，腎移植を説明し，患者が非導入を選択して死亡した事例，終末期ではない維持HD患者が透析継続中止を申し出て死亡した事例などが2019年3月に報道された。日本透析医学会は2019年12月を目標に提言を改訂する作業に着手している。新提言を参考にしていただきたい。

文献

1) 岡田一義：これからの終末期医療―現状と未来―．腎と透析 73：421–426，2012
2) 岡田一義：終末期における透析中止：第52回日本透析医学会教育講演より．透析会誌 41：29–37，2008
3) 岡田一義：透析患者の終末期における治療見合わせ．大阪透析研究誌 30：5–8，2012
4) 岡田一義，他：透析医への意識調査：維持血液透析患者の悪性腫瘍終末期における透析中止について．透析会誌 36：1315–1326，2003
5) 日本透析医学会：維持血液透析の開始と継続に関する意思決定プロセスについての提言．透析会誌 47：269–285，2014

注1：岡田は，終末期でも自分が考える人間としての尊厳を保ちつつ，自分らしく最期の時を生きる「尊厳生（そんげんい）」という新しい概念を提唱した。尊厳死と「尊厳生」の具体的な違いは，①尊厳死は死の迎え方の選択であるが，「尊厳生」は最期の生き方の選択である。②尊厳死は延命治療のすべてを自己決定できるが，「尊厳生」は水分補給を原則とし，延命治療の自己決定を行う。③尊厳死は法的に認められていないが，「尊厳生」の後にある死は法的に認められている自然死であることである[4]。

注2：PDにおける医療チームは，担当医師，看護師などで構成し，

医療機関の規模や人員によって構成人数は変わり得る。しかしながら，それぞれが複数で構成することが望ましい。可能であれば，これら以外の医療者（臨床工学技士，ソーシャルワーカー，栄養士，薬剤師など）や福祉従事者を加えて，医療・ケアチームとする。

注3：厚生労働省の「終末期医療の決定プロセスに関するガイドライン解説編」では，患者が信頼を寄せ，終末期の患者を支える存在として，法的な意味での親族関係のみを意味せず，より広い範囲の人を含むと定義している。日本老年医学会の「高齢者ケアの意思決定プロセスに関するガイドライン」では，本人の人生と深く関わり，生活をともにするなど，支え合いつつ生きている人々を指し，単に戸籍上のつながりや血縁関係があるという形式上のことだけで決まるものではないと定義している。また，家族以外の親族であっても，当人たちは深いつながりを感じていることもあるため，本人および家族との実際上の関係の深さ，および当人たちが意思決定プロセスにどれほど積極的に関わろうとしているかの程度に応じて，家族に準じて遇することが現実的としている。

注4：複数の専門家からなる委員会は，患者，家族，医療チームの間で合意に至らない場合，例外的に別途設置される。医療機関の規模や人員によって当該委員会を構成することが困難な場合には，他の医療機関などへ専門家の派遣を依頼して，設置する。倫理委員会が常設されている医療機関では，倫理委員会での検討が望ましいが，臨時開催できない場合には当該委員会を構成して検討する。

腹膜透析研究成果

基礎研究—Narrative Review

Narrative Review for Basic Research of Peritoneal Dialysis

中山 昌明

Key words：腹膜障害，被囊性腹膜硬化症，ブドウ糖分解産物，終末糖化産物，中性透析液

はじめに

1970年代末に北米で開発された腹膜透析（peritoneal dialysis：PD）は，早くも1980年初頭にはわが国でも臨床検討が行われた。国内最初の論文報告で，本治療法は体外循環や腎移植が困難な例において特に提供されるべき治療法であると結論している。その後，本治療法は在宅医療，末期腎不全患者の社会復帰のための治療として国内で急速に普及していったが，1990年代半ばより被囊性腹膜硬化症（encapsulating peritoneal sclerosis：EPS）が多発し，その後，本治療法の普及は大きく落ち込むことになる。

当時EPSの原因はまったく不明であり，臨床現場では腹腔内の出来事はブラックボックス状態ともいえる状況だった。しかし基礎研究分野において，EPS発生の素地となる腹膜障害機序についての研究が大きく展開したのはこの時期である。本領域の研究は透析液の改良と連動して展開してきたのが特筆すべき点である。その結果，わが国では，今世紀になり生体適合性を改良した透析液が導入された。一方，現在まで，臨床現場では透析液に関する知見が蓄積され，bench sideへの課題も浮かび上がってきた。振り返ると，過去40年を超えるPDの歴史のなかで，PDは基礎研究と臨床研究の双方に支えられながら展開してきたといえるだろう（図1）。これに対して日本の研究が果たした内容は小さくない。

本稿では，国内研究を中心にBench to bedside, and Bedside to benchの観点からPD基礎研究のnarrative reviewを試みた。

I 透析液の障害因子

1990年代の臨床課題は腹膜透過性亢進に伴う除水不全，そしてEPSだった。この背景には，PD治療の長期化に伴う腹膜の変化が関連することは明らかだったが，腹膜組織の形態と機能変化の連関，機序については不明であった。このようななかで，透析液のブドウ糖分解産物（glucose degradation product：GDP）による細胞毒性を最初に明らかにしたのはスウェーデンの研究チームだった。Wieslanderら[1]，加熱滅菌処理の有無でPD液の

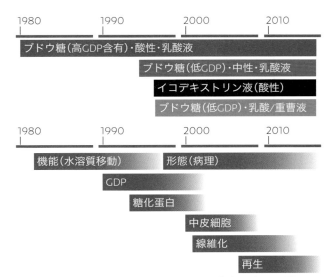

図1 腹膜透析液の変遷（国内外）と基礎的研究の展開
GDP：ブドウ糖分解産物

培養線維芽細胞に対する細胞障害性が異なっている事実を1991年に報告し，さらに，この毒性の本態がブドウ糖の加熱処理により発生するGDPであることを明らかにした[2]。そのなかで特に注目され，現在までさまざまな検討が行われているのが化学反応性に富むカルボニル物質である。その代表のメチルグリオキサール（methylglyoxal：MGO）は中皮細胞への直接的な障害性を有し，腹膜障害モデルとして検討されている[3]。

一方，NakayamaらはPD患者の腹膜組織の検討で，中皮細胞や血管壁に終末糖化産物（advanced glycation end products：AGEs）が確認される事実と，これが腹膜透過性の亢進と関連することをはじめて確認し，AGE形成を介して組織障害を惹起する可能性を報告した[4]。AGEに対する受容体の一つであるRAGE（receptor for AGE）は中皮細胞，筋線維芽細胞，血管内皮細胞，大食細胞などといった腹膜構成細胞に存在するが，ブドウ糖のみならずカルボニル物質により形成されるAGE（図2）は，酵素蛋白やコラーゲンなどの架橋形成，またRAGEを介した中皮細胞障害，炎症反応，血管新生などを介した機序により，PD腹膜に特有の形態変化や溶質移送能異常を引き起こすと想定されるようになった（図3）[5,6]。これは，GDPを

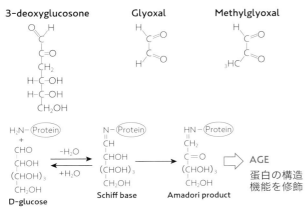

図2 代表的カルボニル物質とそれによる糖化蛋白形成
AGE：終末糖化産物

軽減した中性透析液，非ブドウ糖イコデキストリン液の生体適合性を支持する基本的な科学的根拠となった。

II 腹膜透析による腹膜組織の変化と機能への影響

PD腹膜の基本的な構造変化については，国内で収集された検体をもとに再検討が行われた[7]。腹膜組織の変化として中皮細胞の障害，中皮下組織の線維性拡大，post-capillary venuleを中心とした微小血管の壁肥厚がみられるが，これがさらに進行すると，中皮細胞の喪失，血管腔閉塞，表層のコラーゲン増生や硬化性変化を呈する（図4）。

腹膜障害の指標として，排液中の中皮細胞診が行われて

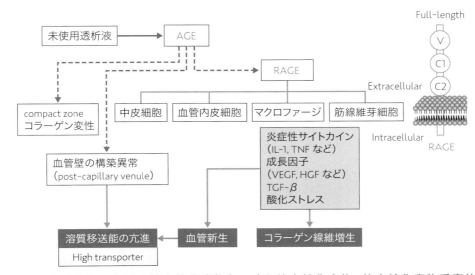

図3 腹膜劣化における終末糖化産物（AGE）と終末糖化産物−終末糖化産物受容体（AGE-RAGE）系の関与
AGE：終末糖化産物，RAGE：終末糖化産物受容体，IL：インターロイキン，TNF：腫瘍壊死因子，VEGF：血管内皮増殖因子，HGF：肝細胞増殖因子，TGF：トランスフォーミング増殖因子
Nakamura S, et al：Role of advanced glycation end products and growth factors in peritoneal dysfunction in CAPD patients. Am J Kidney Dis 41(3 Suppl 1)：S61-67，2003[5]をもとに作図

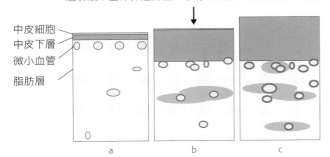

図4 腹膜劣化の進展
a：健常例
b：中皮下組織の線維性拡大，vasculopathyの出現
c：中皮細胞の喪失，表層コラーゲン増生・硬化性変化，血管腔閉塞

表 各種薬剤による腹膜線維化抑制（ラット，マウスでの検討）

薬剤	報告者（年度）
キナプリル	Sawada（2002）
硫酸ナトリウム	Nakayama（2003）
HSP47 Antisence oligonucleotides	Nishino（2003）
TNP-470（angiogenesis inhibitor）	Yoshio（2004）
Pyridoxamine	Kakuta（2005）
ONO-4817（MMP inhibitor）	Ro（2007）
Mineralcorticoid receptor blockade	Nishimura（2008）
ミゾリビン	Takahashi（2009）
サリドマイド	Arai（2011）
clodronate	Kushiyama（2011）
HSP47 siRNA	Obata（2012）
シロリムス	Sekiguchi（2012）
epigallocatechin	Kitamura（2012）
22-oxacalcitriol	Hirose（2013）
SAHA（histone deacetylase inhibitor）	Io（2015）
Astaxanthin	Wakabayashi（2015）
大建中湯	Kitamura（2015）
Pyridoxamine	Mori（2016）
Chondroitin sulfate	Abe（2016）
Hydrogen water：H_2	Nakayama（2017）

きた。Yamamotoらは，中皮細胞面積拡大と腹膜機能ならびに治療期間との間には相関があることをはじめて報告し[8]，中皮細胞診の臨床的有用性を示した。SA-β-Gal陽性に示される老化した中皮細胞は細胞面積が増加しており，さらに，トランスフォーミング増殖因子（transforming growth factor：TGF）-β産生が促進していることが報告されている[9]ことを考え合わせると，中皮細胞障害・老化が腹膜肥厚の機転となっている可能性が想定される。

III 腹膜中皮細胞と腹膜線維化

1990年代以降の細胞培養研究の結果，中皮細胞は腹膜の表面を覆うだけの細胞ではなく，さまざまな生物活性因子を産生し，炎症などを調節していることが明らかにされた[10]。高濃度ブドウ糖，GDP，酸化ストレスなどのPDストレスにより，中皮細胞では各種サイトカイン（interleukin（IL）-6，TGF-β，血管内皮増殖因子（vascular endothelial growth factor：VEGF），塩基性線維芽細胞増速因子（basic fibroblast growth factor：bFGF），結合組織成長因子（connective tissue growth factor：CTGF），組織型プラスミノーゲンアクチベータ（tissue plasminogen activator：tPA），プラスミノーゲンアクチベータ（plasminogen activator inhibitor：PAI）-1，単球遊走因子（monocyte chemoattractant protein：MCP）-1など）産生が促進されることから，中皮細胞刺激を軽減することが一連の腹膜障害進行を抑制する基本対策になると考えられるようになった。この評価法として培養中皮細胞が用いられている。透析液生体適合性の評価として中皮細胞の細胞間接着因子発現[11]，再上皮化への影響が検討され[12,13]，酸性透析液に対する中性透析液の有用性が示されている。腹膜線維化の主要な機序として1990年代初頭からKumanoらは，培養実験をもとにTGF-βの役割について注目していた[14]。その後1990年代後半になり，臨床検討にて排液中にTGF-βが検出されること，これが腹膜線維化程度や除水不全と相関していることが確認された[15,16]。この領域で特筆すべきことは，スペインの研究グループにより，腹膜線維化進行には上皮間葉細胞転換（epithelial-mesenchymal transition：EMT）が深く関わっている可能性が示されたことだろう[17]。このEMTにTGF-βは中心的役割を果たしていると考えられる。

腹膜障害―線維化の基本的機序が明らかにされていくなかで，国内では線維化抑制のための治療に対する基礎的検討が多数行われてきた（表）。その標的は大きくまとめると，血管新生，炎症・酸化ストレス，細胞外基質（コラーゲン），そしてレニン・アンジオテンシン系（renin-angiotensin system：RAS）である。一方，これらのなかで，予備的検討を含めて臨床検討が行われたのはピリドキサミン，分子状水素[18]などにとどまっており，臨床研究が促進されることを期待したい。

IV 被囊性腹膜硬化症の病態機序

国内において，1990年代半ばから今世紀初頭にかけて頻発したEPSの病態は当初，腹膜線維化の重症型とする見方もあった。しかし，今世紀の国内での組織学的検討では，腹膜肥厚と血管密度の関連において，EPSと非EPSの間で基本的な違いはないことが報告されている[19～21]。つまり，EPSは基本的に腹膜肥厚（線維化）とは病態を異にしたものと認識する必要がある。実際，EPSはフィブリンを主体とする被膜形成を介した腸管癒着によって発症するが，この新生被膜形成はオリジナルの腹膜が連続的に肥厚したものではない。よって，EPS病態の本質は新生被膜形成の過程そのものにあるといえる。これを示唆する最近の知見について触れたい。

Hondaら[21]，Yaginumaら[22]は，臓側，壁側の新生被膜の検討にて，新生被膜ではリンパ管増生が惹起されていること（ポドプラニン陽性の脈管構造の存在）を報告したが，EPS被膜では炎症を促進するM1マクロファージに対して，創傷治癒を促進するM2マクロファージが優位な状態であることが報告されている[23]。これらの観察結果からは，EPSの特徴とされる被膜の形成は，フィブリ

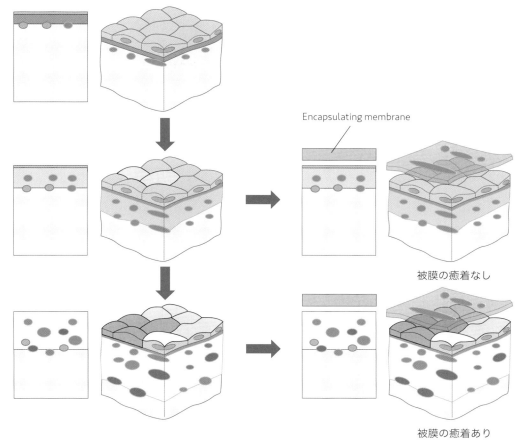

図5 腹膜劣化と被膜形成

ン析出とそれに反応するリンパ管増生が重なって進行することを示唆しており，踏み込んでいうなら，それは創傷に対する治癒機転といえるものである。実際，大変興味深いことに，腹膜障害が軽微でまったく臨床症状がない中性透析液の使用例においても，限局的ではあるが新生被膜が形成されている例は存在する[24]。この治癒過程が適切に制御されていない場合，血管新生などの要因が重なることでフィブリンなどの血漿成分の漏出を招き，臨床的に腸管癒着の問題を引き起こすと考えられる（図5）。GDPが多い酸性透析液を使用していた例がこれに該当すると考えられる。

EPSが創傷治癒と連動するのを示唆する別の知見として，フィブリン析出に対する生体反応として組織線維化が促進される事実があげられる。Hommaらは臨床検討で，PD離脱後にPIC（plasmin-antiplasmin complex）が増加することからPD中止後には腹腔内の線溶系が亢進することを報告[25]しているが，KurataらはtPAの亢進は腹膜の線維性肥厚を促進することをクロールヘキシジン刺激マウスでの検討で示している[26]。PDの腹膜組織変化，被膜形成の起点には，反応性の線溶系亢進状態が関わることを示唆しているものと考えられる。

V 今後の課題

GDPを大幅に減じた中性透析液や非ブドウ糖イコデキストリン液の導入により，国内のPD患者の腹膜障害は抑制され，EPS発生も1％程度に低下している。しかし，PDによる腹膜障害が完全に抑制されたわけではない。透析液はさらに改良が行われているが，これ以外の腹膜障害因子として見直さなければならないのは，内因性の尿毒素の問題である。その代表的なものとしてMGOがあげられる。本物質は酸性透析液に含有されていたが，生体内の濃度は酸性透析液のそれを大きく上回っている[27, 28]。小分子であるMGOは，過酸化水素と反応してさまざまなラジカルを発生するなど極めてユニークな化学特性を有している[29]。抗酸化系が存在しない新鮮な透析液の中では，透析液の中に流入してくるMGOの毒性は十分に抑制することができない可能性がある。それによる腹膜障害を軽減するためには，腹腔内の抗酸化系を増強するなどの新たな対策が必要かもしれない。より安全なPD治療を構築するための重要な課題と考える。

おわりに

腹腔は生体にとって内なる外界である。つまり，透析液内部環境には抗酸化・抗炎症緩衝系が存在しない。このことは，PD患者の腹腔内では，*in vitro*の検討結果が再現されるという特殊な状態にあることを意味している。PDにおいては，benchの知見がbedsideの成果に直結する領域であり，光り輝く将来のPDをつくるためにも基礎研究の継続は必須であることを忘れてはならない。

文献

1) Wieslander AP, et al：Toxicity of peritoneal dialysis fluids on cultured fibroblasts, L-929. Kidney Int 40：77-79, 1991
2) Kjellstrand P, et al：Development of toxic degradation products during heat sterilization of glucose-containing fluids for peritoneal dialysis：influence of time and temperature. Perit Dial Int 15：26-32, 1995
3) Hirahara I, et al：Peritoneal injury by methylglyoxal in peritoneal dialysis. Perit Dial Int 26：380-392, 2006
4) Nakayama M, et al：Immunohistochemical detection of advanced glycosylation end-products in the peritoneum and its possible pathophysiological role in CAPD. Kidney Int 51：182-186, 1997
5) Nakamura S, et al：Role of advanced glycation end products and growth factors in peritoneal dysfunction in CAPD patients. Am J Kidney Dis 41(3 Suppl 1)：S61-67, 2003
6) Honda K, et al：Accumulation of advanced glycation end products in the peritoneal vasculature of continuous ambulatory peritoneal dialysis patients with low ultrafiltration. Nephrol Dial Transplant 14：1541-1549, 1999
7) Honda K, et al；Peritoneal Biopsy Study Group of the Japanese Society for Peritoneal Dialysis：Impact of uremia, diabetes, and peritoneal dialysis itself on the pathogenesis of peritoneal sclerosis：a quantitative study of peritoneal membrane morphology. Clin J Am Soc Nephrol 3：720-728, 2008
8) Yamamoto T, et al：Morphological studies of mesothelial cells in CAPD effluent and their clinical significance. Am J Kidney Dis 32：946-952, 1998
9) Ksiazek K, et al：Accelerated senescence of human peritoneal mesothelial cells exposed to high glucose：the role of TGF-beta1. Lab Invest 87：345-356, 2007
10) Witowski J, et al：Effect of lactate-buffered peritoneal dialysis fluids on human peritoneal mesothelial cell interleukin-6 and prostaglandin synthesis. Kidney Int 47：282-293, 1995
11) Ito T, et al：Effect of glucose on intercellular junctions of cultured human peritoneal mesothelial cells. J Am Soc Nephrol 11：1969-1979, 2000
12) Tamura M, et al：High glucose levels inhibit focal adhesion kinase-mediated wound healing of rat peritoneal mesothelial cells. Kidney Int 63：722-731, 2003
13) Morgan LW, et al：Glucose degradation products (GDP) retard remesothelialization independently of D-glucose concentration. Kidney Int 64：1854-1866, 2003
14) Kumano K, et al：Effects of high glucose levels on cell proliferation and TGF-β expression in cultured rat mesothelial cells. J Am Soc Nephrol 4：410, 1993
15) Takazoe K, et al：Detection of TGF-β1 in CAPD effluents. Clin Nephrol 47：67-69, 1997
16) Zweers MM, et al：Growth factors VEGF and TGF-β1 in peritoneal dialysis. J Lab Clin Med 134：124-132, 1999
17) Yáñez-Mó M, et al：Peritoneal dialysis and epithelial-to-mesenchymal transition of mesothelial cells. N Engl J Med 348：403-413, 2003
18) Nakayama M, et al：Translational Research of Peritoneal Dialysis Solution with Dissolved Molecular Hydrogen. Contrib Nephrol 196：162-170, 2018
19) Sherif AM, et al：Comparison between the pathology of encapsulating sclerosis and simple sclerosis of the peritoneal membrane in chronic peritoneal dialysis. Ther Apher Dial 12：33-41, 2008
20) Tawada M, et al：Vascular Endothelial Cell Injury Is an Important Factor in the Development of Encapsulating Peritoneal Sclerosis in Long-Term Peritoneal Dialysis Patients. PLoS One 11：e0154644, 2016
21) Honda K, et al：Significance of new membrane formation in peritoneal biopsies of peritoneal dialysis patients：a case-control study. Renal Replacement Therapy 3：33, 2017
22) Yaginuma T, et al：Increased lymphatic vessels in patients with encapsulating peritoneal sclerosis. Perit Dial Int 32：617-627, 2012
23) Habib SM, et al：CD4-Positive T Cells and M2 Macrophages Dominate the Peritoneal Infiltrate of Patients with Encapsulating Peritoneal Sclerosis. PLoS One 10：e0120174, 2015
24) Tanno Y, et al：Laparoscopic approach for the evaluation of peritoneal injury. Kidney Int 82：244-245, 2012
25) Homma S, et al：Changes in peritoneal coagulation and fibrinolysis after discontinuation of chronic peritoneal dialysis. Perit Dial Int 22：178-183, 2002
26) Kurata K, et al：Tissue-type plasminogen activator deficiency attenuates peritoneal fibrosis in mice. Am J Physiol Renal Physiol 297：F1510-1517, 2009
27) Miyata T, et al：Advanced glycation and lipidoxidation of the peritoneal membrane：respective roles of serum and peritoneal fluid reactive carbonyl compounds. Kidney Int 58：425-435, 2000
28) Terawaki H, et al：Peritoneal clearance and transport of methylglyoxal. Nephrol Dial Transplant 26：753-754, 2011
29) Nakayama M, et al：Radical generation by the non-enzymatic reaction of methylglyoxal and hydrogen peroxide. Redox Rep 12：125-133, 2007

臨床研究―Evidence-based Medicine

Evidence-based Medicine for Clinical Research of Peritoneal Dialysis

友　雅司

Key words：evidence based medicine(EBM)，観察研究，ランダム化比較対照試験(RCT)，PDOPPS(Peritoneal Dialysis Outcomes and Practice Patterns Study)

はじめに

Evidence based medicine(EBM)は，1992年にカナダのGordon Guyattにより提唱された概念である[1]。

福井によれば，その内容は，①臨床上の疑問点抽出，②信頼性の高い結果(エビデンス)を示す文献の効率的検索，③臨床疫学と生物統計学の原理に則った文献の批判的吟味，④得られたエビデンスの患者への適用性の判断，という4段階の手順から構成される[2]。これらに基づくと，EBMは「エビデンスを患者に適用するか否かを判断し，診療を行うこと」と解釈できる。

特に透析医学・腹膜透析(peritoneal dialysis：PD)療法のような治療が主体となる領域では，エビデンスを患者に適用し診療(治療)を行うことがEBMであるといえる。わが国において，このような意味のEBMは実践されているであろうか。わが国のPD療法におけるEBMの現状と今後の展望について，私見を交えて概説する。

I　わが国の腹膜透析療法の現状

わが国においてPD療法単独のnational registryはなく，日本透析医学会の統計調査しかない。2017年12月31日現在[3]では，PD患者数は9,090名で，維持透析患者全体(334,505名)の2.7％を占めるのみである。通院患者数は8,645名，入院患者数は445名となっている。PD歴は全体の平均で3.3年であり，PD歴8年以上の長期継続例は全体の8％であった。

腹膜炎の発症については5,638名から回答が得られたが，発症率は全体で0.2回/1患者・年であり，国際腹膜透析学会(International Society for Peritoneal Dialysis：ISPD)ガイドライン勧告値を下回っており，良好と考えられる[4]。

また，PD患者のうち1,765名が血液透析(hemodialysis：HD)療法(血液透析濾過療法)との併用を行っており，わが国の特徴といえる。

国際比較などでは，わが国のPD患者数の割合は極めて低い[5]。

II　腹膜透析療法に関するエビデンス(海外)

PD療法に関してのランダム化比較対照試験(randomized controlled trial：RCT)は，わが国では極めて少ない。多くは観察研究であり，その結果をエビデンスとして採用していることも少なくない。それらのいくつかについては，「わが国では偏った見識」となっているのでは，と思われるものも少なくない。

1　腹膜透析は血液透析と比較して残存腎機能が保持される

PD療法はHDよりも残存腎機能保護に有用とされている。理由として，急激な限外濾過が行われないことがあげられている。Lysaghtらによる，HD患者57名，PD患者55名の48カ月間の検討では，PD患者のほうが残存腎機能が保持されると報告されている。しかし，この研究は1991年のものであり，HD患者の平均年齢が57.3歳であるのに対し，PD患者の平均年齢は49.5歳であり，糖尿病症例もHD患者群では17名，PD患者群では8名と，HD患者のほうに残存腎機能が保持されにくい要素をもった症例が多かったと考えられる[6]。

McKaneらはultra pure dialysate，high-flux biocompatible membraneダイアライザを用いたHD群250名とPD群128名を48カ月間観察し，残存腎機能の低下の度合いは同等であったと報告している[7]。Ultra pure dialysate，high-flux biocompatible membraneダイアライザの使用が極めて一般的な現在の日本において，PDとHDの残存腎機能低下の速度に有意な差はないのかもしれない。

このように，わが国の現状とかけ離れている状態の治療に基づいた研究結果がエビデンスとして認知されている可能性があり，このような点において，ぜひわが国で検討が望まれる。

2　腹膜透析療法により透析治療を開始し，血液透析療法に移行する治療(PD first policy)は生命予後がよい

Van Biesenらは，HDで透析療法を開始したのちにPD療法に移行した症例224名と，PDで透析療法を開始したのちにHD療法に移行した症例32名を比較検討したとこ

ろ，後者（PDで透析療法を開始したのちにHD療法に移行した群）のほうが生命予後が良好であったと報告している[8]。しかし，この論文におけるHD患者の生存率のデータは，わが国のHD患者の生命予後のデータと乖離しており[9]，わが国の実情を反映していないと思われる。PD first policyの有用性に関しても，ぜひわが国での検討が期待される。

3 血液透析より腹膜透析のほうが生命予後がよい

また，HDとPDの生命予後に関しても，どちらが優位との結論は出ていないようである。

Kumarらは透析導入患者（2001年1月1日～2013年6月30日）11,301名（HD 10,298名，PD 1,003名）よりPD・HD患者マッチング（背景有意差なし）を行い解析し，on treatment分析では透析開始から約3年間はPDのほうが生存に有利であり，intention-to-treat分析では透析開始から約2年間はPDのほうが有利であるとの結果を報告している[10]。

一方，Hanらが行った韓国での高齢透析患者の生命予後調査のメタ解析では，以下のような結果が報告されている。透析期間別でのハザード比（hazard ratio：HR）を比較したところ，共変数調整，傾向スコア調整，周辺構造モデル，1：1対応モデルのいずれで解析してもほぼ同様の結果となり，特に糖尿病－PD患者の生命予後はよくない。

また，文献検索した20報告から，データ重複などのあった6文献を除き，前述の韓国での調査を加えた全15報告についてメタ解析を行った。対象は高齢透析患者631,421名で，全体としてPDによる死亡のHRは1.10となり，PD患者で高リスクとなっていた。またサブグループ解析では，糖尿病ありのHR 1.26，糖尿病なしのHR 1.10，透析期間1年以上ではHR 1.41と，PD患者のリスクが高い結果となっている[11]。

このように，PD患者の生命予後についても，HDより優位なのか，そうでないのかさえも明らかとなっていない点が多い。今後，RCTによる検討は不可能としても，わが国での大規模な観察研究が期待されるところである。

4 Peritoneal Dialysis Outcomes and Practice Patterns Study（PDOPPS）

現在，PD療法に関する多国間の比較観察研究であるPeritoneal Dialysis Outcomes and Practice Patterns Study（PDOPPS）が行われている。Phase 1ではオーストラリア，カナダ，日本，ニュージーランド，イギリス，アメリカが参加し，Phase 2ではコロンビアと韓国が加わった。多くの海外諸国が参加しており，膨大なデータが集められつつある。PDOPPSはDialysis Outcomes and Practice Patterns Study（DOPPS）のPDバージョンである。

DOPPSにて多くのHDに関するデータが集積され，わが国のHDに関するエビデンスも構築された。次はPDOPPSにより，わが国の多くのPDに関するエビデンスと国際比較に関する知見が得られるものと思われる。

おわりに

わが国のPD療法におけるEBMに関して，私見を交えて概説した。残念ながら，わが国においてPD療法に関してのエビデンス構築はほとんど進んでいない。多くの海外のエビデンス・知見（これらのエビデンスとされるものは日本の実情，背景などと乖離しているものも少なくない）とわが国の透析医療に関わる医師・看護師・臨床工学技士の実践力によって，わが国のPD療法の良好な成績が支えられているといっても過言ではない。

今後はわが国におけるエビデンスの構築と，わが国独自のEBMに基づいたPD療法が確立されることを期待したい。PDOPPSという国際比較可能な大規模観察研究は，このエビデンス構築に役立つものと期待される。

文献

1) Evidence-Based Medicine Working Group：Evidence-based medicine. A new approach to teaching the practice of medicine. JAMA 268：2420-2425, 1992
2) 福井次矢：Evidence-based Medicineの手順と意義．日内会誌 87：2122-2134, 1998
3) 日本透析医学会統計調査委員会：わが国の慢性透析療法の現況（2017年12月31日現在）．透析会誌 51：699-766, 2018
4) Li PK, et al：ISPD peritonitis Recommendation：2016 Update on Prevention and Treatment. Perit Dial Int 36：481-508, 2016
5) Saran R, et al：US Renal Data System 2017 Annual Data Report：Epidemiology of Kidney Disease in the United States. Am J Kidney Dis 71(3 Suppl 1)：Svii, S1-S676, 2018　Erratum：Am J Kidney Dis 71：501, 2018
6) Lysaght MJ, et al：The influence of dialysis treatment modality on the decline of remaining renal function. ASAIO Trans 37：598-604, 1991
7) McKane W, et al：Identical decline of residual renal function in high-flux biocompatible hemodialysis and CAPD. Kidney Int 61：256-265, 2002
8) Van Biesen W, et al：An evaluation of an integrative care approach for end-stage renal disease patients. J Am Soc Nephrol 11：116-125, 2000
9) Goodkin DA, et al：Mortality among hemodialysis patients in Europe, Japan, and theUnited States：case-mix effects. Am J Kidney Dis 44(5 Suppl 2)：S16-S21, 2004
10) Kumar VA, et al：Survival of propensity matched incident peritoneal and hemodialysis patients in a United State health care system. Kidney Int 86：1016-1022, 2014
11) Han SS, et al：Dialysis modality and mortality in the elderly：a meta-analysis. Clin J Am Soc Nephrol 10：989-993, 2015

腹膜透析普及对策

スタッフ育成
Staff Training of Peritoneal Dialysis

塚田 三佐緒, 石井 由佳, 土谷 健

Key words：スタッフ育成, 認定医, 連携医, 病診連携

はじめに

日本透析医学会(Japanese Society for Dialysis Therapy：JSDT)統計調査[1]では, 腹膜透析(peritoneal dialysis：PD)は透析患者の約3%に満たない割合であり, 患者数が増加していないのが現状である.

一方, 2018年の診療報酬改定ではPDを施行している施設の透析導入加算が増額され, PD導入施設の増加が期待されている. これからの超高齢社会に向け, 在宅医療の一つとしてPDを普及させることが, 患者数増加に結び付くと考えられる.

PD普及・患者数増加に向けた方法として, 療法選択の説明を十分行うことが必要であると考えられる.

実際の患者への説明の状況については, 全国腎臓病協議会の透析患者を対象としたインフォームド・コンセントの実態[2]が報告されている. 透析導入などに関するアンケート調査455例の解析では, 血液透析(hemodialysis：HD)407例(男性62.5%, 平均年齢54.5歳), PD 48例(男性60.7%, 平均年齢56.9歳)の回答があった. HDに関する詳細な説明はHD選択者で50%, PD選択者で45%以上が受けていたが, HD選択者のうち緊急導入で説明を聞けなかった患者が16%いた. 一方, PDに関する詳細な説明はPD選択者で85%以上が受けていたが, HD選択者では24%にすぎなかった(図1). 透析を意識する前の時期の情報源として, PD選択者では腎臓・透析医が50%と高く(HD選択者は29%), HD選択者では非専門医がもっとも多かった. 実際, 患者にはPDの説明が十分されていないことが示されていた.

一方, 医学的・社会的に療法選択の余地のない患者を除く185例の透析導入前患者に対する研究[3]では, 透析導入前に患者とその家族に療法選択に関する個別の教育セッションやビデオ供覧などを施行した結果が報告されている. 施設でのHDを選んだのは40%であり, PDは31%, 先行的腎移植4%, 施設での自己管理HD 16%, 在宅HD 9%と, 自立した透析療法を選択する割合が高かった(図2). 療法選択の説明が行われると, 患者は自立した透析療法を選択する可能性が高くなると思われる.

また, PDを施行している300施設へのアンケート調査[4]での医師およびメディカルスタッフの回答では, PD

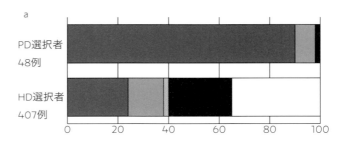
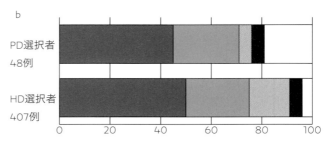
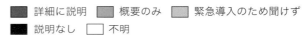

図1 透析導入前のインフォームド・コンセント
a：腹膜透析(PD)の説明　b：血液透析(HD)の説明

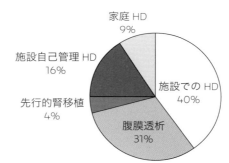

図2 療法選択に関する説明を受けた患者の選択結果 (185例)
HD：血液透析

患者を増やすために行うべきこととして, ①診療報酬の政策誘導89.4%, ②インフラ(介護施設など)の整備39.8%, ③医療従事者の教育32.3%, ④技術革新・治療成果の拡充31.6%, ⑤慢性腎臓病(chronic kidney disease：CKD)患者のPD認知度向上の必要性23.3%, で

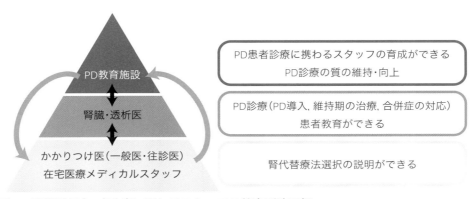

図3 腹膜透析(PD)診療に関わるスタッフの教育到達目標

あった。インフラを含め，介護スタッフ，医師，看護師，患者への教育の必要性が示されている。

これらの結果から，PDを含めた療法選択の十分な説明を行うには，医師，看護師など医療スタッフへの教育，介護職員への教育，学生や患者への教育が重要と思われた。

本稿では，PDの普及を目的にしたスタッフ育成のシステム構築への取り組みを紹介する。

I　スタッフ育成

PDを普及させるためには，腎臓・透析医でない医療者にもPDがHDのように広く認知されることが必要である。そのためには，PDに携わる医療者を教育して増やすことが急務であり，システム構築が不可欠である。そこで，スタッフの対象別に教育到達目標を考えた(図3)。

1　かかりつけ医(一般医・往診医)・在宅医療メディカルスタッフ

CKD患者に関わるスタッフ全員が腎代替療法選択の説明ができることを目標とする。基幹病院と病診連携しながらPD患者の診療を行う。

2　腎臓・透析医

PD導入，維持期の治療，合併症の対応が可能となること，患者教育が可能であることを目標に教育を行う。PD患者を診療し，基幹病院としてかかりつけ医と病診連携を行う。

3　腹膜透析教育施設

PD患者診療に携わるスタッフの育成ができることを目標とする。PD医療の質の維持・向上のために，他施設のスタッフへの教育も行う。

表　日本腹膜透析医学会(JSPD)認定医とJSPD連携医(案)

	連携医	認定医
場所	診療所 在宅医療	地域中核病院 基幹病院
対象	かかりつけ医 (一般医・往診医)	腎臓・透析医 JSDT専門医
内容	療法選択 在宅医療 PD治療	療法選択 腎疾患治療 PD治療 PD導入 合併症対応
到達目標	知識習得	治療の質の確保

JSDT：日本透析医学会，PD：腹膜透析

II　腹膜透析人材育成システム構築

日本腹膜透析医学会(Japanese Society for Peritoneal Dialysis：JSPD)では，PDの認定医制度の構築に取り組んでいる。診療報酬改定によりPD患者数増加が期待され，JSDT専門医のみならず，HDに携わらない家庭医(かかりつけ医，連携医)も含めたPD診療医のための認定を設計することを目的としている。

PD認定医制度(案)とは，PD領域における適切な教育を受けて十分な知識・経験をもち，患者から信頼され，標準的な医療を提供できる医師である「JSPD認定医」と，地域の医療機関と相互に連携し，適切な役割分担のもと，一貫性のある良質なPD医療を提供できる医師である「JSPD連携医」の2通りの認定医を規定する制度とする(表)。この制度は，PD診療の質を担保し信頼できる医師を育成し，患者が受診する際のよい指針になる制度であると考える。

今後，認定医制度ではPD療法の質の維持・向上を目標に，研修カリキュラム，教育研修機関の充実，教材作製などに取り組んでいく予定である。

おわりに

在宅医療としてPD療法を普及させるためのスタッフ育成は，PD患者数を増加させ，その結果，PD診療の質の維持・向上が期待される。

文献
1) 日本透析医学会統計調査委員会：わが国の慢性透析療法の現況（2016年12月31日現在），透析会誌 51：1-51，2018
2) 池上　匡：透析患者へのインフォームドコンセントの実態―全腎協全国調査の結果から―．腎と透析63（別冊 腹膜透析2007）：107-109，2007
3) Goovaerts T, et al：Influence of a pre-dialysis education programme(PDEP)on the mode of renal replacement therapy. Nephrol Dial Transplant 20：1842-1847, 2005
4) 中元秀友：腹膜透析（PD）療法の質を高めるために必要なこと．腎と透析83（別冊　腹膜透析2017）：17-20，2017

チーム医療

Team Care for Peritoneal Dialysis Patients

副島 一晃

Key words：チーム医療，在宅医療

はじめに

2016年12月末の日本透析医学会調査では，熊本県の透析患者数は6,469名で，人口100万人あたりの透析患者数が3,646名と全国平均の1.40倍となっており，極めて多い。しかし，腹膜透析（peritoneal dialysis：PD）患者は151名〔血液透析（hemodialysis：HD）併用を含む〕で，透析患者全体の2.3％であり，全国平均の2.7％に届いていない[1]。

このような熊本の透析事情のなか，済生会熊本病院では地域の腎不全医療を担う基幹病院として30年以上前からPDを導入し，2000年以降，30〜40名のPD患者を管理してきた。チーム医療としての取り組みは，2001年に開設した「じんぞう教室」にはじまる。2012年からは残存腎機能保持を重視してPDファーストを基本的な治療方針とし，療法選択についての説明を医師主導から看護師主導とし，療法選択プロセスを標準化して，緊急導入となった患者に対しても療法選択支援を実践した。その結果，PD選択率が上昇してPD患者数が増加し，40名前後で推移していた患者数が60名を超える状況となってきた。PD導入のための入院治療においては，看護師，薬剤師，理学療法士などが介入したクリニカルパスを運用し，治療の標準化・入院日数の短縮に努めている。また，退院前に患者家族を交え，主治医，担当看護師，医療ソーシャルワーカー（medical social worker：MSW），ケアマネジャー，訪問看護師などによるカンファレンスを計画し，高齢患者が在宅治療を継続できる支援体制づくりに努めている。腎不全患者に対する当院での多職種による介入が，読者のチーム医療の展開やPDの普及に少しでも貢献できれば幸いである。

I 保存期腎不全管理のためのチーム医療

保存期腎不全の管理目標は残存腎機能を温存し，腎機能が低下する速度をできるかぎり抑えるため，血圧コントロールに加え脱水や体液過剰などを避けることが必要で，そのためには減塩のための食事・栄養指導や服薬指導が必要となる。高齢者は潜在的な腎不全患者で，生理的な腎機能低下に加え併存症を抱えており，腎機能障害となり得る薬剤の投与を必要としていることも多い。このような患者の外来治療においては，時間の限られた医師の外来診療時間内での説明・指導では不十分であり，管理栄養士，薬剤師など多職種での介入が不可欠である。

当院では保存期腎不全患者の教育を目的に，2001年から座学と調理実習を組み合わせた「じんぞう教室」を年4回開催してきた。また2012年からは毎月テーマ別の教室6コースも開催し，教育の充実に努めてきた。保存期からの介入は患者自身の病態理解や腎不全との向き合いかた，適切なセルフケアにつながり，ひいては計画的な透析導入へつながっていくと思われる。

II 適切な療法選択のためのチーム医療

当院では1980年代からPDに取り組み，2000年以降，40人前後のPD患者を管理していたが，2010年，2011年とPD導入患者が年間6名減少し，管理するPD患者が一時期，30名程度にまで減少した。

その頃の取り組みは以下のとおりである。2011年に部署の方針として「PDファーストによる計画導入の推進」を掲げ，腎代替療法の説明，情報提供を主に医師主導で行いPD導入を推奨する方針としていたが，PD患者数，PD選択率は増加しなかった。そこで患者への情報提供・療法選択のありかたを医師主導から看護師主導の方向へ切り替え，外来担当医師の経験・スキルの差が患者の療法選択に影響しない診療体制に切り替えていった。これが透析導入患者のPD選択率の上昇，PD患者数増加の大きな要因となっている。看護師からの説明，情報提供に際しては，担当看護師の経験，スキルの差を補い内容の標準化を行うために療法選択シートというツールを作成し，2013年から運用を開始した。2015年からは看護師主導の療法選択外来を開設し，患者ごとに療法選択支援を行い，患者にとって最適な療法選択となるよう努めてきた。療法選択外来の開設は，すなわち全透析導入患者に対するSDM（shared decision making）の実践にほかならず，これがPD普及にもっとも重要で，かつPD普及のための第一歩である。

またHDで緊急透析導入となった患者に対しても，状態が落ち着いたあとで療法選択を行い，PD導入を希望す

る患者を拾い上げてきた。緊急で透析導入された患者は療法選択のための十分な情報提供の機会がなかったため，緊急導入患者にこそ療法選択を支援し，緊急導入症例のなかのPD療法のニーズを逃さないことが重要と思われる。当院でのPD選択率は，2015年に17/78（22%），2016年には22/78（28%）へ上昇した。2017年には透析導入となった75名のうち20名（27%）がPDを選択したが，計画的導入ができた患者ではPD選択が37%と高率だった。

このように，療法選択のための説明・情報提供を医師主導から看護師主導に切り替え，療法選択外来を開設しSDMを確実に実践したことが，PD患者数増加の最大の要因と考える。

III 透析導入時のチーム医療

入院による計画導入の患者については，HD，PDを問わず，クリニカルパスに沿った標準化されたチーム医療を提供している。当院は腎臓内科医の研修施設としての側面があり，赴任する若手医師のPD経験症例数や医歴はさまざまであるが，PD計画導入ではクリニカルパスを適用するため担当医師の経験やスキルの差が診療に影響することはない。

PD導入クリニカルパスの概要としては，入院日数14日の設定で入院初日にPDカテーテル留置を行い，術後4日目からPD開始としている。PD開始から退院まで9日間の設定で，この間に患者は栄養指導を受け，退院のためにPDに関する知識，バッグ交換・注排液時の手技の習得に努め，医師・看護師は知識・手技習得状況を評価し支援していく。知識・手技習得状況を評価し支援していくためのツールとして教育オプションシートや手技チェックリストを作成し，対応するスタッフが変わっても指導内容や評価方法が変わらないよう担保されている。PD導入後の経過において退院を左右するのはPDバッグ交換・注排液時の手技の習得にかかっているため，手技チェックリストを用いた手技習得状況の評価が特に重要となる。月2回，PDカンファレンスを開催することで病棟看護師と透析室看護師の間で患者情報の共有化を図り，退院後も継続支援につなげる体制としている。知識習得には個人差も大きいので，退院後も必要に応じて透析室看護師が知識の習得状況やバッグ交換手技を評価・確認し，支援していく体制をとっている。

IV 退院・在宅治療支援に向けたチーム医療

PD導入患者の退院については，多職種による退院カンファレンスを行っている。患者がPD管理のために訪問看護ステーションと連携する場合は，患者家族，主治医，担当看護師，MSW，ケアマネージャー，訪問看護師がカンファレンスに同席し，退院後の支援のあり方を十分検討している。また，2016年から診療報酬が認められたこともあるが，患者の退院時の医療ニーズが高い場合は，病院看護師が退院後訪問指導を行い，在宅での治療環境，特に浴室，トイレ，タオルなどの衛生環境の管理にも積極的に介入している。

PD患者の在宅支援として訪問看護を依頼する場合，PD患者を受け入れる訪問看護ステーションは少なく，いかに受け入れ可能なステーションを広げていくかが現在の課題の一つである。当院では連携強化のための取り組みとして教育オプションシートや手技チェックリストの提供，院内勉強会の計画などに努めてきた。また訪問先でのケアに関する疑問，遭遇したトラブルに対する相談窓口を設け，24時間対応可能な体制をとることで訪問看護師の支援，ストレス軽減に努めている。PD患者を受け入れてくれる訪問看護ステーションは増えつつあるが，さらなる連携強化が必要である。

おわりに

腎不全患者・透析導入患者の高齢化が進んでいる現在，PDを普及させていくには，医療と介護の連携強化を図り，高齢PD患者が安心して在宅PD治療を選択できるようなPD支援体制の確立が望まれる[2]。高齢者がPDを選択し，地域で訪問看護ステーションの支援を受けながら在宅治療を継続できる環境，これを支え実現させていくことがPDチーム医療の役割である。

文献

1) 日本透析医学会統計調査委員会：慢性透析治療の形態（都道府県別）．図説 わが国の慢性透析療法の現況，2016年12月31日現在，6，2017 https://docs.jsdt.or.jp/overview/pdf2017/p006.pdf 2019.01.31アクセス
2) 平松 信：腹膜透析の歴史と将来への展望．透析会誌 50：677-683，2017

療法説明と Shared Decision Making

Shared Decision Making for End Stage Kidney Disease Patients

小松 康宏

Key words：協働の意思決定，shared decision making，インフォームド・コンセント，医療の質

はじめに

わが国では，末期腎不全の腎代替療法として多くの患者が血液透析（hemodialysis：HD）を選択しているが，生活スタイルや価値感が多様化している今日，腹膜透析（peritoneal dialysis：PD）や腎臓移植を選択する潜在的患者数は多いと考えられる。最善の治療法を選択するには治療選択決定のプロセスが重要であり，その方法として「協働の意思決定（shared decision making：SDM）」が重要である。

I 治療法選択決定プロセス

治療法選択のプロセスは，①医師が患者にとってなにが最善かを判断する（パターナリズム），②医師が医学的判断に基づいて選択肢を十分に説明し，患者が理解したうえで最終決定する（インフォームド・コンセント），③医師と患者が互いの知識，価値観を提供しあい，協働して，患者にとっての最善策を決定する（SDM），に分けられる[1]。

米国医療研究品質局（Agency for healthcare Research and Qualiy：AHRQ）はSDMを，「医療者と患者が協働で患者にとって最善の治療選択を決定する。決定にあたっては，エビデンスに基づいた選択肢に関する情報と，医療者の知識と経験，患者の価値観，意向を考慮にいれる」と定義している[2]。「古典的な」インフォームド・コンセントでは，医療者側が「医学的情報」を提供し，十分に理解・納得したうえで「患者が」決定するが，SDMでは治療選択にあたって，医学的な観点だけではなく，患者の価値観・人生に与える観点を含むこと，医療者は客観的エビデンスの提供だけでなく，自らの知識・経験に基づいた提案や助言を行う。SDMは informed choice, informed decision making といわれる「進化した」インフォームド・コンセントと捉えることもできる。

治療効果の確実性，侵襲度，リスク，選択肢の有無などで最適なプロセスは異なる。高カリウム血症に対して緊急透析が必要な場合などは治療の必要性と効果が明らかだが，侵襲・リスクがある場合にはインフォームド・コンセントが必要となる。末期腎不全に対して，HD，

表 協働の意思決定（SDM）の基本要素：実践のポイント

1. 治療に関して決定しなくてはならない問題があること，その内容を伝える
2. 患者がどのように決定に関わりたいかを確認する。患者が治療選択決定に参加することを求め，支援する
3. 治療選択肢を話し合う（十分な説明，利点，リスクなど）
4. 患者にとって大切なこと，患者の価値観を明らかにする
5. 患者の能力，自己効力について話し合う
6. 医療者の推奨を提案する
7. 患者が十分に理解したかを評価する
8. 患者とともに決定を下す（あるいは保留し，後日に再検討する）
9. フォローアップを予定する

Makoul G, et al：An integrative model of shared decision making in medical encounters. Patient Educ Couns 60：301-312, 2006[3] をもとに作成

PD，腎臓移植，非透析支持療法のいずれが患者にとって最善の選択かを決定することは難しい。医学的な状況と患者の希望・価値観を踏まえ，治療選択が患者の生活に与える影響を考慮して決定するSDMのプロセスが有用である。

II 協働の意思決定（SDM）に期待されるもの

SDMによって患者の経験価値・満足度，患者の自己管理（self-management），quality of life（QOL），治療成績が向上するだけでなく，治療選択・医療の質の地域格差が減少し，患者・医療者関係・信頼関係が強化され，医療者の職務満足度の向上にもつながることが報告されている[3]。

III 協働の意思決定（SDM）をすすめるために

SDMを実践するには，①医療者がSDMの重要性を理解し，患者参加を促し，支援する，②患者・家族が治療法選択決定に関して主体的に参加する意識・行動変容，③患者の理解や選択決定を支援するツール（patient decision aid：PDA）の活用，などが重要である。

医療者にとっては「何度も説明していること，話し合っていること」であっても，患者・家族にとっては「はじめて聞くこと，話し合うこと」である。専門用語を使わないようにする，といった注意だけではなく，患者・家族の気持ち，不安を理解し，患者が気づいていない疑問点や価値観を引き出すように工夫することが欠かせない。説明資料だけでなく，「腎臓病SDM推進協会」が作成しているパンフレットなど，話し合いや会話をすすめるツール（conversation aid）を活用するのも有用である。SDMをすすめるうえでの注意点を表に示す[3]。

おわりに

腎不全の治療法選択は，患者・家族のその後の生活・人生を大きく左右するものである。一定の侵襲度と危険を伴う複数の治療選択肢があり，患者の生活に与える影響が無視できない場合の治療法決定にあたっては，古典的な「説明と同意」ではなく，SDM（協働の意思決定）のプロセスがすすめられる。

文献

1) Charles C, et al：Decision-making in the physician-patient encounter：revisiting the shared treatment decision-making model. Soc Sci Med 49：651-661, 1999
2) Agency for Healthcare Research and Quality：The SHARE Approach：a model for shared decision making　https://www.ahrq.gov/sites/default/files/publications/files/share-approach_factsheet.pdf　2019.01.21アクセス
3) Makoul G, et al：An integrative model of shared decision making in medical encounters. Patient Educ Couns 60：301-312, 2006

アシスト腹膜透析

Assisted Peritoneal Dialysis

櫻田　勉

Key words：アシスト腹膜透析，高齢者，介護者，腎代替療法，認知症

はじめに

Oliver らは腹膜透析（peritoneal dialysis：PD）の自己管理が難しい条件として，バッグを持ち上げる筋力がない，手先が不器用，視力および聴力の低下，寝たきり，認知症，独居などをあげており[1]，これらの多くは高齢者に当てはまる。このような高齢者に対して行われているのがアシストPD（assisted peritoneal dialysis：aPD）である。aPDは患者宅で，医療者や家族の支援によって行う治療と定義されている[2]。

本稿では，世界におけるaPDについて概説し，これまでに明らかとなっているaPDのエビデンスを紹介する。

I　世界におけるアシスト腹膜透析

ヨーロッパではフランスがはじめてaPDプログラムを確立しており，教育を受けた在宅専任看護師がバッグ交換，出口部ケア，患者のモニタリングなどを行っている[3]。カナダのトロントでは在宅介護支援プログラムによるaPDが2004年に開始され，PD専門看護師と非専門看護師の両方による訪問体制を構築している。また，ブラジルやデンマークではaPDが自動腹膜透析（automated peritoneal dialysis：APD）に限られているのに対し，中国では連続携行式腹膜透析（continuous ambulatory peritoneal dialysis：CAPD）に限られていることは興味深い事実である。さらに，aPDを担当する看護師あるいはアシスタントが受けるトレーニングの時間も5～20時間と各国さまざまである（表）[4]。

II　アシスト腹膜透析のエビデンス

2016年に203名のaPD患者と198名の施設血液透析（in-center hemodialysis：CHD）患者の入院を比較した研究結果が報告された[5]。入院日数はaPD患者が11.1日／年に対して，CHD患者が12.9日／年と同等であった（p＝0.19）。aPD患者ではCHD患者と比較して透析関連合併症での入院が多く（特に腹膜炎），菌血症が少なかった。aPD患者と自己管理PD患者の腹膜炎の発症率について比較した研究はいくつかあるが，aPD患者の発症率が高いという報告がある一方で，低いという報告もある。これまでのaPDプログラムにおいて腹膜炎の発症率は25～36患者・月と報告されており，国際腹膜透析学会（International Society for Peritoneal Dialysis：ISPD）ガイドライン／勧告の規定範囲内と考えられている[6]。

aPDの継続率について検討した研究がフランス，カナダ，ブラジルから報告されており，それぞれ1年で58％，81％，96.6％であったことが示されている。この継続率は，aPD患者が高齢かつフレイルであることを

表　各国におけるアシスト腹膜透析（aPD）

国	モダリティ	介護者	トレーニングのタイプ
フランス	CAPD APD	在宅専任看護師	公共の腎臓専門施設で2回のセッションを受ける
デンマーク	APD	地域の看護師	PDセンターで座学を2.5時間受け，患者宅または介護施設で2.5時間の実技訓練を受ける
イタリア	CAPD APD	看護助手	20時間の座学（5レッスン，各4時間）
カナダ	CAPD APD	専門看護師 非専門看護師	
ブラジル	APD	看護助手	20時間の座学と実技訓練
中国	CAPD	家族 ホームアシスタント	10～14時間の座学と実技訓練

CAPD：連続携行式腹膜透析，APD：自動腹膜透析
Giuliani A, et al：Worldwide Experiences with Assisted Peritoneal Dialysis. Perit Dial Int 37：503–508，2017[4]より引用，一部改変

考慮すると良好な成績であると考えられる。

フレイルの高齢透析患者のquality of life(QOL)に関する横断研究では，60歳以上の高齢CHD患者と比較してaPD患者では同等のQOLと身体機能であるものの，治療の満足度はaPD患者で有意に高かったと報告されている[7]。また最近では，縦断的にaPD患者と高齢CHD患者のQOLを評価した研究結果が報告され，両群で差がなかったことが証明されている[8]。

aPDでは自己管理PDと比較して経済的な側面を検討しなければならない。つまり，aPDでは患者の費用負担が発生し，その負担は訪問回数・訪問時間に比例する。最近のフランスの研究では，CHDはaPDよりもコストが高いことが示されている[9]。しかし医療保険制度は各国で異なっており，この結果を一概に受け入れることはできない。そのため，aPDを導入する前には訪問回数や誰が何を実施するのかを明らかにする必要がある。今後，わが国においても医療器材費や診療報酬だけでなく，看護師の雇用，患者移送費なども含めた医療経済研究による評価が望まれる。

文献

1) Oliver MJ, et al：Home care assistance and the utilization of peritoneal dialysis. Kidney Int 71：673-678, 2007
2) Covic A, et al：Educating end-stage renal disease patients on dialysis modality selection：clinical advice from the European Renal Best Practice(ERBP)Advisory Board. Nephrol Dial Transplant 25：1757-1759, 2010
3) Lobbedez T, et al：Assisted peritoneal dialysis. Experience in a French renal department. Perit Dial Int 26：671-676, 2006
4) Giuliani A, et al：Worldwide Experiences with Assisted Peritoneal Dialysis. Perit Dial Int 37：503-508, 2017
5) Oliver MJ, et al：Hospitalization Rates for Patients on Assisted Peritoneal Dialysis Compared with In-Center Hemodialysis. Clin J Am Soc Nephrol 11：1606-1614, 2016
6) Brown EA, et al：Assisted peritoneal dialysis-an evolving dialysis modality. Nephrol Dial Transplant 22：3091-3092, 2007
7) Iyasere OU, et al：Quality of Life and Physical Function in Older Patients on Dialysis：A Comparison of Assisted Peritoneal Dialysis with Hemodialysis. Clin J Am Soc Nephrol 11：423-430, 2016
8) Iyasere O, et al：Longitudinal trends in quality of life and physical function in frail older dialysis patients：a comparison of assisted peritoneal dialysis and in-center hemodialysis. Perit Dial Int, 2019 doi：10.3747/pdi.2018.00086
9) Béchade C, et al：Assisted Peritoneal Dialysis for Older People with End-Stage Renal Disease：The French and Danish Experience. Perit Dial Int 35：663-666, 2015

腹膜透析と診療報酬

Medical Reimbursement Fee for Peritoneal Dialysis Therapy

武本 佳昭, 長沼 俊秀

Key words：診療報酬, 医療費, 併用療法, 保険適用

はじめに

　血液透析（hemodialysis：HD）療法のわが国での臨床報告は1950年代からはじまるが，現在の腹膜透析（peritoneal dialysis：PD）療法の基礎になる間欠的腹膜灌流についても，同時期にわが国で臨床応用されたことが報告されている。HD療法はその当時，最先端の医療技術であり稀少な治療法であった。また，HD療法が医療行為として認められ，医療保険の適用が認められたのは1967年であるが，医療保険の適用となっただけではHD療法を必要とするすべての患者がHDを受けることはできなかった。それは患者個々で自己負担額が異なっており，健康保険本人では10割給付であるが，家族だと3～5割負担であり，月額9～20万円が必要であった。1967年の大卒初任給が26,200円であることと比較すると非常に高額で，現在の水準で考えると月額100万円以上の自己負担額が必要であった。したがって，HD患者は医療保険適用後もその増加は著明ではなく，1972年に更生医療が適応されるが，多くの腎不全患者にHD療法が行われるようになるには，HD患者が身体障害者として認定されるまで待つ必要があった。

　このように，1つの治療法が普及し定着するためにはどのように医療給付が行われるか，すなわち保険における診療報酬および医療費が重要になってくる。

　そこで本稿では，PD療法の診療報酬と医療費について検討することにする。

I　診療報酬の変遷

　診療報酬においてはじめて間欠的腹膜灌流が認められたのは1968年であり，当時の保険点数は1日につき184点（1,840円）であった。その際の医科点数表の解釈には以下のように記されており，膀胱洗浄の項目に記されていた。「急性及び慢性腎不全（尿毒症），急性薬物中毒アシドーシスなどに対して人工腎臓に代わって間欠的腹膜灌流を行った場合は，1日につき膀胱洗浄の所定点数に，検査料の部の尿管カテーテル法に相当する点数を加算して算定する」。間欠的腹膜灌流の点数は表に示すように徐々に増点されたが，項目としては1980年まで変更がなく，1981年にはじめて腹膜灌流が別の項目となって独立することになった。その後1983年にはじめて連続携行式腹膜灌流指導料が保険収載され，在宅でのPDが可能になった。その際，同時に腹膜灌流チューブ挿入加算が新設され，持続的なPD療法が認められることになった。腹膜灌流は処置および手術部に分類されていたが，2006年にようやくPD用カテーテルの挿入が連続携行式腹膜灌流用カテーテル腹腔内留置術として，保険においても手術として認められることになった。腹膜灌流の保険点数は1985年以降330点のままであり，入院でPDを行う場合は非常に低い水準のままとなっている。一方，在宅腹膜灌流指導料は700点から4,000点へと順調に増点されており，厚生労働省が在宅医療に力を入れていることがうかがえる。また，導入期加算も最近増点され，特に小児では30日まで加算ができるようになってきている。紫外線滅菌器加算および自動腹膜灌流装置加算も1992年から保険収載され，新しい技術についても速やかに対応されていると考えられる。

　PD療法の保険点数の変遷をみてみると，新しい技術についても保険が適用され在宅医療を推進していく方向性がうかがわれる。特に，世界ではじめてPD療法とHD療法の併用を認めたことは，今後のPD療法の発展に大きく寄与していくと考えられる。

II　腹膜透析の医療費

　日本のPD医療費は従来から欧米と比較して高額であるとの報告がなされてきた。実際に先進諸国のPD患者1人あたりの年間医療費を文献[1]のデータを用いて為替で補正すると，図1のようになる。少し古いデータではあるが，日本は12カ国中2番目に高額になっている。すなわち，日本のPD医療費は先進諸国の医療費の中央値の約1.6倍になっている。一方，日本におけるPD普及率は諸外国と比較すると非常に低いが，政策的にはPDを普及させるために医療費を手厚く配分することは理にかなっていると考えられた。

　次いで，2018年の診療報酬改定を基準にして，合併症などの治療費・薬剤費を含めない標準的な外来患者の医療費を保険点数から積算してみた。①紫外線滅菌器およ

表 保険点数の推移

	1968	1976	1978	1981	1983	1985	1986	1988	1990	1992	1994	2002	2006	2008	2012	2014	2016	2018
間欠的腹膜灌流（1日）	184	244	284	—	—	—	—	—	—	—	—	—	—	—	—	—	—	—
腹膜灌流（1日）	—	—	—	1,000	300	330	330	330	330	330	330	330	330	330	330	330	330	330
腹膜灌流チューブ挿入加算	—	—	—	—	700	700	700	700	700	1,300	1,300	1,300	1,300	—	—	—	—	—
在宅腹膜灌流指導料	—	—	—	—	—	700	1,500	3,000	3,200	3,500	3,800	3,800	3,800	3,800	3,800	4,000	4,000	4,000
頻回加算	—	—	—	—	—	700×3	1,500	1,500×2	1,600×2	1,750×2	1,900×2	1,900×2	1,900×2	2,000×2	2,000×2	2,000×2	2,000×2	2,000×2
導入期加算14日	—	—	—	—	—	—	100	100	100	100	100	100	100	100	500	500	500	500
導入期6歳未満加算（1～14日）	—	—	—	—	—	—	—	—	—	—	—	—	—	—	—	1,000	1,100	1,100
導入期6歳未満加算（15～30日）	—	—	—	—	—	—	—	—	—	—	—	—	—	—	—	500	550	550
食事	—	—	—	—	—	—	20	25	—	—	—	—	—	—	—	—	—	—
紫外線滅菌器加算	—	—	—	—	—	—	—	—	—	250	400	360	360	360	360	360	360	360
自動腹膜灌流装置加算	—	—	—	—	—	—	—	—	—	2,700	2,700	2,500	2,500	2,500	2,500	2,500	2,500	2,500
連続携行式腹膜灌流用カテーテル腹腔内留置術	—	—	—	—	—	—	—	—	—	—	—	—	12,000	12,000	12,000	12,000	12,000	12,000
人工腎週1回	—	—	—	—	—	—	—	—	—	—	—	—	—	—	—	可能	可能	可能

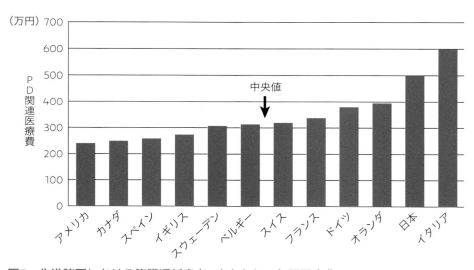

図1 先進諸国における腹膜透析患者1人あたりの年間医療費
1994年のレート：1ドル102.2円，1ポンド156.4円，1カナダドル74.9円
1992年のレート：1イタリア・リラ0.182円
1995年のレート：1ドイツマルク65.6円，1フラン18.8円，1ベルギー・フラン3円，1スペインペセタ1円，1オランダギルダー 54円
De Vecchi AF, et al：Healthcare systems and end-stage renal disease(ESRD)therapies—an international review：costs and reimbursement/funding of ESRD therapies. Nephrol Dial Transplant 14(Suppl 6)：31–41，1999[1])をもとに著者作成

び自動腹膜灌流装置を用いたPD，②併用療法（人工腎臓を週1回行うPD），③在宅HD，④施設HD，の4つの治療法を比較した（**図2**）。在宅HD療法は自宅でHDを行う治療法であり，治療に伴う手技料が算定できないために当然のことながら医療費はもっとも安くなっている。施設で行うHDについても年々手技料などが削減されてき

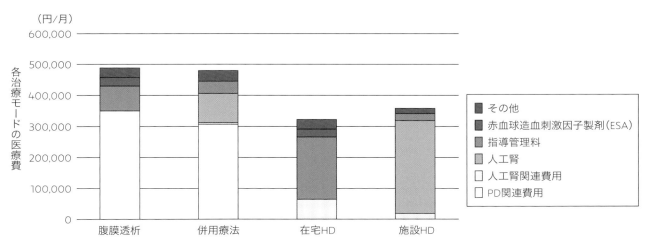

図2 腹膜透析（PD）療法と血液透析（HD）療法の費用比較

たため，PD療法よりもかなり医療費は低くなっている。近年増加しており，全PD患者の20％近くを占める併用療法は，HDを週1回行い，当日と翌日のPDを休む治療法である。PDと併用療法の医療費を比較すると，わずかではあるがPDの医療費が高額になっていることが図2からわかる。このことは，2日間のPDに関わる医療費が1回のHDにかかる医療費よりも高いことを示している。

おわりに

PDに関わる診療報酬と医療費について検討したが，PDの診療報酬は徐々にではあるが増加してきており，診療報酬改定ごとに診療報酬が削減されている人工腎臓と比較すると，政府が在宅療法であるPDを推進していこうという意図が読み取れる。今後のPD療法は，併用療法などのモードも加えて発展していくと考えられる。

文献

1) De Vecchi AF, et al：Healthcare systems and end-stage renal disease(ESRD) therapies—an international review：costs and reimbursement/funding of ESRD therapies. Nephrol Dial Transplant 14 (Suppl 6)：31-41, 1999

腹膜透析普及対策

シンプル腹膜透析
Simplification of Peritoneal Dialysis

井上朋子, 水口　潤

Key words：簡素化

はじめに

日本透析医学会の統計調査による2017年末の慢性透析患者総数は334,505人に対し、腹膜透析（peritoneal dialysis：PD）患者数は9,090人（2.7％）であり、2016年の9,021人より69人の増加にとどまっている。一方、新規導入患者総数は40,959人に対し、PDでの新規導入は2,117人（5.2％）で、欧米と比較すると、全透析患者のうち、血液透析（hemodialysis：HD）患者数に対するPD患者数が極端に少ないというアンバランスな状況である[1]。

PDは24時間連続で治療する比較的マイルドな透析療法であり、社会復帰や在宅医療をメリットとして普及が図られた。またシャント作製や体外循環が困難な高齢者や心血管合併症例に対しても、シャントが不要でマイルドな透析である利点を活かし適応されている。今後は患者の高齢化や在宅医療の推進に伴い、PDの必要性が高まると考えられる。しかし、マニュアルに沿って正確に行おうとするあまり、PD療法の煩雑さを感じてしまうことが多く、普及を妨げる一因となっている。普及のためには、まずは患者ならびにそれを支える家族の負担軽減や、透析を行っていない病院や施設での受け入れを目的に、PDの簡素化が重要である。医師や看護師から患者への腎代替療法選択時の治療説明の時点で、PDが敬遠されるケースも少なくない。それは、医療スタッフ側に「PD療法は特別で複雑である」「腹膜炎などの合併症に対する苦手意識」などが潜在的に存在していると考えられ、医療者側の心理的阻害要因も取り除く必要がある。そのため、われわれスタッフがPD療法を有効に簡素化し、患者にとって安全で良好な腎代替療法であると位置づけ、患者そして家族に対して、いかにやさしく説明できるかが重要である。

本稿では、複雑なものや特殊なものは普及しないことを念頭におき、当院において実践しているシンプルPDについて述べる。

I　腎代替療法の情報提供

バランスのとれた腎不全医療を行うには腎不全となった患者に対して、HD・PD・腎移植という3つの治療法の選択のチャンスが与えられることがまず重要であり、そのためには患者に対し各治療法についての正しい情報提供が必要である。HD、PD、腎移植は確立された医療であり、これらに対する医療情報に偏りが生じることは、それを選択する患者の混乱を招くこととなる。

腎代替療法選択の説明を行う場合には腎臓病の純医学的な要件に加え、患者の社会背景、家庭環境、経済状況などさまざまな状況を考慮し、適切な助言を行うことが重要である。複数の選択肢があり、どれが患者にとって最善かが明確でない場合に、患者が十分に治療法について理解し、患者の価値観・意向を尊重した選択ができるようにするための取り組みは、shared decision making（SDM）とよばれている[2]。しかし、わが国では腎代替療法選択にあたって、SDMが十分に理解され、普及しているとはいえない状況であり、2017年11月に腎臓病診療におけるSDMの普及に向けて腎臓病SDM推進協会が設立された。

腎代替療法の説明内容については数多くのテキストに記載されているが、日本腎臓学会、日本透析医学会、日本移植学会などの5学会から、HD、PD、腎移植の3つの治療法の特徴を知り、自分にとってもっとも適した治療法を選択するための小冊子「腎不全　治療選択とその実際」が発行されている。

II　腹膜透析カテーテル挿入

PDカテーテル挿入方法については、さまざまな方法が報告・検討されているが、重要なのは漏れにくく、位置異常をきたさないという点である。日本腹膜透析医学会が連続携行式腹膜透析（continuous ambulatory peritoneal dialysis：CAPD）認定指導看護師研修で用いているテキストに記載しているPDカテーテル留置法はリークや位置異常が少なく、推奨されるべき手術方法である。

当院でも同方法でカテーテル挿入を行っている。術当日からPD液500 mL貯留でPD療法を開始し、毎日500 mLずつ増量し、術後3〜4日後には透析液注入量をフルドーズにしているが、液漏れやカテーテル位置異常などの合併症の発生頻度は1％程度とごくまれである[3]。

III シンプル腹膜透析管理

PD療法は煩雑で面倒という先入観をもたれていることは否めない。PD療法は基本的に患者・家族が主体となり、長期間にわたり継続される治療法である。したがって、負担が少ない治療法を提供することが重要である。PDを簡素化することにより患者・家族をはじめ医療スタッフも受け入れやすくなり、PD療法の普及につながると考える。

1 石鹸洗浄とシャワーによる出口部ケア

合併症としての出口部感染は、トンネル感染、腹膜炎にも波及し得るため、一般的には出口部消毒、ガーゼなどによる出口部保護、チューブ固定などを主体としたケアが行われている。しかし当院では出口部の消毒は一切せず、風呂から出る際に石鹸で洗浄しシャワーできれいに洗い流すことを基本に、ガーゼ保護やチューブ固定も行っていない。そのため、皮膚トラブルなどを起こすことなく、きれいな状態を保つことが可能である。また複雑なケアにはマニュアルが必要であるが、石鹸で洗浄しシャワーで流す簡便な方法ではマニュアルは不要となり、PD療法の煩雑さの払拭に役立っている。

2 注排液測定・腹膜透析ノート記載の廃止

PD患者、特に高齢患者にとって、注排液測定やPDノートの記載は大きな負担であり、PD療法の煩雑さの一因となっている。われわれは一般的に使用されている注排液量の測定やPDノートの記載を廃止した。その代用として、当院で作成した体重と血圧を継時的に評価できる1月1枚の表を使用し、外来受診時には血圧・体重・浮腫などの身体所見を主とした診察をすることとした。当院でのその後の調査では、PDノート廃止前後にて心不全などの合併症が増加するなどの不利益は生じていない[4]。

3 アルコール消毒と素手によるチューブ交換

メーカー推奨の滅菌手袋を着用しポビドンヨード剤で消毒する交換方法を廃止し、ゲル状速乾性手指消毒剤を用いて手指消毒を行い、70%イソプロピルアルコールで消毒する方法へ変更した。これにより交換時間が約5分短縮するとともに、交換器材の準備の手間とコストが削減された[5]。腹膜炎などの感染性合併症はなく、多忙な外来業務のなかでの手間の削減と交換時間の短縮は、PDスタッフの負担軽減に大いに役立っている。

IV 腹膜透析の日常業務化

特殊なものは普及しないとの考えより、われわれの施設ではPDは日常業務であり、PD専任看護師やPD専門外来は存在しない。新人看護師やPD未経験看護師の指導・教育、日常業務の相談、患者指導の確認などは指導的立場にある看護師が行っている。そしてPD液交換、患者観察、出口部ケア、接続チューブ交換などはすべて受け持ち看護師が担当している。一方、外来診察は腎臓内科外来で腎炎、慢性腎不全保存期患者、腎移植患者と一緒に診察し、外来スタッフも患者指導、チューブ交換などは日常業務として対応している。外来待合にはつねにPD患者がいる状況であり、治療選択時にはPD患者からいつでも話を聞けるメリットも生まれている。

おわりに

PD療法は在宅で患者自身によって行われるものであり、一定の訓練が必要である。しかし高齢者の場合、この訓練が困難な場合も多く、自分でバッグ交換や出口部管理などができなかったり、PD療法中に認知症を発症したりして不可能となることがある。このようなときにはPD療法の介護者が必要となり、家族による介護や非透析施設などへ入所し、すべてを代行せざるを得ない場合もある。PD療法を簡素化することで、患者や介護する家族の負担が軽減できる。また透析を行っていない病院や施設においても、PD患者の受け入れに対する抵抗感が軽減され、治療選択が広がると考える。

高齢化社会を迎え、今後は家族以外が介護者となるシステムや、各種施設に入居している高齢者のための透析システムの構築が必要である。さまざまな人が関わる医療であるからこそ、誰もができる安全でシンプルなPD管理が求められる。

文献

1) 日本透析医学会統計調査委員会：わが国の慢性透析療法の現況（2017年12月31日現在）．透析会誌51：699-766, 2018
2) Charles, et al：Decision-making in the physician-patient encounter：revisiting the shared treatment decision-making model. Soc Sci Med 49：651-661, 1999
3) 北村悠樹, 他：(医)川島会川島病院におけるPDカテーテル挿入術の周術期における検討．腎と透析73（別冊　腹膜透析2012）：215-216, 2012
4) 大下千鶴, 他：導入期の患者の思いと、シンプルなPD管理への取り組み．腎と透析75（別冊　腹膜透析2013）：18-19, 2013
5) 大谷紘子, 他：70%イソプロピルアルコールを用いるPD接続チューブ交換手技について―安全性と有用性の検討―．透析会誌44：245-250, 2011

索　引

あ
アクアポリン 4
アシスト腹膜透析 .... 30，32，117，151
アルドステロン受容体拮抗薬 75
アンジオテンシン変換酵素阻害薬 67
アンジオテンシンⅡ受容体拮抗薬 67
アンルーフィング 101

い
イコデキストリン透析液 ...... 15，25，33，39，62，67
意思決定 131
意思決定プロセス 133
一般医 145
医療給付 153
医療経済性 117
医療チーム 30
医療費 155
インフォームド・コンセント 149

う
運動介入 53

え
栄養 118
栄養障害 79
栄養状態 53
エネルギー量 80
エビデンス 141
エリスロポエチン 66

お
往診医 145

か
オンライン加熱 23

外因性感染 88
介護保険制度 115
開腹癒着剥離術 93
過栄養 79
かかりつけ医 145
拡散 7
合併症管理 .... 35，36
カテーテル位置異常 102
カテーテル関連感染症 .... 84，88，125
カテーテルトラブル .... 32，101
カテーテル抜去 102
カテーテル皮下経路変更術 122
カテーテル閉塞 114
かゆみ 95
かゆみの有病率 95
カリウム 50
観察研究 141
患者教育 58
乾燥（皮膚） 96
簡素化 156

き
機能的障害 47
急性冠症候群 74
胸腔鏡下瘻孔閉鎖術 100
胸水貯留 99
協働の意思決定 149

く
クリアスペース 37

クリアランス	36	サイクラー	23
グリコアルブミン	63	最小発育阻止濃度	55
グリコカリックス	4	在宅医	34
グルコース透析液	15	在宅医療	34, 146
		在宅医療メディカルスタッフ	145
		在宅透析	29, 125

け

経カテーテル感染	88
経験的治療	120
継続期間	113
経腸栄養	119
外科治療	93
血圧変動性	67
血液透析併用	27
血漿心房性ナトリウム利尿ペプチド	67
血清アルブミン	80
血中濃度モニタリング	55
限外濾過	7, 39

在宅腹膜灌流指導料	153
細胞外液量過剰	66
サルコペニア	52, 81
酸性透析液	14
残存腎機能	9, 25, 29, 38, 117
残存腎機能保持	32

し

紫外線照射器	21
自己管理	9
自己管理腹膜透析	152
自己復帰型カテーテル	13
示指挿入矯正法	102, 122
事前指示書	131
至適透析	38
自動接続	23
自動バッグ認識機能	23
自動腹膜灌流装置	22, 25
自動腹膜透析	22, 25, 117, 126
自動プライミング機能	23
シナカルセト塩酸塩	78
社会復帰	10
週間クレアチニンクリアランス	37
週間尿素 Kt/V	36
周術期管理	128
終末糖化産物	136
出血傾向	128
術後感染症	130
術後せん妄	130

こ

コイル型	12
交感神経活性の亢進	66
抗菌薬	55
口腔内溶解錠	98
高血圧	39, 66
更生医療	153
後毛細血管細静脈	3
高齢者	9, 151
高齢者腹膜透析	115
骨・ミネラル代謝異常	32, 75

さ

災害	57
災害時情報ネットワーク	58

循環動態	9
小児	118
上皮間様細胞転換	138
情報発信	58
除去効率	9
食塩	50
食事療法	49
除水	7
除水量	41
腎移植	125
心筋梗塞	74
心筋トロポニン	74
神経因性膀胱	102
腎臓機能	6
腎代替療法	6, 29, 125
身体活動量	54
身体機能	53
身体障害者	153
浸透流	36
心肥大	39
心不全	39
シンプル腹膜透析管理	157
診療報酬	153
診療報酬改定	144

す

水分	50
睡眠障害	95
ステロイド	92
スワンネック型	12

せ

生体インピーダンス法	33, 67
生体適合性	111

成長	118
赤血球造血刺激因子製剤	63
接続装置	20
接続部汚染	88
先行的腎移植	125
仙台型カテーテル	12

そ

総括物質移動面積係数	48
早期離脱	32
総合機能評価	116
創傷治癒遅延	128
総摂取エネルギー	49
臓側腹膜	2, 111
総体液浄化空間	37
組織学的傷害	47
尊厳生	131

た

退院後訪問指導	148
体液貯留	25
体液量	39
体液（量）過剰	9, 66, 108
体液（量）管理	32, 39
タイダル腹膜透析	23
タモキシフェン	92
段階的導入法	122
たんぱく質	50
たんぱく質摂取量	81

ち

地域包括ケア病棟	117
チーム	109

チーム医療	147
注・排液不良	101
中性透析液	14
中皮下緻密層	3
中皮細胞	4
中皮細胞診	138
超高齢社会	115
長時間作用型 ESA	71

つ

ツインバッグシステム	19

て

低栄養	79
低酸素誘導因子プロリン水酸化酵素阻害薬	72
適正体重	39
適正透析	118
出口部	125
出口部感染	34, 84, 120
出口部ケア	85
出口部変更術	102
出口部・トンネル感染	33, 88

と

透析液バッグ交換	18
透析再導入	126
透析不足	108
糖尿病性腎症	62
独居	151
ドライウエイト	67
トランスフォーミング増殖因子-β	138
トンネル感染	33, 84, 101

な

内因性感染	88
ナトリウムふるい効果	39
ナルフラフィン	95

に

二次性副甲状腺機能亢進症	77
二重エネルギーX線吸収法	34
二重盲検臨床試験(プラセボをおいた)	95
日常業務化	157
尿素	27
尿素クリアランス	27
認知症	116, 151
認定医	145

の

ノンスタイレット法	12

は

バイオ(生体)インピーダンス法	33, 67
肺水腫	36
バソプレシン V_2 受容体拮抗薬	33
パターナリズム	149
バンコマイシン投与	130

ひ

被嚢性腹膜硬化症 9, 38, 43, 46, 56, 92, 108, 111, 119, 136	
被膜形成	138
病診連携	145

ふ

ファイバースコープ	113
フィブリン塞栓	32
腹腔鏡	111
腹腔洗浄	92
腹腔の肉眼解剖	2
副甲状腺ホルモン	78
腹膜炎	32, 88, 108, 120
腹膜灌流チューブ挿入加算	153
腹膜機能解析専用ソフトウェア	48
腹膜機能検査	36
腹膜機能の評価	47
腹膜（機能）劣化	9, 92
腹膜休息	38
腹膜線維化	33
腹膜線維症	46
腹膜透過性	3, 27
腹膜透過性亢進	136
腹膜透過性の評価	46
腹膜透析医療費	153
腹膜透析液	14
腹膜透析カテーテル	12, 112
腹膜透析カテーテル挿入術	125
腹膜透析関連手術数（腎臓内科医による）	123
腹膜透析関連腹膜炎	56, 89, 120
腹膜透析接続システム	18
腹膜透析専用極細ディスポーザブル・ファイバースコープ	113
腹膜透析導入基準	29
腹膜透析認定医制度	145
腹膜透析の禁忌	29
腹膜透析の適応病態	29
腹膜透析ファースト	9
腹膜透析／血液透析併用療法	34
腹膜の血管系	3
腹膜の構造	7
腹膜の組織学的構造	3
腹膜の発生	2
腹膜のリンパ管系	3
腹膜平衡試験	25, 36, 43, 48, 119
腹膜平衡試験カテゴリー	44
腹膜劣化	46, 114, 137
負担軽減	156
物質移動	7
ブドウ糖吸収	79
ブドウ糖分解（変性）産物	14, 92, 136
プレアルブミン	80
フレイル	52, 81, 151
分布容積	55

へ

併用療法	37, 105, 155
壁側腹膜	2, 111
ヘプシジン	69

ほ

包括的腎代替療法	127
訪問看護ステーション	34
補液管理	129
保湿薬	96
ポリファーマシー	81

ま

前向き二重盲検臨床試験	96
麻酔法	129
慢性肝疾患	97
慢性腎臓病	55

み

見合わせ 131
ミネラル管理 78

む

無菌接合装置 20

め

メチルグリオキサール 136

や

夜間腹膜透析 .... 22，25
薬物動態学 55
薬物動力学 55

ゆ

癒着 112

よ

溶質除去不足 25

ら

ランダム化比較対照試験 141

り

療法選択 .... 100，144，147
リン 50
リンパ管 36
リンパ管再吸収 8

れ

レニン・アンジオテンシン系（阻害薬）
 .... 33，66，75
連携医 145
連続携行式腹膜透析 .... 22，25
連続周期的腹膜透析 .... 23，25

A

ADEMEX研究 37
advanced glycation end product：AGE 136
angiotensin converting enzyme inhibitor：ACEI 67
angiotensin Ⅱ receptor blocker：ARB 67
Aska Peritoneal Dialysis Educational Society：
　APES 123
assisted peritoneal dialysis 117
atrial natriuretic peptide：ANP 67
automated peritoneal dialysis：APD .... 25，117，126

B

bioelectrical impedance analysis：BIA .... 33，67

C

catheter repair by a forefinger：CRF 122
Ccr 37
chronic kidney disease-mineral and bone disorder：
　CKD-MBD .... 32，75
clear space：CS 37
continuous ambulatory peritoneal dialysis：CAPD ... 25
continuous cycling peritoneal dialysis：CCPD 25
Correction of Hemoglobin and Outcomes
　in Renal Insufficiency：CHOIR 69

D

dual-energy X ray absorptiometry：DEXA 34

E

encapsulating peritoneal sclerosis：EPS
　.............. 9, 43, 46, 56, 92, 108, 111, 119, 136
epithelial-mesenchymal transition：EMT 138
eryptosis 71
erythropoiesis stimulating agent：ESA 63
Evidence based medicine：EBM 141

G

geriatric nutritional risk index：GNRI 80
glucose degradation product：GDP 14, 92, 136
glycated albumin：GA 63

H

HbA1c 63
Hong-Kong研究 37
hypoxia inducible factor prolyl hydroxylase阻害薬：
　HIF-PH阻害薬 72

I

ICU管理 129
intact PTH 78
International Society for Peritoneal Dialysis：
　ISPD positive paper 93

K

Kidney Disease Improving Global Outcomes：
　KDIGO 70

Kt/V urea 25

L

low glucose degradation product：low GDP 92

M

minimum inhibitory concentration：MIC 55
MTAC 48

N

National Institute for Health and Care
　Excellence guideline：NICE-GL 93
nocturnal (nightly) peritoneal dialysis：NPD 25
non-dipper 67
(the) Normal Hematocrit Cardiac Trial：NHCT 69

O

overall mass transfer area coefficient：MTAC 48

P

PD+HD併用療法 37
PD医療費 155
PDカテーテル 112
PDカテーテル挿入術 125
PD関連腹膜炎 56, 120
PDファースト 9
Peritoneal Dialysis Outcomes and
　Practice Patterns Study：PDOPPS 142
peritoneal equilibration test：PET
　... 25, 36, 43, 48, 119
peritoneal wall anchor technique：PWAT 102

PETカテゴリー 44
pharmacodynamics：PD 55
pharmacokinetics：PK 55
PK/PD理論 55
post-capillary venule：PCV 3
pre-emptive kidney transplantation：PEKT 125
protein energy wasting：PEW 79

Q
quality of life：QOL 101, 152

R
randomized controlled trial：RCT 141
RA系阻害薬 33, 66, 75
renin-angiotensin system：RAS 66
reverse epidemiology 66

S
secondary hyperparathyroidism：2HPT 77
shared decision making：SDM
.... 104, 126, 147, 149
stepwise initiation of peritoneal dialysis using
　moncrief and popovich technique：SMAP
.... 122, 126

subcutaneous pathway diversion：SPD 122
submesothelial compact zone：SMC 3

T
therapeutic drug monitoring：TDM 55
Three pore model 4
transforming growt factor (TGF) - β 138

V
video-assisted thoracoscopic surgery：VATS 100
visual analogue scale：VAS 95
volume of distribution：Vd 55

その他
β遮断薬 75
κ受容体作動薬 95
μオピオイド・ペプチド 96
(M/CB)wk 38
1日総除水量 42
2HPT 77

腹膜透析診療指針
ふくまくとうせきしんりょうししん

定　価	本体 3,600 円＋税
発　行	2019 年 7 月 20 日　第 1 刷発行
監　修	岡田 一義（おかだ かずよし）
編・著	岡田 一義（おかだ かずよし）　橋本 寛文（はしもと ひろふみ）　水口 潤（みなくち じゅん）
発行者	株式会社 東京医学社 代表取締役 蒲原 一夫 〒101-0051　東京都千代田区神田神保町 2-40-5 　　　　　　編集部　TEL 03-3237-9114　販売部　TEL 03-3265-3551 　　　　　　URL：https://www.tokyo-igakusha.co.jp　E-mail：info@tokyo-igakusha.co.jp

印刷・製本　広研印刷株式会社

本書に掲載する著作物の複製権・翻訳権・上映権・譲渡権・公衆送信権（送信可能化権を含む）は（株）東京医学社が保有します．
ISBN 978-4-88563-712-4
乱丁，落丁などがございましたら，お取り替えいたします．
正誤表を作成した場合はホームページに掲載します．

JCOPY〈出版者著作権管理機構 委託出版物〉
本書の無断複製は著作権法上での例外を除き禁じられています．複製される場合は，そのつど事前に出版者著作権管理機構
（TEL 03-5244-5088，FAX 03-5244-5089，e-mail：info@jcopy.or.jp）の許諾を得てください．

© 2019 Printed in Japan